临床技能学教程

主　审　邹　扬

主　编　吴新华　李绍波　杨　林

副主编　李利华　朱任坚　唐艳隆

编　者　（以姓氏笔画为序，单位均为大理大学临床医学院）

丁传刚　王　宁　王剑华　尹雪艳　孔　山

史纪芳　朱任坚　刘　玲　刘永磊　李　红

李　超　李凤贤　李永萍　李权润　李利华

李绍波　李爱民　杨　立　杨　林　杨开舜

杨继武　吴　鹰　吴学东　吴新华　汪　洋

张秋蓉　陈奕明　陈海燕　陈章荣　范智东

和艳红　周　莉　胡吉富　施荣杰　耿正祥

顾　伟　唐艳隆　董　琴　董　薇　童　欢

路会侠　谭云波　缪　铮

秘　书　李　倩（大理大学临床医学院）

绘　图　罗　琦

人民卫生出版社

图书在版编目（CIP）数据

临床技能学教程 / 吴新华,李绍波,杨林主编. —
北京：人民卫生出版社,2020
ISBN 978-7-117-30030-8

Ⅰ. ①临… Ⅱ. ①吴… ②李… ③杨… Ⅲ. ①临床医
学－医学院校－教材 Ⅳ. ①R4

中国版本图书馆 CIP 数据核字（2020）第 084640 号

人卫智网	www.ipmph.com	医学教育、学术、考试、健康，
		购书智慧智能综合服务平台
人卫官网	www.pmph.com	人卫官方资讯发布平台

临床技能学教程

主　　编：吴新华　李绍波　杨　林
出版发行：人民卫生出版社（中继线 010-59780011）
地　　址：北京市朝阳区潘家园南里 19 号
邮　　编：100021
E - mail：pmph @ pmph.com
购书热线：010-59787592　010-59787584　010-65264830
印　　刷：人卫印务（北京）有限公司
经　　销：新华书店
开　　本：787 × 1092　1/16　印张：21
字　　数：511 千字
版　　次：2020 年 6 月第 1 版　2024 年 6 月第 1 版第 5 次印刷
标准书号：ISBN 978-7-117-30030-8
定　　价：52.00 元

打击盗版举报电话：010-59787491　E-mail：WQ @ pmph.com
质量问题联系电话：010-59787234　E-mail：zhiliang @ pmph.com

序　一

　　健康中国战略是习近平新时代中国特色社会主义思想的重要组成部分。人民健康是民族昌盛和国家富强的重要标志，医学教育是健康中国建设的重要基础，需要大力培养具有高尚职业素质、扎实理论基础和精湛临床操作技能的优秀医学人才，其中，强化实践能力培养、加强临床技能培训是医学人才培养的关键和基础。实践教学是保障医学教育质量的重要环节和必要手段，也是当前医学教育人才培养的薄弱环节。

　　娴熟的临床实践技能对于一名临床医生至关重要，一本好的临床技能培训教材，就如同一名永远站在你身边的指导教师，随时为医学生提供无私的帮助。《临床技能学教程》按照学科分类，涵盖了内科、外科、妇产科、儿科、护理、急诊和麻醉等学科的基本实践技能，以及常见辅助结果的判读。每个项目均包含目的要求、知识扩展、操作流程、评分标准、模拟试题等几个部分。内容严谨，覆盖面广，实用性强，紧密结合临床。该书层次分明、内容翔实，是一本适合医学本科生、医学研究生、住院医师规范化培训学员及各级医师的参考书。

中国医科大学终身教授　原副校长
全国医学教育发展中心　特聘专家

2020 年 5 月

3

序 二

　　医学教育是高等教育的重要组成部分，承载着培养高素质、创新型医学人才的重要使命，提升医学生的临床实践能力尤其重要。临床技能是医学教育的重要内容，在教学过程中需要不断强化实践教学环节，提高医学生的临床综合能力。

　　要想成为一名合格的医生，除了要掌握基本理论、基本知识外，基本技能（即临床技能）必不可少，临床技能对医学生的重要性不言而喻。教材是学校教育教学的基本依据，是解决培养什么人、怎样培养人这一根本问题的重要载体。《临床技能学教程》按照学科分类，紧密结合临床，汇集了所有编者的经验，涵盖医学生需要熟练掌握的基本临床技能，实用性强，内容丰富。相信本书的出版，将有助于提高医学本科生、医学研究生的临床思维能力和技能操作水平，乐于将此书推荐给广大读者。谨此为序。

大理大学 校长

2020 年 5 月

前　言

　　临床技能是医学生毕业后从事临床工作所必须具备的临床知识及技能，是通过临床实践所形成的解决患者问题的技术和能力。一般可分为基本临床技能、专科临床技能和综合临床技能三个部分，每部分相辅相成。临床技能主要包括四个方面：①收集病史和进行系统体查的知识和技术；②分析综合临床资料和书写病历的能力；③决定和选择治疗措施及组织实施的能力；④诊疗操作的技术和能力。

　　临床技能对医学生的重要性不言而喻，但现今临床技能的教学现状不容乐观，可能与以下因素有关：①医疗市场竞争加剧，医院为求生存发展，重视临床工作，教学关注度降低；②患者及其家属的自我保护意识不断加强，医院及带教老师对医疗安全愈加关注，对某些临床操作不轻易放手；③临床检查设备及手段日益先进，医务人员对先进设备的依赖性增加，缺乏全面系统仔细的体格检查，也无形中影响学生对体查手法的掌握；④随着现代科研水平不断的提高和要求，对学生的理论要求更高，而对临床实践有所忽略。

　　大理大学为提高临床技能学的教学质量，参照执业医师考试大纲，组织具有丰富经验的一线教师编写了本教程，按照学科分类，涵盖了内科、外科、妇产科、儿科、护理、急诊和麻醉等学科的基本实践技能，以及常见辅助结果的判读。每个项目包含目的要求、知识扩展、操作流程、评分标准等几个部分。本书汇聚了大理大学广大临床一线教师们的经验和智慧，内容充实、系统、覆盖面广，紧密结合临床，有助于提高医学本科生、研究生及住院医师的临床思维能力和技能操作水平。

　　由于编者水平有限，难免有遗漏或者错误之处，恳请读者或同仁不吝赐教，予以斧正，以资完善。

吴新华　李绍波　杨　林

2020 年 5 月

目　录

第一章
内科基本实践技能

第一节　常见症状的问诊

一、发热（fever）

问诊要点（评分标准见表 1-1）

1. 发病时间、季节、发病缓急、病程长短、发热程度（体温高低）、发热规律（持续性、间歇性或规律性）、有无诱因等。

2. 有无畏寒、寒战、大汗淋漓或盗汗等。

3. 询问多系统症状　有无咳嗽、咳痰、气促、呼吸困难、咯血、胸痛、心悸、腹痛、恶心、呕吐、腹泻、尿频、尿急、尿痛、出血、皮疹、肌肉痛、关节肿痛、头痛、昏迷等。

4. 诊疗经过　药物、剂量和疗程，特别是抗生素、退烧药、激素等，疗效如何。

5. 发病以来的一般情况　精神、饮食、睡眠、大小便、体重等。

6. 既往史、个人史、月经史、婚姻史、生育史和家族史。

表 1-1　发热问诊评分标准

项目（分）		内容和评分细则	满分	得分	备注
自我介绍（3）		检查者自我介绍（姓名、职务、本次医疗活动的目的），求得患者配合	3		
问诊内容（72）	一般项目	姓名、性别、年龄、职业、民族、婚姻、籍贯、出生地、电话、工作单位等（每项 0.5 分）	5		
	主诉	主要症状/体征＋持续时间	5		
	现病史	起病缓急、起病时间、起病诱因（如受凉、劳累等）	8		
		主要症状的特点：体温、发热的规律（间歇性、持续性）	12		
		发展与演变：加重及缓解因素，发热频次的增多或减少	5		
		伴随症状：有无咳嗽、咳痰、气促、呼吸困难、咯血、胸痛、心悸、腹痛、恶心、呕吐、腹泻、尿频、尿急、尿痛、出血、皮疹、肌肉痛、关节痛、头痛、昏迷等	10		
		诊治经过：接受过的检查、结果；诊断；使用过的药物、剂量、疗程和疗效等	6		
		发病以来的一般情况：精神、饮食、睡眠、大小便、体重	5		

续表

项目（分）		内容和评分细则	满分	得分	备注
问诊内容（72）	既往史	既往健康状况	1		
		传染病史：肝炎、结核、伤寒、血吸虫等病史；传染病流行地区疫水接触史等；有无传染病患者或病畜等接触史	4		
		预防接种史、输血史、药物/食物过敏史	3		
	个人史	社会经历、职业与工作情况、习惯嗜好、性病冶游史	4		
	婚姻史		1		
	月经与生育史		2		
	家族史	有无类似疾病患者，有无遗传病史	1		
诊断及处理（5）		提出查看患者既往的检查资料，提出初步诊断	5		
问诊技巧（20）		提问的条理性	5		
		无诱导性提问、诘难性提问及连续提问	5		
		不用专业术语提问	2		
		注意聆听，不轻易打断患者讲话	2		
		尊重患者，使用友好的眼神、体谅及鼓励的语言，表达同情	5		
		问诊结束时，感谢患者的合作	1		
合计	100分	最后得分		裁判签名	

二、皮肤黏膜出血（mucocutaneous hemorrhage）

问诊要点（评分标准见表1-2）

1. 出血时间、缓急、部位、范围、特点和诱因。

2. 有无伴随有牙龈出血、鼻出血、呕血、咯血、便血、血尿等症状。

3. 有无皮肤黏膜苍白、头晕、乏力、心悸、眼花、耳鸣、记忆力减退、发热、黄疸、腹痛、骨/关节痛等相关症状。

4. 诊疗经过　凝血功能、血常规等检查结果，药物、剂量和疗程，特别是止血药物的使用，疗效如何。

5. 发病以来的一般情况　精神、饮食、睡眠、大小便、体重等。

6. 既往史、个人史、月经史、婚姻史、生育史和家族史　注意询问有无过敏史、外伤、感染、肝肾疾病史；过去易出血及出血性疾病家族史；职业及职业特点，有无特殊药物、毒物及放射性物质接触史等。

表1-2　皮肤黏膜出血问诊评分标准

项目（分）		内容和评分细则	满分	得分	备注
自我介绍（3）		检查者自我介绍（姓名、职务、本次医疗活动的目的），求得患者配合	3		
问诊内容（72）	一般项目	姓名、性别、年龄、职业、民族、婚姻、籍贯、出生地、电话、工作单位等（每项0.5分）	5		
	主诉	主要症状/体征＋持续时间	5		

续表

项目（分）		内容和评分细则	满分	得分	备注
问诊内容（72）	现病史	发病特点：出血时间、缓急、部位、范围、特点和诱因（如特殊药物服用史、外伤等）	8		
		有无皮肤黏膜苍白、头晕、乏力、心悸、眼花、耳鸣、记忆力减退、发热、黄疸、腹痛、骨/关节痛等	12		
		发展与演变：加重及缓解因素	5		
		伴随症状：牙龈出血、鼻出血、咯血、便血、血尿等	10		
		诊治经过：接受过的检查、结果；诊断；使用过的药物、剂量、疗程和疗效等	6		
		发病以来的一般情况：精神、饮食、睡眠、大小便、体重	5		
	既往史	既往健康状况	1		
		传染病史：肝炎、结核、伤寒、血吸虫等病史；传染病流行地区疫水接触史等	4		
		预防接种史、输血史、药物/食物过敏史	3		
	个人史	社会经历、职业与工作情况、习惯嗜好、性病冶游史	4		
	婚姻史		1		
	月经与生育史		2		
	家族史	有无类似疾病患者，有无遗传病史	1		
诊断及处理（5）		提出查看患者既往的检查资料，提出初步诊断	5		
问诊技巧（20）		提问的条理性	5		
		无诱导性提问、诘难性提问及连续提问	5		
		不用专业术语提问	2		
		注意聆听，不轻易打断患者讲话	2		
		尊重患者，使用友好的眼神、体谅及鼓励的语言，表达同情	5		
		问诊结束时，感谢患者的合作	1		
合计		100分	最后得分		裁判签名

三、疼痛（头痛、胸痛、腹痛、关节痛、腰背痛）

（一）头痛（headache）

问诊要点（评分标准见表1-3）

1. 病因和诱因

2. 头痛的特点　发作急缓及病程；疼痛出现时间、部位、范围、性质、程度、持续时间，加重或缓解因素（和咳嗽、喷嚏、体位、颈部活动、情绪、睡眠等关系）。

3. 伴随症状　有无发热、呕吐、眩晕、焦虑、失眠、视力改变、夜间打鼾、日间嗜睡及情绪暴躁等。

4. 发病以来是否到医院检查过、血压情况、曾做过哪些检查和治疗、治疗是否有效等。

5. 发病以来的一般情况　精神、饮食、睡眠、大小便、体重等。

6. 既往史、个人史、月经史、婚姻史、生育史和家族史　注意询问有外伤、手术、感染、肝肾疾病史；高血压、脑卒中、出血性疾病家族史；职业及职业特点，有无特殊药物、毒物及放射性物质接触史等。

表 1-3 头痛问诊评分标准

项目（分）		内容和评分细则	满分	得分	备注
自我介绍（3）		检查者自我介绍（姓名、职务、本次医疗活动的目的），求得患者配合	3		
问诊内容（72）	一般项目	姓名、性别、年龄、职业、民族、婚姻、籍贯、出生地、电话、工作单位等（每项0.5分）	5		
	主诉	主要症状/体征＋持续时间	5		
	现病史	病因和诱因	8		
		头痛的特点：缓急、病程、时间、部位、范围、性质、程度等	12		
		发展与演变：加重及缓解因素	5		
		伴随症状：发热、呕吐、眩晕、焦虑、失眠、视力改变等	10		
		诊治经过	6		
		发病以来的一般情况：精神、饮食、睡眠、大小便、体重	5		
	既往史	既往健康状况	1		
		外伤、手术、传染病等病史	4		
		预防接种史、输血史、药物/食物过敏史	3		
	个人史	社会经历、职业与工作情况、习惯嗜好、性病冶游史	4		
	婚姻史		1		
	月经与生育史		2		
	家族史	有无类似疾病患者，有无遗传病史	1		
诊断及处理（5）		提出查看患者既往的检查资料，提出初步诊断	5		
问诊技巧（20）		提问的条理性	5		
		无诱导性提问、诘难性提问及连续提问	5		
		不用专业术语提问	2		
		注意聆听，不轻易打断患者讲话	2		
		尊重患者，使用友好的眼神、体谅及鼓励的语言，表达同情	5		
		问诊结束时，感谢患者的合作	1		
合计	100分	最后得分		裁判签名	

（二）胸痛（chest pain）

问诊要点（评分标准见表1-4）

1. 病因和诱因。

2. 胸痛的特点 发作急缓、频率及病程；胸痛的部位、范围、性质、程度、持续时间及有无放射，加重或缓解因素（咳嗽、情绪、体力活动和进食等关系）。

3. 伴随症状 有无发热、心悸、胸闷、气促、咳嗽、咳痰、咯血、吞咽困难、呼吸困难、休克、反酸、嗳气、腹胀等症状。

4. 发病以来是否到医院检查过，曾做过哪些检查和治疗，治疗是否有效。

5．发病以来的一般情况　精神、饮食、睡眠、大小便、体重等。

6．既往史、个人史、月经史、婚姻史、生育史和家族史　注意询问是否长期吸烟，亦需询问有无外伤、手术、感染史；高血压、冠心病等家族史；职业及职业特点，有无特殊药物、毒物及放射性物质接触史等。

表 1-4　胸痛问诊评分标准

项目（分）		内容和评分细则	满分	得分	备注
自我介绍（3）		检查者自我介绍（姓名、职务、本次医疗活动的目的），求得患者配合	3		
问诊内容（72）	一般项目	姓名、性别、年龄、职业、民族、婚姻、籍贯、出生地、电话、工作单位等（每项 0.5 分）	5		
	主诉	主要症状／体征＋持续时间	5		
	现病史	病因和诱因	8		
		胸痛的特点：缓急、病程、时间、部位、性质、程度、放射等	12		
		发展与演变：加重及缓解因素	5		
		伴随症状：发热、心悸、胸闷、气促、咳嗽、咳痰、咯血、吞咽困难、呼吸困难、反酸、嗳气、腹胀等	10		
		诊治经过	6		
		发病以来的一般情况：精神、饮食、睡眠、大小便、体重	5		
	既往史	既往健康状况	1		
		外伤、手术、传染病等病史	4		
		预防接种史、输血史、药物／食物过敏史	3		
	个人史	社会经历、职业与工作情况、习惯嗜好、性病冶游史	4		
	婚姻史		1		
	月经与生育史		2		
	家族史	有无类似疾病患者，有无遗传病史	1		
诊断及处理（5）		提出查看患者既往的检查资料，提出初步诊断	5		
问诊技巧（20）		提问的条理性	5		
		无诱导性提问、诘难性提问及连续提问	5		
		不用专业术语提问	2		
		注意聆听，不轻易打断患者讲话	2		
		尊重患者，使用友好的眼神、体谅及鼓励的语言，表达同情	5		
		问诊结束时，感谢患者的合作	1		
合计		100 分	最后得分		裁判签名

（三）腹痛（abdominal pain）

问诊要点（评分标准见表 1-5）

1．病因和诱因。

2．腹痛的特点　发作急缓程度，病程；腹痛的部位、有无放射、性质、程度、持续时间等，加重或缓解因素（体位、进食〔餐前、餐后〕、大便及小便等）。

3．伴随症状 有无发热、腹泻、便秘、恶心呕吐、反酸、血尿、尿频、尿急、尿痛等，有无皮肤、黏膜、巩膜黄染，有无月经来潮等。

4．发病以来是否到医院检查过，曾做过哪些检查和治疗，治疗是否有效。

5．发病以来的一般情况 精神、饮食、睡眠、大小便、体重、月经的改变等。

6．既往史、个人史、月经史、婚姻史、生育史、家族史 既往有无类似发作史，有无不洁食物史、暴饮暴食史、腹部病史、结石史、手术史、妇科病史等。

表 1-5　腹痛问诊评分标准

项目（分）		内容和评分细则	满分	得分	备注
自我介绍（3）		检查者自我介绍（姓名、职务、本次医疗活动的目的），求得患者配合	3		
问诊内容（72）	一般项目	姓名、性别、年龄、职业、民族、婚姻、籍贯、出生地、电话、工作单位等（每项 0.5 分）	5		
	主诉	主要症状/体征＋持续时间	5		
	现病史	病因和诱因	8		
		腹痛的特点：缓急、病程、时间、部位、性质、程度、放射等	12		
		发展与演变：加重及缓解因素（体位、进食、大便等）	5		
		伴随症状：发热、腹泻、便秘、恶心呕吐、反酸、血尿等，有无皮肤、黏膜、巩膜黄染，有无月经来潮（女性患者）等	10		
		诊治经过	6		
		发病以来的一般情况：精神、饮食、睡眠、大小便、体重、月经改变	5		
	既往史	既往健康状况	1		
		外伤、手术、传染病等病史	4		
		预防接种史、输血史、药物/食物过敏史	3		
	个人史	社会经历、职业与工作情况、习惯嗜好、性病冶游史	4		
	婚姻史		1		
	月经与生育史	育龄期女性应重点询问月经改变	2		
	家族史	有无类似疾病患者，有无遗传病史	1		
诊断及处理（5）		提出查看患者既往的检查资料，提出初步诊断	5		
问诊技巧（20）		提问的条理性	5		
		无诱导性提问、诘难性提问及连续提问	5		
		不用专业术语提问	2		
		注意聆听，不轻易打断患者讲话	2		
		尊重患者，使用友好的眼神、体谅及鼓励的语言，表达同情	5		
		问诊结束时，感谢患者的合作	1		
合计	100 分	最后得分		裁判签名	

（四）关节痛（arthralgia）

问诊要点（评分标准见表 1-6）

1. 病因和诱因。

2. 关节痛的特点 发作急缓程度、病程、程度、性质（有无关节游走性疼痛、有无红肿热痛、关节畸形），和天气、活动的关系。

3. 伴随症状 有无发热、皮疹、肌肉疼痛、肌无力、肌萎缩、淋巴肿大、肝脾肿大等。

4. 诊疗经过 发病以来是否到医院检查过，曾做过哪些检查和治疗，非甾体类解热镇痛药、激素、抗生素治疗、理疗等情况，治疗是否有效等。

5. 既往史、个人史、月经史、婚姻史、生育史、家族史 重点询问既往有无类似发作史；有无关节病史、关节外伤史、结核史、风湿史；疑有传染病时还应注意流行病史。

表 1-6 关节痛问诊评分标准

项目（分）		内容和评分细则	满分	得分	备注
自我介绍（3）		检查者自我介绍（姓名、职务、本次医疗活动的目的），求得患者配合	3		
问诊内容（72）	一般项目	姓名、性别、年龄、职业、民族、婚姻、籍贯、出生地、电话、工作单位等（每项 0.5 分）	5		
	主诉	主要症状/体征＋持续时间	5		
	现病史	病因和诱因	8		
		关节痛的特点：缓急、病程、性质、与天气及活动的关系等	12		
		发展与演变：加重及缓解因素（天气、活动、饮食）	5		
		伴随症状：有无发热、皮疹、肌肉疼痛、肌无力、肌萎缩、淋巴肿大、肝脾肿大等	10		
		诊治经过	6		
		发病以来的一般情况：精神、饮食、睡眠、大小便、体重改变等	5		
	既往史	既往健康状况（重点：有无关节病史、关节外伤史、结核史、风湿史）	1		
		外伤、手术、传染病等病史	4		
		预防接种史、输血史、药物/食物过敏史	3		
	个人史	社会经历、职业与工作情况、习惯嗜好、性病冶游史	4		
	婚姻史		1		
	月经与生育史		2		
	家族史	有无类似疾病患者，有无遗传病史	1		
诊断及处理（5）		提出查看患者既往的检查资料，提出初步诊断	5		
问诊技巧（20）		提问的条理性	5		
		无诱导性提问、诘难性提问及连续提问	5		
		不用专业术语提问	2		
		注意聆听，不轻易打断患者讲话	2		
		尊重患者，使用友好的眼神、体谅及鼓励的语言，表达同情	5		
		问诊结束时，感谢患者的合作	1		
合计	100 分	最后得分		裁判签名	

（五）腰背痛（lumbodorsalgia）

问诊要点（评分标准见表1-7）

1．病因和诱因。

2．腰背痛的特点　发作急缓程度、病程、程度、性质等，是持续痛还是间断痛，有无规律，是夜间重还是白天重，休息后能否缓解，活动后加重还是减轻等。

3．伴随症状　有发热、乏力、消瘦、皮疹、晨僵、脊柱畸形、活动受限、尿频、尿急、排尿不尽、嗳气、反酸、上腹部痛、腹泻、便秘、月经异常、痛经等。

4．诊疗经过　发病以来是否到医院检查过，曾做过哪些检查和治疗，非甾体类解热镇痛药、激素、抗生素治疗情况，治疗是否有效等。

5．发病以来的一般情况　精神、饮食、睡眠、大小便、体重的改变等。

6．既往史、个人史、月经史、婚姻生育史、家族史　重点询问既往有无类似发作史；有无外伤史、关节病史、结核史、风湿史等。

表 1-7　腰背痛问诊评分标准

项目（分）		内容和评分细则	满分	得分	备注
自我介绍（3）		检查者自我介绍（姓名、职务、本次医疗活动的目的），求得患者配合	3		
问诊内容（72）	一般项目	姓名、性别、年龄、职业、民族、婚姻、籍贯、出生地、电话、工作单位等（每项0.5分）	5		
	主诉	主要症状/体征+持续时间	5		
	现病史	病因和诱因	8		
		腰背痛的特点：缓急、病程、性质、与天气及活动的关系等	12		
		发展与演变：加重及缓解因素（活动、休息等）	5		
		伴随症状：有发热、乏力、消瘦、皮疹、晨僵、脊柱畸形、活动受限、尿频、尿急、排尿不尽、嗳气等	10		
		诊治经过	6		
		发病以来的一般情况：精神、饮食、睡眠、大小便、体重改变等	5		
	既往史	既往健康状况（重点：有无外伤史、结核史、风湿史等）	1		
		外伤、手术、传染病等病史	4		
		预防接种史、输血史、药物/食物过敏史	3		
	个人史	社会经历、职业与工作情况、习惯嗜好、性病冶游史	4		
	婚姻史		1		
	月经与生育史		2		
	家族史	有无类似疾病患者，有无遗传病史	1		
诊断及处理（5）		提出查看患者既往的检查资料，提出初步诊断	5		
问诊技巧（20）		提问的条理性	5		
		无诱导性提问、诘难性提问及连续提问	5		
		不用专业术语提问	2		
		注意聆听，不轻易打断患者讲话	2		
		尊重患者，使用友好的眼神、体谅及鼓励的语言，表达同情	5		
		问诊结束时，感谢患者的合作	1		
合计		100分	最后得分		裁判签名

四、咳嗽与咳痰（cough and expectoration）

问诊要点（评分标准见表1-8）

1. 病因和诱因　有无呼吸道、胸膜、心血管疾病病史，有无血管紧张素转换酶抑制剂服用史。

2. 咳嗽、咳痰的特点　年龄、季节、时间长短，急性还是慢性；咳嗽的程度、音色及节律（是否有清晨起床或体位改变时加重）；咳嗽是否伴有咳痰，若咳痰则痰的颜色、性状、量、气味，是否痰中带血，咳痰与体位的关系等。

3. 伴随症状和体征　有无发热、盗汗、体重下降、咯血、胸痛、喘鸣、浮肿、杵状指等。

4. 诊疗经过　发病以来是否到医院检查过，曾做过哪些检查和治疗，止咳化痰药、激素、抗生素治疗情况，治疗是否有效等。

5. 发病以来的一般情况　精神、饮食、睡眠、大小便、体重的改变等。

6. 既往史、个人史、月经史、婚姻史、生育史、家族史　既往有无类似病史，既往有无百日咳、麻疹、支气管肺炎、支气管扩张、支气管哮喘、结核等病史；吸烟史、药物过敏史。

表 1-8　咳嗽、咳痰问诊评分标准

项目（分）		内容和评分细则	满分	得分	备注
自我介绍（3）		检查者自我介绍（姓名、职务、本次医疗活动的目的），求得患者配合	3		
问诊内容（72）	一般项目	姓名、性别、年龄、职业、民族、婚姻、籍贯、出生地、电话、工作单位等（每项0.5分）	5		
	主诉	主要症状/体征+持续时间	5		
	现病史	病因和诱因	8		
		咳嗽、咳痰的特点：咳嗽性质、程度；痰的颜色、性状、量等	12		
		发展与演变：加重及缓解因素	5		
		伴随症状：有无发热、盗汗、体重下降、咯血、咳脓痰、胸痛、喘鸣、浮肿、杵状指等	10		
		诊治经过	6		
		发病以来的一般情况：精神、饮食、睡眠、大小便、体重改变等	5		
	既往史	既往健康状况（重点：有无百日咳、结核、哮喘等病史）	1		
		外伤、手术、传染病等病史	4		
		预防接种史、输血史、药物/食物过敏史	3		
	个人史	社会经历、职业与工作情况、习惯嗜好（吸烟）、性病冶游史	4		
	婚姻史		1		
	月经与生育史		2		
	家族史	有无类似疾病患者，有无遗传病史	1		
诊断及处理（5）		提出查看患者既往的检查资料，提出初步诊断	5		

续表

项目（分）	内容和评分细则	满分	得分	备注
问诊技巧（20）	提问的条理性	5		
	无诱导性提问、诘难性提问及连续提问	5		
	不用专业术语提问，如果使用，必须有向患者解释	2		
	注意聆听，不轻易打断患者讲话	2		
	尊重患者，使用友好的眼神、体谅及鼓励的语言，表达同情	5		
	问诊结束时，感谢患者的合作	1		
合计	100分	最后得分		裁判签名

五、咯血（hemoptysis）

问诊要点（评分标准见表 1-9）

1. 病因和诱因　有无支气管疾病、肺部疾病、心血管疾病、血液病等病史。
2. 咯血的特点　咯血的性质（重点询问咳出还是呕出），咯血的量，血液的颜色与性状等。
3. 伴随症状　有无发热、盗汗、胸痛、呼吸困难、呛咳、脓痰、皮肤黏膜出血、黄疸等。
4. 诊疗经过　发病以来是否到医院检查过，曾做过哪些检查和治疗，治疗是否有效等。
5. 发病以来的一般情况　精神、饮食、睡眠、大小便、体重的改变等。
6. 既往史、个人史、月经史、婚姻史、生育史、家族史　既往有无类似病史；有无百日咳、麻疹、心肺疾病、肺部肿瘤、血液病病史，有无结核病史及结核患者接触史；个人工作史和吸烟史。

表 1-9　咯血问诊评分标准

项目（分）		内容和评分细则	满分	得分	备注
自我介绍（3）		检查者自我介绍（姓名、职务、本次医疗活动的目的），求得患者配合	3		
问诊内容（72）	一般项目	姓名、性别、年龄、职业、民族、婚姻、籍贯、出生地、电话、工作单位等（每项0.5分）	5		
	主诉	主要症状/体征+持续时间	5		
	现病史	病因和诱因	8		
		咯血的特点：性质、量、血液的颜色与性状等	12		
		发展与演变：加重及缓解因素	5		
		伴随症状：有无发热、盗汗、胸痛、呼吸困难、呛咳、脓痰、皮肤黏膜出血、黄疸等	10		
		诊治经过	6		
		发病以来的一般情况：精神、饮食、睡眠、大小便、体重改变等	5		
	既往史	既往健康状况（重点：有无百日咳、结核、支扩、心血管疾病等病史）	1		
		外伤、手术、传染病等病史	4		
		预防接种史、输血史、药物/食物过敏史	3		

项目（分）		内容和评分细则	满分	得分	备注
问诊内容（72）	个人史	社会经历、职业与工作情况、习惯嗜好（吸烟）、性病冶游史	4		
	婚姻史		1		
	月经与生育史		2		
	家族史	有无类似疾病患者，有无遗传病史	1		
诊断及处理（5）		提出查看患者既往的检查资料，提出初步诊断	5		
问诊技巧（20）		提问的条理性	5		
		无诱导性提问、诘难性提问及连续提问	5		
		不用专业术语提问	2		
		注意聆听，不轻易打断患者讲话	2		
		尊重患者，使用友好的眼神、体谅及鼓励的语言，表达同情	5		
		问诊结束时，感谢患者的合作	1		
合计	100 分	最后得分		裁判签名	

六、呼吸困难（dyspnea）

问诊要点（评分标准见表 1-10）

1. 病因和诱因

2. 呼吸困难的特点　起病缓急、程度、性质（吸气性、呼气性还是混合性）、加重缓解因素、与体位和时间的关系等。

3. 伴随症状　有无发热、胸痛、咳嗽、咳痰、咯血、浮肿、少尿、腹胀、夜间阵发性呼吸困难及端坐呼吸等。

4. 诊疗经过　发病以来是否到医院检查过，曾做过哪些检查和治疗，治疗是否有效等。

5. 发病以来的一般情况　精神、饮食、睡眠、大小便、体重的改变等。

6. 既往史、个人史、月经史、婚姻史、生育史、家族史　既往有无类似病史；有无季节性发作过敏史；高血压、心脏病、支气管炎等病史；职业史（粉尘或刺激性气体接触史）。

表 1-10　呼吸困难问诊评分标准

项目（分）		内容和评分细则	满分	得分	备注
自我介绍（3）		检查者自我介绍（姓名、职务、本次医疗活动的目的），求得患者配合	3		
问诊内容（72）	一般项目	姓名、性别、年龄、职业、民族、婚姻、籍贯、出生地、电话、工作单位等（每项 0.5 分）	5		
	主诉	主要症状 / 体征 + 持续时间	5		

续表

项目（分）		内容和评分细则	满分	得分	备注
问诊内容（72）	现病史	病因和诱因	8		
		呼吸困难的特点：起病缓急、程度、性质、缓解因素、与体位和时间的关系等	12		
		发展与演变：加重及缓解因素	5		
		伴随症状：有无发热、胸痛、咳嗽、咳痰、咯血、夜间阵发性呼吸困难及端坐呼吸等	10		
		诊治经过	6		
		发病以来的一般情况：精神、饮食、睡眠、大小便、体重改变等	5		
	既往史	既往健康状况：重点高血压、心脏病、肺部疾病等病史询问	1		
		外伤、手术、传染病等病史	4		
		预防接种史、输血史、药物/食物过敏史	3		
	个人史	社会经历、职业与工作情况、习惯嗜好、性病冶游史	4		
	婚姻史		1		
	月经与生育史		2		
	家族史	有无类似疾病患者，有无遗传病史	1		
诊断及处理（5）		提出查看患者既往的检查资料，提出初步诊断	5		
问诊技巧（20）		提问的条理性	5		
		无诱导性提问、诘难性提问及连续提问	5		
		不用专业术语提问	2		
		注意聆听，不轻易打断患者讲话	2		
		尊重患者，使用友好的眼神、体谅及鼓励的语言，表达同情	5		
		问诊结束时，感谢患者的合作	1		
合计		100分	最后得分		裁判签名

七、心悸（palpitation）

问诊要点（评分标准见表1-11）

1. 病因和诱因　心律失常、心脏搏动增强及心搏量增加、心脏神经症等。

2. 心悸的特点　病程，性质（阵发性或持续性），频率，持续时间，有无突发突止的特点，影响因素，进展情况，与情绪、活动、饮食、饮酒等关系。

3. 伴随症状　有无胸痛、咳嗽、咳痰、呼吸困难、头痛头晕、发热、多汗、消瘦、失血等。

4. 诊疗经过　发病以来是否到医院检查过，曾做过哪些检查和治疗，治疗是否有效等。

5. 发病以来的一般情况　精神、饮食、睡眠、大小便、体重的改变等。

6. 既往史、个人史、月经史、婚姻史、生育史、家族史　既往有无类似病史；有无高血压、各种心脏病、慢性呼吸系统疾病、贫血、甲亢及神经症性障碍等病史；烟酒嗜好、饮茶习惯、含参类保健品服用情况等。

表 1-11 心悸问诊评分标准

项目（分）		内容和评分细则	满分	得分	备注
自我介绍（3）		检查者自我介绍（姓名、职务、本次医疗活动的目的），求得患者配合	3		
问诊内容（72）	一般项目	姓名、性别、年龄、职业、民族、婚姻、籍贯、出生地、电话、工作单位等（每项 0.5 分）	5		
	主诉	主要症状 / 体征 + 持续时间	5		
	现病史	病因和诱因	8		
		心悸的特点：病程、性质、频率、持续时间、有无突发突止的特点、影响因素、进展情况、与情绪 / 活动 / 饮食 / 饮酒等关系	12		
		发展与演变：加重及缓解因素	5		
		伴随症状：有无胸痛、咳嗽、咳痰、呼吸困难、头痛头晕、发热、多汗、消瘦、失血等	10		
		诊治经过	6		
		发病以来的一般情况：精神、饮食、睡眠、大小便、体重改变等	5		
	既往史	既往健康状况：重点高血压、心脏病、甲亢等病史询问	1		
		外伤、手术、传染病等病史	4		
		预防接种史、输血史、药物 / 食物过敏史	3		
	个人史	社会经历、职业与工作情况、习惯嗜好、性病冶游史	4		
	婚姻史		1		
	月经与生育史		2		
	家族史	有无类似疾病患者，有无遗传病史	1		
诊断及处理（5）		提出查看患者既往的检查资料，提出初步诊断	5		
问诊技巧（20）		提问的条理性	5		
		无诱导性提问、诘难性提问及连续提问	5		
		不用专业术语提问	2		
		注意聆听，不轻易打断患者讲话	2		
		尊重患者，使用友好的眼神、体谅及鼓励的语言，表达同情	5		
		问诊结束时，感谢患者的合作	1		
合计	100 分	最后得分		裁判签名	

八、水肿（edema）

问诊要点（评分标准见表 1-12）

1. 病因和诱因。

2. 水肿的特点　部位、发展快慢、程度、性质（凹陷性、非凹陷性）、有无颜面水肿、何时加重、水肿与月经期的关系等。

3. 伴随症状　有无少尿、血尿、泡沫尿、食欲减退、厌油、腹胀、气促、发绀、呼吸困难、黄疸、腹泻、消瘦、体重下降等。

4. 诊疗经过　发病以来是否到医院检查过，曾做过哪些检查和治疗，治疗是否有效等。

5. 既往史、个人史、月经史、婚姻史、生育史、家族史　既往有无类似病史；有无高血压、各种心脏病、肝脏疾病、肾脏疾病、甲减、营养不良等病史；肝炎、结核、肿瘤等病史。

表 1-12　水肿问诊评分标准

项目（分）		内容和评分细则	满分	得分	备注
自我介绍（3）		检查者自我介绍（姓名、职务、本次医疗活动的目的），求得患者配合	3		
问诊内容（72）	一般项目	姓名、性别、年龄、职业、民族、婚姻、籍贯、出生地、电话、工作单位等（每项 0.5 分）	5		
	主诉	主要症状 / 体征 + 持续时间	5		
	现病史	病因和诱因	8		
		水肿的特点：部位、发展快慢、程度、性质（凹陷性、非凹陷性）、有无颜面水肿、何时加重、水肿与月经期的关系等	12		
		发展与演变：加重及缓解因素	5		
		伴随症状：有无少尿、血尿、泡沫尿、食欲减退、厌油、腹胀、气促、发绀、呼吸困难、黄疸、腹泻、消瘦、体重下降等	10		
		诊治经过	6		
		发病以来的一般情况：精神、饮食、睡眠、大小便、体重改变等	5		
	既往史	既往健康状况：重点心血管疾病、肝肾疾病、甲减等病史询问	1		
		外伤、手术、传染病等病史	4		
		预防接种史、输血史、药物 / 食物过敏史	3		
	个人史	社会经历、职业与工作情况、习惯嗜好、性病冶游史	4		
	婚姻史		1		
	月经与生育史		2		
	家族史	有无类似疾病患者，有无遗传病史	1		
诊断及处理（5）		提出查看患者既往的检查资料，提出初步诊断	5		
问诊技巧（20）		提问的条理性	5		
		无诱导性提问、诘难性提问及连续提问	5		
		不用专业术语提问	2		
		注意聆听，不轻易打断患者讲话	2		
		尊重患者，使用友好的眼神、体谅及鼓励的语言，表达同情	5		
		问诊结束时，感谢患者的合作	1		
合计	100 分	最后得分		裁判签名	

九、恶心和呕吐（nausea and vomiting）

问诊要点（评分标准见表 1-13）

1. 病因和诱因。

2. 恶心和呕吐的特点　发作急缓（持续性、间歇性），恶心和呕吐的病程，呕吐的频率，呕吐物的量、颜色、气味、性状,呕吐的前驱症状(吐前恶心、不伴恶心、突发性喷射状呕吐),呕吐与进食的关系等。

3.伴随症状　有无腹泻、腹胀、发热、寒战、食欲减退、消化不良、消瘦、乏力、皮肤巩膜黄染、头痛、头晕、意识障碍等。

4.诊疗经过　发病以来是否到医院检查过,曾做过哪些检查和治疗,治疗是否有效等。

5.发病以来的一般情况　精神、饮食、睡眠、大小便、体重的改变等。

6.既往史、个人史、月经史、婚姻史、生育史、家族史　既往有无不洁食物史、传染病接触史,有无消化系统性疾病、心血管疾病,有无高血压和头部外伤史,有无腹部手术史,有无肝肾疾病、神经症性障碍,末次月经是否正常(注意早孕)等。

表 1-13　恶心、呕吐问诊评分标准

项目(分)		内容和评分细则	满分	得分	备注
自我介绍(3)		检查者自我介绍(姓名、职务、本次医疗活动的目的),求得患者配合	3		
问诊内容(72)	一般项目	姓名、性别、年龄、职业、民族、婚姻、籍贯、出生地、电话、工作单位等(每项0.5分)	5		
	主诉	主要症状/体征+持续时间	5		
	现病史	病因和诱因	8		
		恶心、呕吐特点:发作急缓,病程,呕吐的程度、频率,呕吐物的量、颜色、气味、性状,呕吐的前驱症状,呕吐与进食的关系等	12		
		发展与演变:加重及缓解因素	5		
		伴随症状:有无腹泻、腹胀、发热、寒战、食欲减退、消化不良、消瘦、乏力、皮肤巩膜黄染、头痛、头晕、意识障碍等	10		
		诊治经过	6		
		发病以来的一般情况:精神、饮食、睡眠、大小便、体重改变等	5		
	既往史	既往健康状况:重点消化系统疾病、高血压等病史询问	1		
		外伤、手术、传染病等病史	4		
		预防接种史、输血史、药物/食物过敏史	3		
	个人史	社会经历、职业与工作情况、习惯嗜好、性病冶游史	4		
	婚姻史		1		
	月经与生育史	重点末次月经询问	2		
	家族史	有无类似疾病患者,有无遗传病史	1		
诊断及处理(5)		提出查看患者既往的检查资料,提出初步诊断	5		
问诊技巧(20)		提问的条理性	5		
		无诱导性提问、诘难性提问及连续提问	5		
		不用专业术语提问	2		
		注意聆听,不轻易打断患者讲话	2		
		尊重患者,使用友好的眼神、体谅及鼓励的语言,表达同情	5		
		问诊结束时,感谢患者的合作	1		
合计	100分	最后得分		裁判签名	

十、呕血与便血

（一）呕血（hematemesis）

问诊要点（评分标准见表 1-14）

1. 病因和诱因 饮酒、粗糙或带刺食物、异物、刺激性药物、停用抑酸药等。

2. 呕血特点 病程（初发、复发）、首发时间、发作次数、持续时间，呕血量、颜色、性状等。

3. 伴随症状 有无头晕、心悸、出汗、口渴、尿量减少；有无发热、反酸、嗳气、腹痛、腹胀、呕吐、黑便、皮肤巩膜黄染等。

4. 诊疗经过 发病以来是否到医院检查过，曾做过哪些检查和治疗，治疗是否有效等。

5. 发病以来的一般情况 精神、饮食、睡眠、大小便、体重的改变等。

6. 既往史、个人史、月经史、婚姻史、生育史、家族史 有无摄入粗糙食物史或异物，有无剧烈呕吐，有无消化性溃疡、肝硬化食管静脉曲张破裂出血、出血性胃炎、反流性食管炎、胃癌、血液病等病史，有无饮酒史和非甾体类解热镇痛药服药史。

表 1-14 呕血问诊评分标准

项目（分）		内容和评分细则	满分	得分	备注
自我介绍（3）		检查者自我介绍（姓名、职务、本次医疗活动的目的），求得患者配合	3		
问诊内容（72）	一般项目	姓名、性别、年龄、职业、民族、婚姻、籍贯、出生地、电话、工作单位等（每项 0.5 分）	5		
	主诉	主要症状／体征＋持续时间	5		
	现病史	病因和诱因	8		
		呕血的特点：病程（初发、复发）、首发时间、发作次数、持续时间，呕血量、颜色、性状等	12		
		发展与演变：加重及缓解因素	5		
		伴随症状：有无头晕、心悸、出汗、口渴、尿量减少；有无发热、腹痛、呕吐、黑便、反酸、皮肤巩膜黄染等	10		
		诊治经过	6		
		发病以来的一般情况：精神、饮食、睡眠、大小便、体重改变等	5		
	既往史	既往健康状况	1		
		外伤、手术、传染病等病史	4		
		预防接种史、输血史、药物／食物过敏史	3		
	个人史	社会经历、职业与工作情况、习惯嗜好、性病冶游史	4		
	婚姻史		1		
	月经与生育史		2		
	家族史	有无类似疾病患者，有无遗传病史	1		
诊断及处理（5）		提出查看患者既往的检查资料，提出初步诊断	5		

续表

项目（分）	内容和评分细则	满分	得分	备注
问诊技巧（20）	提问的条理性	5		
	无诱导性提问、诘难性提问及连续提问	5		
	不用专业术语提问	2		
	注意聆听，不轻易打断患者讲话	2		
	尊重患者，使用友好的眼神、体谅及鼓励的语言，表达同情	5		
	问诊结束时，感谢患者的合作	1		
合计	100 分	最后得分		裁判签名

（二）便血（hematochezia）

问诊要点（评分标准见表 1-15）

1. 病因和诱因。

2. 便血特点　时间，病程，发作次数，性质（持续性、间歇性），每次持续时间，每日便血次数，便血量，血液颜色，与大便的关系（相混、不相混），便血形式（与大便一起排出、便后滴出、喷射性、纸巾上有鲜血）等。

3. 伴随症状或体征　有无呕血、腹痛、大便习惯改变、腹部包块、食欲减退、乏力、消瘦、发热、出血倾向、皮肤巩膜黄染、休克症状等。

4. 诊疗经过　发病以来是否到医院检查过、曾做过哪些检查和治疗、治疗是否有效等。

5. 发病以来的一般情况　精神、饮食、睡眠、大小便、体重的改变等。

6. 既往史、个人史、月经史、婚姻史、生育史、家族史　有无剧烈呕吐史，有无消化性溃疡、肛肠疾病（肛瘘、内痔、直肠息肉等）、血液病、心血管病等，有无摄入动物血制品、铁剂、铋剂史，有无饮酒史及服用非甾体类解热镇痛药、抗凝药等。

表 1-15　便血问诊评分标准

项目（分）		内容和评分细则	满分	得分	备注
自我介绍（3）		检查者自我介绍（姓名、职务、本次医疗活动的目的），求得患者配合	3		
问诊内容（72）	一般项目	姓名、性别、年龄、职业、民族、婚姻、籍贯、出生地、电话、工作单位等（每项 0.5 分）	5		
	主诉	主要症状/体征＋持续时间	5		
	现病史	病因和诱因	8		
		便血特点：时间、病程、发作次数、性质，每次持续时间，每日便血次数，便血量，血液颜色，与大便的关系，便血形式等	12		
		发展与演变：加重及缓解因素	5		
		伴随症状：有无呕血、腹痛、大便习惯改变、腹部包块、食欲减退、乏力、消瘦、发热、出血倾向、皮肤巩膜黄染、贫血、休克症状等	10		
		诊治经过	6		
		发病以来的一般情况：精神、饮食、睡眠、大小便、体重改变等	5		

续表

项目（分）		内容和评分细则	满分	得分	备注
问诊内容（72）	既往史	既往健康状况	1		
		外伤、手术、传染病等病史	4		
		预防接种史、输血史、药物 / 食物过敏史	3		
	个人史	社会经历、职业与工作情况、习惯嗜好、性病冶游史	4		
	婚姻史		1		
	月经与生育史		2		
	家族史	有无类似疾病患者，有无遗传病史	1		
诊断及处理（5）		提出查看患者既往的检查资料，提出初步诊断	5		
问诊技巧（20）		提问的条理性	5		
		无诱导性提问、诘难性提问及连续提问	5		
		不用专业术语提问	2		
		注意聆听，不轻易打断患者讲话	2		
		尊重患者，使用友好的眼神、体谅及鼓励的语言，表达同情	5		
		问诊结束时，感谢患者的合作	1		
合计		100分	最后得分		裁判签名

十一、腹泻与便秘（diarrhea and constipation）

（一）腹泻（diarrhea）

问诊要点（评分标准见表 1-16）

1. 病因或诱因　饮食（尤其是不洁饮食或食用特殊食物史）、感染、过敏、压力等，使用抗生素、抗肿瘤药物、洋地黄类等药物应用史，既往肠道疾病及全身性疾病史等。

2. 腹泻特点　发病时间、季节、发病缓急（急性起病、慢性起病）、病程长短、粪便颜色、排便次数及粪便性质（稀便、糊状、水样、脓血便、黏液、果酱样等），与饮食的关系，与腹痛、腹胀等其他消化道症状的关系。

3. 伴随症状　恶心、呕吐、食欲变化、发热、里急后重、消瘦、皮疹或皮下出血、腹部包块、脱水症状、关节肿痛等。

4. 询问多系统疾病症状　消化系统疾病（肠易激综合征、慢性萎缩性胃炎、肠结核、慢性胰腺炎、肝硬化等），内分泌系统如甲状腺疾病（怕热、多食、易饥、烦躁易怒、手抖、心悸、乏力等）和糖尿病性肠病（口干、多饮、多尿、腹泻与便秘交替等），风湿免疫性疾病（乏力、低热、口腔溃疡、关节肿痛活动受限、皮疹等）。

5. 诊疗经过　药物特别是抗生素、甲状腺素片、洋地黄类药物、泻药等，注意剂量、疗程和疗效。

6. 发病以来的一般情况　精神、饮食、睡眠、小便、体重等。

7. 既往史、个人史、家族史　既往消化道疾病及手术史，内分泌疾病如肾上腺功能减退、甲状腺功能亢进症等，风湿免疫性疾病如系统性红斑狼疮、硬皮病等，肾脏疾病如尿毒症，服用洋地黄类药物史等；过敏史；传染性疾病如霍乱等接触史，周围人是否食物中毒等。

表 1-16 腹泻问诊评分标准

项目（分）		内容和评分细则	满分	得分	备注
自我介绍（3）		检查者自我介绍（姓名、职务、本次医疗活动的目的），求得患者配合	3		
问诊内容（72）	一般项目	姓名、性别、年龄、职业、民族、婚姻、籍贯、出生地、电话、工作单位等（每项0.5分）	5		
	主诉	主要症状/体征+持续时间	5		
	现病史	起病缓急、起病时间、起病诱因（如饮食）	8		
		主要症状的特点：发病季节、病程长短、粪便颜色、排便次数及粪便性质，与饮食的关系，与腹痛、腹胀等其他消化道症状的关系。	12		
		发展与演变：加重及缓解因素	5		
		伴随症状：恶心、呕吐、食欲变化、发热、里急后重、消瘦、皮疹或皮下出血、腹部包块、脱水症状、关节肿痛等。	10		
		诊治经过及疗效	6		
		发病以来的一般情况：精神、饮食、睡眠、大小便、体重	5		
	既往史	既往健康状况	1		
		外伤、手术、传染病等病史	4		
		预防接种史、输血史、药物/食物过敏史	3		
	个人史	社会经历、职业与工作情况、习惯嗜好、性病冶游史	4		
	婚姻史		1		
	月经与生育史		2		
	家族史	有无类似疾病患者，有无遗传病史	1		
诊断及处理（5）		提出查看患者既往的检查资料，提出初步诊断	5		
问诊技巧（20）		提问的条理性	5		
		无诱导性提问、诘难性提问及连续提问	5		
		不用专业术语提问	2		
		注意聆听，不轻易打断患者讲话	2		
		尊重患者，使用友好的眼神、体谅及鼓励的语言，表达同情	5		
		问诊结束时，感谢患者的合作	1		
合计		100分	最后得分	裁判签名	

（二）便秘（constipation）

问诊要点（评分标准见表 1-17）

1. **病因与诱因** 饮食、压力、环境变化、生活习惯、活动、滥用泻药形成药物依赖等，全身性疾病累及肠道如甲状腺功能减退症、截瘫、铅中毒等，使用抗胆碱能药、镇静剂、钙通道阻滞剂或神经阻滞剂、抗抑郁药等。

2. **便秘特点** 发病时间、发病缓急（急性起病、慢性起病）、病程长短、排便次数及粪便性质（干结、羊粪等）、与腹痛腹胀的关系等。

3. **伴随症状** 恶心、呕吐、食欲减退、腹胀、腹痛、乏力、腹部包块、腹泻与便秘交替等。

4. 询问多系统症状 消化系统疾病（肠梗阻、排便疼痛及便血、Crohn 病等）、全身性疾病如甲状腺功能减退症（怕冷、乏力、食欲减退、嗜睡、浮肿等）、脑血管意外、风湿免疫性疾病等。

5. 诊疗经过 注意药物使用史。

6. 发病以来的一般情况 精神、饮食、睡眠、体重等。

7. 既往史、个人史、生育史（是否为经产妇）、家族史 消化系统疾病如痔疮、直肠炎等，全身性疾病史如甲减、糖尿病、脑血管意外、截瘫、多发性硬化、铅中毒等，工作及生活环境、精神压力等。

表 1-17 便秘问诊评分标准

项目（分）		内容和评分细则	满分	得分	备注
自我介绍（3）		检查者自我介绍（姓名、职务、本次医疗活动的目的），求得患者配合	3		
问诊内容（72）	一般项目	姓名、性别、年龄、职业、民族、婚姻、籍贯、出生地、电话、工作单位等（每项0.5分）	5		
	主诉	主要症状/体征+持续时间	5		
	现病史	起病缓急、起病时间、起病诱因（如饮食）	8		
		主要症状的特点：病程、排便次数及粪便性质、与腹痛腹胀的关系等	12		
		发展与演变：加重及缓解因素	5		
		伴随症状：恶心、呕吐、食欲减退、腹胀、腹痛、乏力、腹部包块、腹泻与便秘交替等。	10		
		诊治经过及疗效	6		
		发病以来的一般情况：精神、饮食、睡眠、大小便、体重	5		
	既往史	既往健康状况	1		
		外伤、手术、传染病等病史	4		
		预防接种史、输血史、药物/食物过敏史	3		
	个人史	社会经历、职业与工作情况、习惯嗜好、性病冶游史	4		
	婚姻史		1		
	月经与生育史		2		
	家族史	有无类似疾病患者，有无遗传病史	1		
诊断及处理（5）		提出查看患者既往的检查资料，提出初步诊断	5		
问诊技巧（20）		提问的条理性	5		
		无诱导性提问、诘难性提问及连续提问	5		
		不用专业术语提问	2		
		注意聆听，不轻易打断患者讲话	2		
		尊重患者，使用友好的眼神、体谅及鼓励的语言，表达同情	5		
		问诊结束时，感谢患者的合作	1		
合计	100分	最后得分		裁判签名	

十二、黄疸(jaundice)

1. 病因及诱因　输血,进食蚕豆、毒蕈、蛇毒,服用药物如伯氨喹,肝胆系统疾病等。

2. 黄疸特点　发病时间、季节、发病缓急、病程长短、皮肤黏膜颜色(黄疸程度)等。

3. 伴随症状　有无皮肤瘙痒、发热、寒战、乏力、头痛、食欲下降、恶心呕吐、腹痛、腹胀、贫血,尿色如酱油尿或茶色尿,尿量如少尿甚至无尿,粪便颜色、出血倾向、意识障碍等。

4. 诊疗经过　血尿粪常规及血生化等实验室检查结果、肝胆B超或造影等影像学检查结果,诊断及治疗方案及疗效等。

5. 发病以来的一般情况　精神、饮食、睡眠、大小便、体重等。

6. 既往史、个人史、月经史、婚姻生育史、家族史　各类先天性及后天性溶血性贫血,肝胆系统疾病如病毒性肝炎、肝硬化、寄生虫病、胆石症、肝癌、胰头癌等病史,钩端螺旋体病、疟疾等,饮食及药物摄入史,女性患者妊娠状态等。

表1-18　黄疸问诊评分标准

项目(分)		内容和评分细则	满分	得分	备注
自我介绍(3)		检查者自我介绍(姓名、职务、本次医疗活动的目的),求得患者配合	3		
问诊内容(72)	一般项目	姓名、性别、年龄、职业、民族、婚姻、籍贯、出生地、电话、工作单位等(每项0.5分)	5		
	主诉	主要症状/体征+持续时间	5		
	现病史	起病缓急、起病时间、起病诱因	8		
		主要症状的特点:发病季节、病程、皮肤黏膜颜色(黄疸程度)等。	12		
		发展与演变:加重及缓解因素	5		
		伴随症状:皮肤瘙痒、发热、寒战、乏力、头痛、食欲下降、恶心呕吐、腹痛、腹胀、贫血、尿色、尿量、贫血、粪便颜色、出血倾向、意识障碍等。	10		
		诊治经过:接受过的检查、结果;诊断;使用过的药物、剂量、疗程和疗效等	6		
		发病以来的一般情况:精神、饮食、睡眠、大小便、体重	5		
	既往史	既往健康状况	1		
		外伤、手术、传染病等病史	4		
		预防接种史、输血史、药物/食物过敏史	3		
	个人史	社会经历、职业与工作情况、习惯嗜好、性病冶游史	4		
	婚姻史		1		
	月经与生育史		2		
	家族史	有无类似疾病患者,有无遗传病史	1		
诊断及处理(5)		提出查看患者既往的检查资料,提出初步诊断	5		

续表

项目（分）	内容和评分细则	满分	得分	备注
问诊技巧（20）	提问的条理性	5		
	无诱导性提问、诘难性提问及连续提问	5		
	不用专业术语提问	2		
	注意聆听，不轻易打断患者讲话	2		
	尊重患者，使用友好的眼神、体谅及鼓励的语言，表达同情	5		
	问诊结束时，感谢患者的合作	1		
合计	100分	最后得分	裁判签名	

十三、消瘦（emaciation）

问诊要点（评分标准见表1-19）

1. 病因及诱因　减肥如服用减肥药物，营养摄入不足如神经性厌食，消化吸收障碍如胃切除术后，营养物质消耗增加如持续高热等。

2. 消瘦特点　发病时间、发病缓急、病程长短、体重下降速度及程度等。

3. 询问伴随症状、多系统症状　消化系统如食欲下降、恶心呕吐、腹胀、腹痛、腹泻、黄疸等；神经系统如吞咽困难、厌食；内分泌系统如怕热、多汗、心悸、手抖、突眼、乏力、头晕、嗜睡、毛发脱落、产后无乳或闭经、多饮、多食、多尿、易饥等；呼吸系统如结核的咳嗽、低热、盗汗、咯血等；神经精神疾病如抑郁症的情绪低落、睡眠障碍、自卑等；此外还有肿瘤疾病引起的相关症状。

4. 诊疗经过　相关实验室检验及辅助检查结果，诊治方案及疗效等。

5. 发病以来的一般情况　精神、饮食、睡眠、大小便等。

6. 既往史、个人史、月经史、婚姻生育史、家族史　注意既往重大疾病及手术史如食管癌、重症肌无力、抑郁症、肝硬化、心衰、尿毒症、慢性感染、肿瘤病史、糖尿病、胃切除术后、产后大出血史等。

表1-19　消瘦问诊评分标准

项目（分）		内容和评分细则	满分	得分	备注
自我介绍（3）		检查者自我介绍（姓名、职务、本次医疗活动的目的），求得患者配合	3		
问诊内容（72）	一般项目	姓名、性别、年龄、职业、民族、婚姻、籍贯、出生地、电话、工作单位等（每项0.5分）	5		
	主诉	主要症状/体征＋持续时间	5		
	现病史	起病缓急、起病时间、起病诱因	8		
		主要症状的特点：病程、体重下降速度及程度等	12		
		发展与演变：加重及缓解因素等	5		
		伴随症状：食欲下降、呕吐、腹胀、腹痛、腹泻、黄疸、吞咽困难、厌食、怕热、多汗、手抖、突眼、嗜睡、毛发脱落、产后无乳或闭经、多饮、多食等	10		
		诊治经过：接受过的检查、结果；诊断；使用过的药物、剂量、疗程和疗效等	6		
		发病以来的一般情况：精神、饮食、睡眠、大小便、体重	5		

续表

项目（分）		内容和评分细则	满分	得分	备注
问诊内容（72）	既往史	既往健康状况	1		
		外伤、手术、传染病等病史	4		
		预防接种史、输血史、药物/食物过敏史	3		
	个人史	社会经历、职业与工作情况、习惯嗜好、性病冶游史	4		
	婚姻史		1		
	月经与生育史		2		
	家族史	有无类似疾病患者，有无遗传病史	1		
诊断及处理（5）		提出查看患者既往的检查资料，提出初步诊断	5		
问诊技巧（20）		提问的条理性	5		
		无诱导性提问、诘难性提问及连续提问	5		
		不用专业术语提问	2		
		注意聆听，不轻易打断患者讲话	2		
		尊重患者，使用友好的眼神、体谅及鼓励的语言，表达同情	5		
		问诊结束时，感谢患者的合作	1		
合计	100分	最后得分	裁判签名		

十四、无尿、少尿、多尿（anuria，oliguria，polyuria）

问诊要点（评分标准见表 1-20）

1．病因及诱因　重度失血或脱水、心肝肾功能不全、前列腺肥大等尿路梗阻及神经源性膀胱等可引起无尿或少尿；水分摄入过多、使用利尿剂、糖尿病及尿崩症等内分泌疾病、药物或重金属导致的肾小管损害、精神性多饮等可引起多尿。

2．小便特点　发病时间、发病缓急、病程长短、尿量变化程度（次数、尿量）、尿色、夜尿情况等。

3．询问伴随症状及多系统症状　肾脏疾病如血尿、泡沫尿、水肿、血压升高、腰痛、发热、尿频、尿急、尿痛、口渴、排尿困难等，循环系统如心悸、气促、胸闷、不能平卧等心衰症状，消化系统疾病如恶心呕吐、腹泻、乏力、食欲下降、腹胀、黄疸等，内分泌系统如多饮、多食、烦渴、消瘦等及神经症状。

4．诊疗经过　特别是利尿剂、抗利尿激素等使用情况。

5．发病以来的一般情况　精神、饮食、睡眠、大小便、体重等。

6．既往史、个人史、月经生育史、家族史　既往心肝肾疾病史、糖尿病、高血压、妊娠高血压（妊娠女性）、狼疮性肾炎、前列腺肥大（男性）等，既往泌尿系统手术史及用药史等。

表 1-20　无尿、少尿、多尿问诊评分标准

项目（分）	内容和评分细则	满分	得分	备注
自我介绍（3）	检查者自我介绍（姓名、职务、本次医疗活动的目的），求得患者配合	3		

续表

项目（分）		内容和评分细则	满分	得分	备注
问诊内容 （72）	一般项目	姓名、性别、年龄、职业、民族、婚姻、籍贯、出生地、电话、工作单位等（每项0.5分）	5		
	主诉	主要症状/体征＋持续时间	5		
	现病史	起病缓急、起病时间、起病诱因	8		
		主要症状的特点：病程、尿量变化（次数、尿量）、尿色、夜尿情况等	12		
		发展与演变：加重及缓解因素，尿量变化	5		
		伴随症状：有无摄水量变化、脱水或失血、血尿、泡沫尿、水肿、高血压、腰痛、发热、尿频尿急尿痛、排尿困难、心悸、气促、胸闷或不能平卧、乏力、食欲下降、腹胀、黄疸等	10		
		诊治经过：接受过的检查、结果；诊断；使用过的药物、剂量、疗程和疗效等	6		
		发病以来的一般情况：精神、饮食、睡眠、大小便、体重	5		
	既往史	既往健康状况	1		
		外伤、手术、传染病等病史	4		
		预防接种史、输血史、药物/食物过敏史	3		
	个人史	社会经历、职业与工作情况、习惯嗜好、性病冶游史	4		
	婚姻史		1		
	月经与生育史		2		
	家族史	有无类似疾病患者，有无遗传病史	1		
诊断及处理（5）		提出查看患者既往的检查资料，提出初步诊断	5		
问诊技巧（20）		提问的条理性	5		
		无诱导性提问、诘难性提问及连续提问	5		
		不用专业术语提问	2		
		注意聆听，不轻易打断患者讲话	2		
		尊重患者，使用友好的眼神、体谅及鼓励的语言，表达同情	5		
		问诊结束时，感谢患者的合作	1		
合计		100分	最后得分		裁判签名

十五、尿频、尿急、尿痛（frequent micturition，urgent micturition，odynuria）

问诊要点（评分标准见表1-21）

1. **病因及诱因**　饮水过多、紧张或寒冷引起的生理性尿频，病理性尿频可见于多个系统疾病，内分泌疾病如糖尿病和尿崩症，肾脏疾病如急性肾衰多尿期、泌尿系感染或结石、前列腺增生、泌尿系统肿瘤等，神经病变如神经源性膀胱等。

2. **症状特点**　发病时间、发病缓急、病程长短、严重程度、每次尿量、白天及夜间尿量及小便次数、尿色、尿痛性质、排尿困难、有无尿线细或中断等，症状是否进行性加重。

3. **伴随症状**　腰痛、腹胀、腹部包块、发热、血尿等，盗汗、乏力、午后潮热、口干、多饮、体重下降等。

4．诊疗经过　注意询问是否行尿常规、血生化等检验及影像学检查,诊疗方案及疗效。

5．发病以来的一般情况　精神、饮食、睡眠、大便、体重等。

6．既往史、个人史、家族史　注意既往糖尿病病史,以及泌尿系统疾病如结石、感染、肾功能不全、前列腺增生等病史。

表 1-21　尿频、尿急、尿痛问诊评分标准

项目（分）		内容和评分细则	满分	得分	备注
自我介绍（3）		检查者自我介绍（姓名、职务、本次医疗活动的目的），求得患者配合	3		
问诊内容（72）	一般项目	姓名、性别、年龄、职业、民族、婚姻、籍贯、出生地、电话、工作单位等（每项 0.5 分）	5		
	主诉	主要症状 / 体征 + 持续时间	5		
	现病史	起病缓急、起病时间、起病诱因	8		
		主要症状的特点：病程、严重程度、尿量、夜尿情况、小便次数、尿色、尿痛性质	12		
		发展与演变：加重及缓解因素等	5		
		伴随症状：有无多饮、排尿困难、腰痛、腹部包块、发热、血尿、盗汗、乏力、午后潮热、口干、多饮、体重下降、尿线中断等	10		
		诊治经过：接受过的检查、结果；诊断；使用过的药物、剂量、疗程和疗效等	6		
		发病以来的一般情况：精神、饮食、睡眠、大小便、体重	5		
	既往史	既往健康状况	1		
		外伤、手术、传染病等病史	4		
		预防接种史、输血史、药物 / 食物过敏史	3		
	个人史	社会经历、职业与工作情况、习惯嗜好、性病冶游史	4		
	婚姻史		1		
	月经与生育史		2		
	家族史	有无类似疾病患者,有无遗传病史	1		
诊断及处理（5）		提出查看患者既往的检查资料,提出初步诊断	5		
问诊技巧（20）		提问的条理性	5		
		无诱导性提问、诘难性提问及连续提问	5		
		不用专业术语提问	2		
		注意聆听,不轻易打断患者讲话	2		
		尊重患者,使用友好的眼神、体谅及鼓励的语言,表达同情	5		
		问诊结束时,感谢患者的合作	1		
合计	100 分	最后得分		裁判签名	

十六、血尿（hematuria）

问诊要点（评分标准见表 1-22）

1．**病因及诱因** 泌尿系统疾病如肾小球疾病、间质性肾炎、尿路感染、泌尿系结石、多囊肾等；全身性疾病，如白血病、过敏性紫癜等血液系统疾病；系统性红斑狼疮累及肾脏，生殖系统炎症及结直肠癌等尿路邻近器官疾病，磺胺类药物、吲哚美辛、环磷酰胺、肝素过量等药物引起的血尿等。

2．**症状特点** 发病时间、发病缓急、病程长短、尿色（清亮但有镜下血尿、洗肉水样、鲜红色、暗红色等），血尿出现的部位（分段尿：起始段、终末段、全程血尿）、尿量、血凝块等。

3．**询问伴随症状及多系统症状** 泌尿系统如尿频、尿急、尿痛、泡沫尿、排尿困难、腰痛、发热、高血压、水肿等；皮疹、其他部位出血、发热、贫血、关节痛、心悸、胸闷、腹痛、体重下降、腹部包块、乳糜尿等。

4．**诊疗经过** 尿常规、泌尿系超声检查等辅助检查结果，诊疗方案及疗效。

5．**发病以来的一般情况** 精神、饮食、睡眠、大小便、体重等。

6．**既往史、个人史、月经史、家族史** 注意泌尿系统疾病史如肾盂肾炎、IgA 肾病、泌尿系统结石、多囊肾等。

表 1-22 血尿问诊评分标准

项目（分）		内容和评分细则	满分	得分	备注
自我介绍（3）		检查者自我介绍（姓名、职务、本次医疗活动的目的），求得患者配合	3		
问诊内容（72）	一般项目	姓名、性别、年龄、职业、民族、婚姻、籍贯、出生地、电话、工作单位等（每项 0.5 分）	5		
	主诉	主要症状/体征＋持续时间	5		
	现病史	起病缓急、起病时间、起病诱因	8		
		主要症状的特点：病程、尿色、血尿出现的部位（分段尿：起始段、终末段、全程血尿）、尿量、血凝块等	12		
		发展与演变：加重及缓解因素	5		
		伴随症状：有无尿频、尿急、尿痛、泡沫尿、排尿困难、腰痛、发热、高血压、水肿、皮疹、其他部位出血、关节痛、心悸、胸闷、腹痛、体重下降、腹部包块、乳糜尿等	10		
		诊治经过：接受过的检查、结果；诊断；使用过的药物、剂量、疗程和疗效等	6		
		发病以来的一般情况：精神、饮食、睡眠、大小便、体重	5		
	既往史	既往健康状况：重点是泌尿系统疾病史	1		
		外伤、手术、传染病等病史	4		
		预防接种史、输血史、药物/食物过敏史	3		
	个人史	社会经历、职业与工作情况、习惯嗜好、性病冶游史	4		
	婚姻史		1		
	月经与生育史		2		
	家族史	有无类似疾病患者，有无遗传病史	1		

项目（分）	内容和评分细则	满分	得分	备注
诊断及处理（5）	提出查看患者既往的检查资料，提出初步诊断	5		
问诊技巧（20）	提问的条理性	5		
	无诱导性提问、诘难性提问及连续提问	5		
	不用专业术语提问	2		
	注意聆听，不轻易打断患者讲话	2		
	尊重患者，使用友好的眼神、体谅及鼓励的语言，表达同情	5		
	问诊结束时，感谢患者的合作	1		
合计	100 分	最后得分		裁判签名

十七、眩晕（vertigo）

问诊要点（评分标准见表 1-23）

1. **病因及诱因** 梅尼埃病、前庭神经元炎、药物中毒、位置性眩晕、晕动病等可引起周围性眩晕；脑动脉粥样硬化、椎-基底动脉供血不足、颅内占位性病变、颅内感染、多发性硬化、癫痫、脑震荡等可引起中枢性眩晕；心律失常、病态窦房结综合征、低血压等心血管疾病，以及贫血、发热等也可引起眩晕；屈光不正、青光眼、看电脑时间过长等可引起眼源性眩晕。

2. **症状特点** 发病时间、发病缓急、病程长短、有无诱因（头部位置、药物、乘坐车船飞机、活动等）、眼球震颤等。

3. **询问伴随症状及多系统症状** 耳部疾病症状如耳鸣、听力下降、面色苍白、出汗、口周及四肢发麻、恶心呕吐等；颅内疾病相关症状如头痛、抽搐、昏迷、构音不清、复视、发热、癫痫、肢体疼痛、感觉异常、无力等；心血管疾病症状如胸闷、心悸；贫血、出血等血液系统症状；眼球震颤、视力减退、复视、屈光不正、眼肌麻痹等眼部疾病症状；头晕、失眠多梦、气短、情绪低落、思维缓慢等神经精神疾病相关症状。

4. **诊疗经过** 诊疗方案及疗效。

5. **发病以来的一般情况** 精神、饮食、睡眠、大小便、体重等。

6. **既往史、个人史、家族史** 注意链霉素、庆大霉素等药物应用史，既往晕动病、梅尼埃病等病史。

表 1-23 眩晕问诊评分标准

项目（分）		内容和评分细则	满分	得分	备注
自我介绍（3）		检查者自我介绍（姓名、职务、本次医疗活动的目的），求得患者配合	3		
问诊内容（72）	一般项目	姓名、性别、年龄、职业、民族、婚姻、籍贯、出生地、电话、工作单位等（每项 0.5 分）	5		
	主诉	主要症状 / 体征＋持续时间	5		

续表

项目（分）		内容和评分细则	满分	得分	备注
问诊内容（72）	现病史	起病缓急、起病时间、起病诱因（如头部位置、药物、乘坐车船飞机等）	8		
		主要症状的特点	12		
		发展与演变：加重及缓解因素，发作频次、严重程度等	5		
		伴随症状：耳鸣、听力下降、恶心呕吐、头痛、发热、胸闷、心悸、出血、眼球震颤、视力减退、复视、头晕、失眠多梦、气短、情绪低落、思维缓慢等	10		
		诊治经过：接受过的检查、结果；诊断；使用过的药物、剂量、疗程和疗效等	6		
		发病以来的一般情况：精神、饮食、睡眠、大小便、体重	5		
	既往史	既往健康状况：晕动病、梅尼埃病等	1		
		外伤、手术、传染病等病史	4		
		预防接种史、输血史、药物/食物过敏史：注意链霉素、庆大霉素等药物应用史	3		
	个人史	社会经历、职业与工作情况、习惯嗜好、性病冶游史	4		
	婚姻史		1		
	月经与生育史		2		
	家族史	有无类似疾病患者，有无遗传病史	1		
诊断及处理（5）		提出查看患者既往的检查资料，提出初步诊断	5		
问诊技巧（20）		提问的条理性	5		
		无诱导性提问、诘难性提问及连续提问	5		
		不用专业术语提问	2		
		注意聆听，不轻易打断患者讲话	2		
		尊重患者，使用友好的眼神、体谅及鼓励的语言，表达同情	5		
		问诊结束时，感谢患者的合作	1		
合计		100 分	最后得分		裁判签名

十八、抽搐与惊厥（tic & convulsion）

问诊要点（评分标准见表1-24）

1. 病因及诱因 感染、外伤、肿瘤、血管及寄生虫等脑部疾病可引起抽搐、惊厥；全身性疾病，如各种感染、中毒（外源性如酒精、阿托品、有机磷等）、高血压性脑病、低血糖、低钙血症、维生素 B_6 缺乏、系统性红斑狼疮、突然撤停抗癫痫药物等；此外有癔症性抽搐和惊厥。

2. 症状特点 发病时间、发病缓急、病程长短、发作形式（如全身性、局限性、反复发作或呈持续发作），有无诱因如情绪激动、各种不良刺激，意识模糊或丧失、强直、呼吸异常、二便失禁、发绀、瞳孔散大、对光反射消失或迟钝、手足搐搦等。

3．伴随症状 发热、头痛、脑膜刺激征、高血压、心律失常史、狼疮样表现等。

4．诊疗经过 特别是抗癫痫药、抗感染药服用情况等。

5．发病以来的一般情况 精神、饮食、睡眠、大小便、体重等。

6．既往史、个人史、家族史 注意高血压、癫痫、系统性红斑狼疮、肿瘤等病史，外伤史，寄生虫接触史，饮酒史等。

表 1-24 抽搐及惊厥问诊评分标准

项目（分）		内容和评分细则	满分	得分	备注
自我介绍（3）		检查者自我介绍（姓名、职务、本次医疗活动的目的），求得患者配合	3		
问诊内容（72）	一般项目	姓名、性别、年龄、职业、民族、婚姻、籍贯、出生地、电话、工作单位等（每项0.5分）	5		
	主诉	主要症状/体征+持续时间	5		
	现病史	起病缓急、起病时间、起病诱因	8		
		主要症状的特点：发作形式，意识状态、呼吸情况、二便失禁、发绀、瞳孔及对光反射、手足搐搦等	12		
		发展与演变	5		
		伴随症状：有无发热、头痛、狼疮样表现等	10		
		诊治经过：接受过的检查、结果；诊断；使用过的药物、剂量、疗程和疗效等	6		
		发病以来的一般情况：精神、饮食、睡眠、大小便、体重	5		
	既往史	既往健康状况	1		
		外伤、手术、传染病等病史	4		
		预防接种史、输血史、药物/食物过敏史	3		
	个人史	社会经历、职业与工作情况、习惯嗜好、性病冶游史	4		
	婚姻史		1		
	月经与生育史		2		
	家族史	有无类似疾病患者，有无遗传病史	1		
诊断及处理（5）		提出查看患者既往的检查资料，提出初步诊断	5		
问诊技巧（20）		提问的条理性	5		
		无诱导性提问、诘难性提问及连续提问	5		
		不用专业术语提问	2		
		注意聆听，不轻易打断患者讲话	2		
		尊重患者，使用友好的眼神、体谅及鼓励的语言，表达同情	5		
		问诊结束时，感谢患者的合作	1		
合计	100分	最后得分		裁判签名	

十九、意识障碍（disturbance of consciousness）

问诊要点（评分标准见表1-25）

1．**病因及诱因** 重症急性感染，脑血管或脑占位性疾病，颅脑损伤，癫痫，甲状腺危象，肝性脑病，肺性脑病，低血糖等内分泌代谢障碍，低钠血症等水电解质酸碱失衡，安眠药、有机磷杀虫药、一氧化碳、酒精等中毒，毒蛇咬伤等。

2．**症状特点** 发病时间、发病缓急、病程长短、表现（嗜睡、意识模糊、昏睡、谵妄、昏迷等）、有无诱因（如情绪激动或感染等应激事件、高温中暑）等。

3．**伴随症状** 发热（注意发热与意识障碍出现的先后顺序）、头痛、咳嗽、腹泻、畏寒、乏力、食欲减退、怕热、多汗、手抖、易饥、怕油腻、黄疸，发绀、呼吸困难、视物障碍、心悸、胸闷、体位性眩晕、皮肤黏膜改变、瘫痪等。

4．**诊疗经过** 注意抗生素、降压药、激素等服用史。

5．**发病以来的一般情况** 精神、饮食、睡眠、大小便、体重等。

6．**既往史、个人史、家族史** 注意吗啡、巴比妥类、有机磷杀虫剂、酒精、颠茄类等应用史，既往心脑血管、肺部、肝肾疾病、糖尿病等病史，外伤史，一氧化碳接触史等。

表 1-25 意识障碍问诊评分标准

项目（分）		内容和评分细则	满分	得分	备注
自我介绍（3）		检查者自我介绍（姓名、职务、本次医疗活动的目的），求得患者配合	3		
问诊内容（72）	一般项目	姓名、性别、年龄、职业、民族、婚姻、籍贯、出生地、电话、工作单位等（每项0.5分）	5		
	主诉	主要症状／体征＋持续时间	5		
	现病史	起病缓急、起病时间、起病诱因	8		
		主要症状的特点：嗜睡、意识模糊、昏睡、谵妄、昏迷等	12		
		发展与演变：加重及缓解因素，意识障碍表现等	5		
		伴随症状：发热、头痛、咳嗽、腹泻、畏寒、乏力、食欲减退、怕热、多汗、手抖、易饥、怕油腻、黄疸、发绀、呼吸困难、心悸、胸闷、体位性眩晕、皮肤黏膜改变、瘫痪等	10		
		诊治经过和疗效等	6		
		发病以来的一般情况：精神、饮食、睡眠、大小便、体重	5		
	既往史	既往健康状况	1		
		外伤、手术、传染病等病史	4		
		预防接种史、输血史、药物／食物过敏史	3		
	个人史	社会经历、职业与工作情况、习惯嗜好、性病冶游史	4		
	婚姻史		1		
	月经与生育史		2		
	家族史	有无类似疾病患者，有无遗传病史	1		

续表

项目(分)	内容和评分细则	满分	得分	备注
诊断及处理(5)	提出查看患者既往的检查资料,提出初步诊断	5		
问诊技巧(20)	提问的条理性	5		
	无诱导性提问、诘难性提问及连续提问	5		
	不用专业术语提问	2		
	注意聆听,不轻易打断患者讲话	2		
	尊重患者,使用友好的眼神、体谅及鼓励的语言,表达同情	5		
	问诊结束时,感谢患者的合作	1		
合计	100分	最后得分		裁判签名

(李利华 吴 鹰)

第二节 体 格 检 查

一、一般检查

【目的要求】

掌握 生命体征(体温、呼吸、脉搏、血压)、发育(身高、体重、头围)、体型、营养状况、意识状态、面容、体位、姿态、步态、皮肤及淋巴结等的检查方法。

【操作流程】

1.体温测量

(1)被检者交代测体温的目的,以取得配合。

(2)测量前被检者安静休息30min,移走附近冷热物件。

(3)取出体温计,确认读数低于35℃,若高于35℃,应甩到35℃以下。

(4)擦干腋窝,将体温计水银头端置于被检者腋窝顶部夹紧。

(5)上臂紧贴胸壁夹紧体温计,10min读数。

(6)测量完后,帮助被检者穿好衣袖。

2.脉搏测量

(1)检查者示、中、环指三指并拢,指腹置于被检者腕部桡动脉处,以适当压力触诊桡动脉搏动。

(2)触诊时间至少15~30s,数脉率。

(3)双侧对比检查。

3.呼吸频率测量

(1)告知被检者取舒适体位,暴露胸部以便观察。

(2)至少数30s。

4.血压测量

(1)测之前向被检者交代操作目的,让其在安静环境中休息5~10min。

(2)被检者取坐位或仰卧位,脱去衣袖,肘部与右心房等高,坐位时在第4肋软骨水平,卧位时在腋中线水平。

（3）直立放置血压计，读数归于0。

（4）将血压计袖带紧贴皮肤缠于上臂，其下缘在肘窝上2～3cm，袖带的松紧以能放进一个手指为宜。

（5）检查者在肘窝处触摸肱动脉搏动，将听诊器体件置于肱动脉表面。

（6）向袖带内充气，边充气边听诊，待听诊肱动脉搏动消失，再将水银柱升高20～30mmHg，缓慢放气，听到第一声声响的数值为收缩压，声音消失的数值为舒张压。

（7）松开袖带，帮助被检者穿好衣袖，收拾、关闭血压计。

5．身高测量　告知被检者脱鞋，站立于体重身高测量仪上（背靠站立），头部、臀部、足跟三点紧靠于测量仪立柱，头顶最高点与测量仪立柱垂直直线的交叉点即身高读数。

6．体重测量　告知被检者脱鞋，单衣站立于体重身高测量仪上，站立位置正确，身体站直，观察测量仪上指针读数。

7．头围测量　患者坐位或立位，用皮尺从被检者头枕骨粗隆部经耳颞部，至前额以水平围成一圈。

8．体型

9．皮肤弹性的检查　选取手背或上臂内侧皮肤，用示指和拇指将皮肤提起，然后松开，观察皮肤恢复情况，检查时注意双侧对比。

10．下肢凹陷性水肿　选择下肢的胫前、踝部或足背，用手指按压检查部位，待手指松开后观察按压部位皮肤有无凹陷和凹陷的程度。

11．浅表淋巴结的检查

（1）颌下淋巴结

位置：站立于被检者前面，用左手扶住被检者的头部，使头倾向左前下方，用右手指并拢触摸左颌下淋巴结，右手扶住被检者的头部，使头倾向右前下方，用左手指并拢触摸右颌下淋巴结。

（2）颈部淋巴结：以胸锁乳突肌为界，分为前后两群。

位置：站立于被检者前面或后面，嘱被检者稍低头，并偏向检查侧，检查者示指、中指、环指并拢，紧贴检查部位，进行滑动触诊。

（3）锁骨上淋巴结

位置：检查者站立于被检者前面，检查者示指、中指、环指三指并拢，其指腹平放于被检查部位的皮肤上，由浅入深进行检查，左手检查右侧淋巴结，右手检查左侧淋巴结。

（4）腋窝淋巴结

位置：检查右侧腋窝淋巴结时，检查者右手握被检者右手，使前臂稍外展，检查者左手示指、中指、环指并拢稍弯曲，直达腋窝顶部，自腋窝顶部沿胸部自上而下进行触摸；检查左侧腋窝淋巴结，用右手进行触摸。

检查顺序：腋尖群→中央群→胸肌群→肩胛下群→外侧群

（5）滑车上淋巴结

位置：检查左侧滑车上淋巴结时，检查者左手托住被检者左前臂，用右手向滑车上部位由浅入深进行触诊；检查右侧滑车上淋巴结时，检查者右手托住被检者右前臂，用左手向滑车上部由浅入深进行触诊。

（6）腹股沟淋巴结

位置：患者仰卧位，下肢伸直，检查者站于被检者右侧，检查者示指、中指、环指并拢，以指腹触及腹股沟，由浅入深进行滑动触诊，先触摸腹股沟韧带下方的水平组淋巴结，再触摸沿大隐静脉分布的垂直组淋巴结。

【评分标准】

见表 1-26。

表 1-26　一般检查评分标准

项目（分）	内容和评分细则	分值	得分
检查内容	口述：一般检查内容。性别、年龄、体温、脉搏、呼吸、血压、发育、体型、营养状态、意识状态（神志）、面容、表情、体位、姿势、步态、皮肤、黏膜、浅表淋巴结（10分）	10	
生命体征测量	体温、脉搏、呼吸、血压测量（10分）	10	
发育	口述：发育的判断。通过患者年龄、智力和体格成长状态（包括身高、体重及第二性征）之间的关系进行综合评价。发育正常者，其年龄、智力与体格的成长状态处于均衡一致（3分）	3	
营养	简便营养判断方法：用拇指和示指捏起前臂屈侧或上臂背侧下 1/3 处皮下脂肪，直尺测量厚度（5分）	5	
体位	口述常见体位：自主体位、被动体位、强迫体位（2分）	2	
皮肤弹性	①以左手握住受检者右腕部；②将其上臂轻度外展；③右手拇指与示指捏起患者上臂内侧肘上 3～4cm 处皮肤；④片刻后松手，观察皮肤皱褶平复的情况（5分）	5	
蜘蛛痣	模拟检查并口述：选择额部，用棉签或火柴杆压迫蜘蛛痣的中心，其辐射状小血管网立即消失，去除压力后又复出现（5分）	5	
淋巴结检查	1. 检查顺序　耳前、耳后（包括乳突区）、枕部、颌下、颏下、颈前三角、颈后三角、锁骨上窝、腋窝（尖群、中央群、胸肌群、肩胛下群、外侧群）、滑车上、腹股沟（上群、下群）、腘窝的淋巴结（10分）。 2. 检查方法 （1）头部淋巴结：双手或单手检查：耳前、耳后（乳突区）、枕部（5分）。 （2）颈部淋巴结：包括颌下、颏下、颈前三角、颈后三角。①手指紧贴检查部位；②嘱受检者头稍低或偏向检查侧；③由浅及深进行滑动（5分）。 （3）锁骨上淋巴结：①受检者取坐位或仰卧位；②头部稍向前屈；③用双手触诊，左手触右侧，右手触左侧；④由浅部逐渐触摸至锁骨后深部（10分）。 （4）腋窝淋巴结：一般先检查左侧，后检查右侧。以右手检查左腋窝，左手检查右腋窝。①左侧腋窝：受检者采取坐位或仰卧位，检查者面对受检者；以左手握住受检者左腕外展45°角；右手指并拢；掌面贴近胸壁向上逐渐达腋窝顶部；按下列顺序进行检查：尖群—中央群—胸肌群—肩胛下群—外侧群。②检查右侧腋窝淋巴结，右手握受检者右手腕，左手触摸，方法同检查左侧（10分）。	60	

续表

项目(分)	内容和评分细则	分值	得分
淋巴结检查	(5)滑车上淋巴结:是指位于肱骨滑车以上肱二头肌与肱三头肌沟肱动、静脉下段周围的一组淋巴结。一般先检查左侧,后检查右侧。以右手检查左侧,左手检查右侧。①检查左侧滑车上淋巴结:受检者采取坐位或仰卧位,检查者面对受检者;左手握住受检者左手腕抬至胸前;右手掌面向上;小指抵在肱骨内上髁;无名指、中指、示指并拢;在肱二头肌与肱三头肌沟中纵行、横行滑动触摸。②右侧滑车上淋巴结:右手握受检者右手腕,左手触摸,方法同检查左侧(10分)。 (6)腹股沟淋巴结:①受检者取仰卧位;②髋关节稍屈曲;③用双手触诊,左手触右侧,右手触左侧;④按上群、下群顺序由浅逐深滑动触诊(5分)。 (7)腘窝淋巴结检查:一般以右手扶起(或托起)被检查者小腿,以左手触摸淋巴结(5分)		
合计	100分	最后得分		裁判签名	

(张秋蓉　陈章荣)

二、头颈部检查

【目的要求】

掌握　眼(眼睑、巩膜、结膜、眼球运动、瞳孔的大小与对光反射、集合反射等)、口(咽部、扁桃体)、颈部(血管、甲状腺、气管)等的检查方法。

【操作流程】

1. 眼睑　检查眼睑时,嘱被检者闭眼、睁眼,注意眼睑有无内翻、水肿及闭合障碍,上睑有无下垂。

2. 结膜　检查结膜时,应注意有无充血、苍白、出血点和沙眼。

(1)检查上睑结膜:嘱被检者闭眼、睁眼,检查者以示指和拇指提捏上睑中外 1/3 交界处的边缘,嘱被检者向下看,乘机将眼睑轻轻向前下方牵拉,示指向下压睑板上缘,与拇指配合将睑缘向上提起,即可暴露上睑结膜,同样方法检查另一侧。

(2)检查下睑结膜:检查者用拇指按压被检查下睑,嘱被检者向上注视,即可暴露下睑结膜。

3. 巩膜　检查巩膜应注意有无黄染。

(1)检查上方的巩膜:检查者用拇指向上压住上睑,嘱被检者向下看,即可观察上方的巩膜。

(2)检查下方的巩膜:检查者以拇指压住下睑,嘱被检查向上看,即可观察下方的巩膜。

4. 角膜　注意角膜的透明度,有无溃疡、白斑、软化、老年环和 Kayser-Fleischer 环。

5. 瞳孔　检查瞳孔时,应首先检查瞳孔的大小、形状、两侧是否对称,然后检查瞳孔的对光反射、集合反射。瞳孔对光反射包括直接对光反射和间接对光反射。

(1)直接对光反射:嘱被检者向前看,检查者将手电筒光线自侧方迅速照射被检者的瞳孔,观察该瞳孔的变化,正常情况下,可以见到双侧瞳孔缩小,同样的方法检测对侧瞳孔。

（2）间接对光反射：嘱被检者用手放在鼻梁上，遮挡光线，用手电筒照射一侧眼睛，观察对侧瞳孔有无缩小，然后用同样的方法检测对侧瞳孔。

（3）集合反射检查：嘱被检者注视检查者 1m 外的手指，然后将手指迅速移动到被检者的眼前，距离眼球约 5～10cm，观察被检者两眼球是否内聚，瞳孔是否缩小。

6. 眼球运动 检查者伸出右手示指，置于被检者眼前约 30～40cm，嘱被检者头部不要转动，注视示指尖，依次将示指移向左侧、左上、左下方、右侧、右上、右下方。

7. 咽部及扁桃体

（1）体位：被检者为坐位，头稍向后仰。

（2）检查方法：嘱被检者口张大并发"啊"音，检查者用压舌板在舌的前 2/3 与后 1/3 交界处迅速下压，在照明的配合下，即可见软腭、软腭弓、腭垂、扁桃体、咽后壁等。

（3）检查内容：检查时应注意咽部黏膜有无充血、红肿，分泌物，反射是否正常，扁桃体有无肿大，软腭运动是否正常，腭垂（悬雍垂）是否居中，吞咽有无呛咳。

8. 颈部血管

（1）颈静脉的检查：被检者取坐位或半坐位，身体为 45°，观察颈静脉有无充盈或怒张，正常人立位或坐位时，颈静脉常无显露，平卧时可见轻度充盈，颈静脉明显充盈和怒张，主要见于右心衰竭、缩窄性心包炎、心包积液、上腔静脉阻塞综合征。

（2）颈动脉的检查：被检者取坐位或半坐位，先视诊有无颈动脉搏动，正常人颈动脉搏动不明显，只有在剧烈活动后才可见颈动脉的微弱搏动。在安静状态下出现颈动脉搏动明显，常见于主动脉关闭不全、高血压、甲状腺功能亢进（简称甲亢）、严重贫血等。

9. 甲状腺

（1）甲状腺的视诊：主要观察大小、形态，两侧是否对称，检查时嘱被检者做吞咽动作，可见甲状腺随吞咽动作上下移动。

（2）甲状腺峡部的触诊

1）前面触诊：被检者取坐位，检查者位于被检者前面，用拇指从颈静脉切迹向上触摸气管前软组织，判断有无增厚，嘱被检者做吞咽动作，重复检查。

2）后面触诊：被检者取坐位，检查者位于被检者后面，用示指进行检查。

（3）甲状腺侧叶的触诊

1）前面触诊：被检者取坐位，检查者站在被检者前面，检查者用一手拇指施压于被检者一侧甲状软骨，将气管推向对侧，另一手示指、中指在对侧胸锁乳突肌后缘向前推挤甲状腺侧叶，拇指在胸锁乳突肌前缘触诊，嘱被检者配合做吞咽动作，重复检查，以判断甲状腺大小，有无结节和震颤。用同样方法检查另一侧甲状腺。在前面检查时，检查者拇指应交叉检查对侧，即右拇指检查左侧，左拇指检查右侧。

2）后面触诊：被检者取坐位，检查者站在被检者后面，一手示指、中指施压于一叶甲状软骨，将气管推向对侧，另一手拇指在对侧胸锁乳突肌后缘向前推挤甲状腺，示指、中指在其前缘触诊甲状腺，嘱被检者做吞咽动作，重复检查，用同样方法检查另一侧甲状腺。

（4）甲状腺震颤：检查甲状腺震颤时，用示指和中指轻轻感触。

（5）甲状腺听诊：检查血管杂音时，用钟形听诊器直接放在肿大的甲状腺上进行听诊。

10. 气管检查 被检者取坐位或卧位，颈部处于自然直立状态，一种方法为检查者将一手示指与环指分别置于两侧胸锁关节上，以中指自甲状软骨向下移动触摸气管，感觉和观察气管是否居中。另一种方法为检查者将中指置于气管与两侧胸锁乳突肌之间的间隙,通过感觉两侧间隙的宽度判断气管是否居中。

【评分标准】

见表1-27。

表1-27 头颈部体格检查评分标准

项目(分)	内容和评分细则	满分	得分
眼(50)	一、眼睑、巩膜、结膜检查(10分)		
	(一)检查内容叙述正确(5分)		
	眼睑有无水肿,上睑有无下垂,有无闭合障碍,有无倒睫等(2分)	2	
	巩膜有无黄染(2分)	2	
	睑结膜有无苍白或充血,球结膜有无充血或水肿(1分)	1	
	(二)检查方法(5分)		
	1. 眼睑及睑结膜 嘱被检者闭眼、睁眼(1分)	1	
	2. 以示指和拇指捏起上睑中外1/3交界处的边缘,嘱被检者向下看,趁机将眼睑轻轻向前下方牵拉,示指向下压睑板上缘,与拇指配合将睑缘向上捻转(1分)	1	
	3. 同样方法检查另一侧(1分)	1	
	4. 巩膜、球结膜 嘱被检者眼向上看,以拇指轻压下眼睑下垂,充分暴露巩膜与结膜(2分)	2	
	二、眼球运动检查(20分)		
	(一)检查方法正确(6分)		
	1. 手执目标物(如示指尖),置于被检者眼前30~40cm处(3分)	3	
	2. 告知被检者头部不要转动,眼球随目标物或示指尖移动(3分)	3	
	(二)检查顺序(8分)		
	目标物按左、左上、左下、右、右上、右下6个方向的顺序进行移动,观察被检者眼球运动情况(8分)	8	
	(三)报告检查结果(6分)		
	双眼眼球运动是否正常(6分)	6	
	三、对光反射检查(10分)		
	(一)直接对光反射(5分)		
	1. 检查方法正确(3分)		
	用手电筒照射被检者一侧瞳孔,观察该侧瞳孔变化(1.5分)	1.5	
	快速移开光源后再次观察该侧瞳孔变化(1.5分)	1.5	
	2. 用上述方法检查另一侧瞳孔(1分)	1	
	3. 口述内容正确(1分)		
	正常人受到光线刺激后瞳孔立即缩小,移开光线后瞳孔迅速复原	1	
	(二)间接对光反射检查(5分)		
	1. 检查方法正确(3分)		
	手或遮挡物在被检者鼻梁处遮挡光线,用光线快速照射一侧瞳孔,观察对侧瞳孔变化(1.5分)	1.5	
	快速移开光源后再次观察对侧瞳孔变化(1.5分)	1.5	

续表

项目（分）	内容和评分细则	满分	得分
眼（50）	2．用上述方法检查另侧瞳孔（1分）	1	
	3．口述内容正确（1分）。 正常人一侧眼受到光线照射后，另一侧瞳孔立即缩小，移开光线，瞳孔迅速复原	1	
	四、眼集合反射（10分）		
	（一）检查方法（5分）		
	1．嘱被检者注视1米外目标（通常用考生的示指尖），将目标物缓慢移近距离被检者眼球约5～10cm处，观察眼球辐辏活动（2.5分）	2.5	
	2．嘱被检者注视距离1米外目标，将目标物快速移近距离被检者眼球约5～10cm处，观察瞳孔变化（2.5分）	2.5	
	（二）报告正常表现及检查结果（5分）		
	1．报告受检者情况（2.5分）	2.5	
	2．正常表现　随目标物移动，正常人表现为眼球内聚，瞳孔缩小（2.5分）	2.5	
口（10）	扁桃体检查（10分）		
	（一）检查方法（5分）		
	1．告知被检者取坐位，头略后仰，嘱其口张大并发"啊"音（1分）	1	
	2．此时考生用压舌板在被检者舌前2/3与后1/3交界处迅速下压（3分）	3	
	3．在光照的配合下观扁桃体（1分）	1	
	（二）检查内容（5分）		
	1．观察有无红肿（1分）	1	
	2．观察肿大程度（1分）	1	
	3．观察有无分泌物及其颜色变化（2分）	2	
	4．观察有无苔及片状假膜（1分）	1	
颈（40）	一、甲状腺检查（30分）		
	（一）视诊（口述内容）：观察甲状腺大小、是否对称（3分）	3	
	（二）后面触诊检查方法（10分）		
	1．告知被检者取坐位，考生站在其后，一手示、中指施压于一侧甲状软骨，将气管推向对侧（3分）	3	
	2．另一手拇指在对侧胸锁乳突肌后缘向前推挤甲状腺，示、中指在其前缘触诊甲状腺（3分）	3	
	3．检查过程中，嘱被检者做吞咽动作，重复检查（1分）	1	
	4．用同样方法检查另一侧甲状腺（3分）	3	
	（三）前面触诊（10分）		
	1．告知被检者取坐位，考生面对被检者，考生一拇指施压于一侧甲状软骨，将气管推向对侧（3分）	3	

续表

项目(分)	内容和评分细则	满分	得分
颈(40)	2.另一手示、中指在对侧胸锁乳突肌后缘向前推挤甲状腺,拇指在胸锁乳突肌前缘触诊(3分)	3	
	3.嘱被检者做吞咽动作,并随吞咽动作进行触诊。用同样方法检查另一侧甲状腺(4分)	4	
	(四)甲状腺峡部触诊(2分)		
	考生面对被检者,用拇指(或站在被检者后面用示指)自胸骨上切迹向上触摸,可触到气管前甲状腺组织,判断有无增厚,嘱被检者做吞咽动作	2	
	(五)听诊方法正确、规范(2分)		
	考生用听诊器钟形体件放于甲状腺部位,两侧均需检查	2	
	(六)检查结果正确(3分)		
	报告检查结果:甲状腺是否肿大,有无结节、震颤,两侧均需检查	3	
	二、气管检查(10分)		
	(一)考生站位正确,告知被检者体位、姿势正确(2分)		
	告知被检者取坐位或仰卧位,颈部处于自然状态,考生位于被检者前面或右侧	2	
	(二)检查方法正确(6分)		
	考生一手示指与环指分别置于被检者两侧胸锁关节上(2分)	2	
	然后将中指置于气管之上,观察中指是否在示指与环指中间(或以中指置于气管与两侧胸锁乳突肌之间的间隙,根据两侧间隙是否等宽来判断气管有无偏移)(4分)	4	
	(三)检查结果正确(2分)		
	报告检查结果:气管位置有无偏移	2	
合计	100分　　　　最后得分		裁判签名

(张秋蓉　陈章荣)

三、胸部、肺和胸膜检查

【目的要求】

1.掌握　触诊:触觉语颤改变的临床意义;叩诊:肺部正常叩诊音,胸部异常叩诊音的临床意义。听诊:正常呼吸音的产生机制、听诊特点,异常呼吸音及干湿性啰音的产生机制、听诊特点和临床意义。

2.熟悉　视诊:异常胸廓的临床意义,深大呼吸、潮式呼吸及间停呼吸的临床意义;叩诊:正常肺下界及肺下界变化的临床意义。

3.了解　胸部的体表标志。

【评分标准】

见表1-28。

表 1-28　胸部检查评分标准

项目（分）	内容和评分细则			满分	得分
操作前准备（5）	着装整洁、戴口罩帽子、准备检查用具			1	
	介绍自己及将要进行的检查,取得合作			2	
	协助患者取仰卧位或坐位,正确暴露检查部位			1	
	站在患者右侧			1	
视诊（10）	呼吸运动			2	
	呼吸频率:最少30s			2	
	呼吸深度			2	
	呼吸节律			2	
	双侧肋间隙有无增宽或变窄			2	
触诊（30）	胸廓扩张度	前胸	部位:胸廓下面的前侧胸部	2	
			左右拇指分别沿两侧肋缘指向剑突,拇指尖在前正中线两侧对称部位,两手掌和伸展的手指置于前侧胸壁	2	
			嘱被检查者做深呼吸,观察比较两手的动度是否一致	2	
		后胸	部位:背部,约于第10肋骨水平	2	
			拇指与中线平行,并将两侧皮肤向中线轻推,两手掌和伸展的手指置于后胸	2	
			嘱被检查者做深呼吸,观察比较两手的动度是否一致	2	
	语音震颤	部位	前胸:上、中、下肺野	2	
			后胸:肩胛间区,肩胛下区	2	
		顺序	自上至下,从内到外,左右对比	2	
		手法	将左右手掌或手掌尺侧缘轻放于被检查者两侧胸壁的对称部位	2	
			嘱被检查者用同等强度重复发"yi"长音	2	
			比较两侧相应部位语音震颤的异同,注意有无增强或减弱	2	
	胸膜摩擦感	部位	胸廓的下前侧部	2	
		手法	将左右手掌或手掌尺侧缘轻放于被检查者两侧胸壁的对称部位	2	
			嘱患者深呼吸感受有无胸膜摩擦感	2	
叩诊（25）	对比叩诊	部位	前胸:由锁骨上窝开始,然后沿锁骨中线、腋前线自第1肋间隙从上至下逐一肋间进行叩诊	2	
			侧胸:嘱被检查者举起上臂置于头部,自腋窝开始向下逐一肋间叩诊	2	
			后胸:嘱被检查者向前稍低头,双手交叉抱肘,先垂直叩肩胛间区,再叩肩胛下区(与肋间隙平行)	2	
		顺序	自上而下,左右对比	1	

续表

项目（分）			内容和评分细则	满分	得分
叩诊（25）	对比叩诊	手法	以左中指的第一、二节作为叩诊扳指，平紧贴于拟叩击的肋间隙，仅左手中指与皮肤接触，其余手指不能接触	2	
			右手中指以右腕关节和指掌关节活动叩击左手中指末指关节或第二指骨的前端	2	
	肺下界		双侧锁骨中线	2	
			双侧腋中线	2	
			双侧肩胛线	2	
	肺下界移动度		当患者平静呼吸时，于被检查者肩胛线叩出肺下界的位置	1	
			嘱被检查者做深吸气后并屏住呼吸的同时，沿该线继续向下叩诊，当由清音变为浊音时，即肩胛线上肺下界的最低点	2	
			当患者恢复平静呼吸时，手指回到第七肋间隙	1	
			嘱被检查者深呼气并屏住呼吸，并由上向下叩诊，直至清音变为浊音，即为肩胛线上肺下界的最高点	2	
			能讲述最高至最低点之间距离即为肺下界移动度	2	
听诊（25）	呼吸音	部位	锁骨中线—腋前线—腋中线—腋后线—肩胛间区—肩胛下区	4	
		顺序	自上而下，左右对比	2	
		内容	呼吸音、异常呼吸音、啰音、胸膜摩擦音	4	
	语音共振	部位	前胸：上、中、下肺野	2	
			后胸：肩胛间区（上、下），肩胛下区（内、外）	2	
		顺序：自上而下，从内到外，左右对比		1	
		手法	将听诊器轻放于被检查者两侧胸壁的对称部位	1	
			嘱被检查者用同等强度重复发"yi"长音	2	
			观察比较两侧语音共振的异同、有无增强或减弱	2	
	胸膜摩擦音	部位	胸廓的下前侧部	2	
		方法	嘱患者深呼吸感受有无胸膜摩擦音	1	
		能讲述胸膜摩擦音的意义		2	
整体评估（5）	操作的熟练程度，顺序、手法正确，人文关怀并致谢			5	
合计	100分		最后得分		裁判签名

（李凤贤）

四、心脏、血管检查

【目的要求】

1. 掌握　心脏视诊、触诊、叩诊、听诊检查的内容及顺序；心脏震颤的产生机制与临床意义；第一、二心音的产生机制、听诊特点；舒张期奔马律及二尖瓣开瓣音的产生机制与临床意义；心脏杂音的分析要点；各种瓣膜区杂音的临床意义；心包摩擦音的发生机制、听诊部位及临床意义。

2．熟悉 正常心尖搏动及影响心尖搏动的病理因素；正常心脏相对浊音界，心脏浊音界异常改变的临床意义；过早搏动与心房颤动的听诊特点；周围血管检查的方法及临床意义。

3．了解 收缩期额外心音的产生机制及临床意义；心音强度改变与心音分裂的临床意义；动脉血压的测量方法，其正常值及改变的临床意义。

【评分标准】

见表1-29。

表1-29 心脏检查评分标准

项目（分）		内容和评分细则	满分	得分
操作前准备（5）		着装整洁、戴口罩帽子、准备检查用具	1	
		介绍自己及将要进行的检查，取得合作	2	
		协助患者取仰卧位或者坐位，正确暴露检查部位	1	
		站在患者右侧	1	
视诊（15）		心前区隆起	2	
	心尖搏动	从切线方向进行观察	2	
		位置	3	
		范围	2	
		强度	1	
		有无负向心尖搏动	2	
	心前区其他搏动	有无胸骨左缘第3～4肋间搏动	1	
		有无剑突下搏动	1	
		有无心底部搏动	1	
触诊（20）	心尖搏动	用两步法进行触诊	2	
		位置	1	
		范围	1	
		强度	1	
		有无抬举样搏动		
	震颤	触诊顺序：二尖瓣区→肺动脉瓣区→主动脉瓣区→主动脉瓣第二听诊区→三尖瓣区	5	
		用手掌尺侧（小鱼际肌）或手指指腹贴于各瓣膜区	2	
		部位	1	
		时相	1	
		临床意义	1	
	心包摩擦感	用手掌或手掌尺侧小鱼际贴于胸骨左缘3、4肋间	3	
		描述最佳触诊条件（前倾位、收缩期、呼气末、屏住呼吸）	2	

续表

项目（分）			内容和评分细则		满分	得分
叩诊（25）	手法		左手中指为叩诊板指，平置于心前区拟叩诊的肋间隙		1	
			仅左手中指与皮肤接触，余手指不能接触		1	
			平卧时，扳指与其肋间平行，坐位时，扳指与其肋间垂直		1	
			右手中指借右腕关节活动均匀叩板指		2	
	顺序		先叩心左界，后叩心右界		2	
			由下而上		1	
			由外向内		1	
	左界		左侧在心尖搏动外2～3cm处开始叩诊，并由外向内逐渐移动板指		2	
			以听到叩诊音由清音变浊音并标记		2	
			逐个肋间向上，直至第2肋间		2	
	右界		先于锁骨中线上叩出肝上界		1	
			然后于其上一肋间由外向内		2	
			逐一肋间向上叩诊，直至第2肋间		2	
	标记和判断		用两根硬尺测量前正中线至各标记点的垂直距离		2	
			再测量左锁骨中线至前正中线的距离		1	
			记录并报告心界是否扩大		2	
听诊（30）	顺序		从心尖区（二尖瓣区）开始→肺动脉瓣区→主动脉瓣区→主动脉瓣第二听诊区→三尖瓣		5	
	内容		在二尖瓣区听诊数心率（数30s）		2	
			判断心律（齐、不齐）		3	
			判断心音（正常、异常）		3	
			心脏杂音（有、无）		3	
		有心脏杂音	部位		2	
			时相		2	
			性质		2	
			强度		2	
			传导方向		2	
			额外心音		2	
			心包摩擦音		2	
整体评估（5）	操作的熟练程度，顺序、手法正确，人文关怀				5	
合计	100分	最后得分			裁判签名	

（李凤贤）

五、腹部检查

【目的要求】

1. 掌握　视诊：异常腹部外形的特点及临床意义，腹壁静脉曲张血流方向的判断及临床意义,胃肠蠕动波的临床意义;触诊:腹肌紧张度增加、压痛和反跳痛的临床意义,对腹部包块和肝肿大的描述,肝脾触诊的临床意义,脾肿大的测定及描述;叩诊:肝浊音界、肝区及肾区叩击痛、移动性浊音、大量腹腔积液与卵巢囊肿的鉴别等;听诊:肠鸣音亢进、减弱或消失的临床意义。

2. 熟悉 视、触、叩、听基本检查方法在腹部的应用。

3. 了解 腹部分区与腹腔脏器的对应关系;正常腹部可触及的脏器组织。

【评分标准】

见表1-30。

表1-30 腹部检查评分标准

项目(分)		内容和评分细则	满分	得分	扣分
操作前准备(5)		着装整洁、戴口罩帽子,准备检查用具;请患者排空膀胱	2		
		站在患者右侧,介绍自己及将要进行的检查及目的,取得合作	2		
		协助患者取仰卧位,正确暴露检查部位	1		
视诊(15)	外形	是否对称平坦、膨隆、凹陷、舟状腹	3		
		腹围测量方法: 患者排尿后平卧,正常腹式呼吸,用软尺经脐绕腹1周,测得的周长用cm表示	2		
	呼吸运动	胸式呼吸或腹式呼吸为主	1		
	腹壁静脉	腹壁静脉无曲张	1		
		检查血流方向:若有曲张,选择一段没有分支的腹壁静脉,将右手的示指和中指并拢压在静脉上,然后一只手指紧压静脉向外滑动挤出该段静脉内血液至一定距离,放松该手指,另一手指紧压不动,观察静脉是否充盈。同法放松另一手指。	1		
		如静脉迅速充盈则血流方向是从放松的一端流向紧压手指的一端	1		
	胃肠型及蠕动波	用切线方向进行观察	1		
		有无胃肠型及蠕动波	2		
	腹壁皮肤	是否有皮疹、腹纹、瘢痕、疝、体毛分布等	2		
	上腹部搏动	是否见到上腹部搏动	1		
听诊(10)	肠鸣音	听诊部位:脐部或右下腹部,听诊时间1min	3		
		报告:正常4~5次/min	1		
	血管杂音	腹主动脉——腹中部	1		
		肾动脉——上腹部两侧	1		
		髂动脉——下腹部两侧	1		
		股动脉——双侧腹股沟	1		
		静脉性杂音	1		
	摩擦音	肝区有无摩擦音	0.5		
		脾区有无摩擦音	0.5		

续表

项目（分）		内容和评分细则	满分	得分	扣分
触诊（50）	体位	患者取仰卧位，双腿屈膝稍分开，嘱患者作缓慢腹式呼吸	1		
	准备	医生必须温暖自己的手	1		
	顺序	从左下腹开始逆时针方向至右下腹，再至脐部，依次检查腹部各区	2		
		先触诊健康部位，逐渐移向病变部位	1		
	腹壁紧张度	浅部触诊法，右手全手掌平贴，掌指关节伸直，使腹壁压陷约1cm	1		
		报告腹壁是否柔软	1		
	压痛及反跳痛	深部滑行触诊，要求右手全手掌平贴，四指并拢，掌指关节伸直	1		
		深压触诊法检查压痛：以二三个手指逐渐按压触摸腹部深在病变部位，明确压痛的局限部位如麦氏点等	2		
		反跳痛：在深压的基础上迅速将手松开，询问患者是否感觉疼痛加重或观察是否出现痛苦表情	2		
		报告有无压痛及反跳痛	1		
	腹部肿块	深部滑行触诊，必要时双手触诊	1		
		判断有无肿块	1		
		有肿块需描述大小、部位、质地、表面状态、压痛、边界、活动度、搏动性	3		
	肝	深部滑行触诊，双手触诊，勾指触诊，冲击触诊	1		
		手指与肋缘大致平行放于患者右锁骨中线，从髂前上棘连线水平逐渐向上触诊，同法在前正中线检查，从脐水平逐渐向上触诊	3		
		记录肝脏大小：右肋下多少cm，剑下多少cm	2		
		注意大小、质地、边缘和表面状态、压痛、肝颈静脉回流、搏动及肝区摩擦感、肝震颤	2		
	脾	手法：深部滑行触诊，双手触诊髂前上棘连线	1		
		右手掌平放于右下腹部，自脐平面开始触诊，与左肋弓大致成垂直方向，直至左肋缘	1		
		如仰卧位不能触及脾脏时，可让患者右侧卧位检查	2		
		注意大小、质地、压痛、边缘、切迹、表面	1		
		记录：第Ⅰ线（甲乙线）：指左锁骨中线与左肋缘交点至脾下缘的距离；第Ⅱ线（甲丙线）：左锁骨中线与左肋缘交点至脾最远点的距离；第Ⅲ线（丁戊线），脾右缘与前正中线的距离	2		
		轻度增大时只作第Ⅰ线测量；明显增大时加测第Ⅱ线和第Ⅲ线测量	1		
	胆囊	检查胆囊是否肿大用深部滑行触诊	1		
		检查胆囊压痛点是否有压痛及Murphy征	2		

续表

项目(分)		内容和评分细则	满分	得分	扣分
触诊(50)	肾脏	双手触诊法,左手掌从后面托起腰部,右手掌平放在腰部,吸气时双手配合夹触肾	2		
		肾脏及尿路压痛点:季肋点(前肾点):第10肋骨前端,右侧位置稍低,相当于肾盂位置	1		
		上输尿管点:脐水平腹直肌外缘	1		
		中输尿管点:髂前上棘水平腹直肌外缘,相当于输尿管第二狭窄处	1		
		肋脊点:背部第12肋骨与脊柱交角的顶点	1		
		肋腰点:第12肋骨与腰肌外缘交角的顶点	1		
	膀胱	只有当膀胱积尿,充盈胀大时,才高出耻骨上缘而在下腹中部触及	1		
	胰腺	胰腺位于腹膜后,位置深而柔软,正常不能触及	1		
	液波震颤	用一手掌贴于腹壁的一侧,另一手四指并拢屈曲,用指端叩对侧腹壁,如腹内有大量的腹腔积液存在时,贴于腹壁的手掌则有液体波动冲击感即波动感	0.5		
		请他人将手掌的尺侧压在被检查者脐部腹中线处,阻止由腹壁传来的波动	1		
		用于检查腹腔积液患者,提示液体3 000～4 000ml以上	0.5		
	振水音	冲击触诊法:用手指在患者上腹部作连续迅速的冲击动作,可听到胃部发出的声音称为振水音,如水在水瓶内或热水袋内震荡的响声	1		
		需清晨空腹或餐后6～8h以上检查	0.5		
		提示胃排空障碍如幽门梗阻或胃扩张	0.5		
叩诊(15)	手法	以左手中指末指关节为叩诊板指,用右手中指叩诊,连续叩击2～3次	2		
	腹部叩诊音	普遍叩诊,从左下腹逆时针方向至右下腹,再至脐部	1		
		鼓音	1		
	肝浊音界及肝区叩痛	从右锁骨中线第2肋间隙开始叩诊,由清音变为浊音为肝上界	1		
		正常肝上界位于右锁骨中线第5肋间隙	0.5		
		腹部鼓音区或正中线向上叩,由鼓音转为浊音处即肝下界	0.5		
		肝区叩痛	1		
	胃泡区	肋弓上方接近胸骨处产生明显鼓音,其上界为横膈及肺下缘,下界为肋弓,左为脾,右界为肝左缘	0.5		
		报告胃泡区是否存在	0.5		
	脾浊音区	左腋中线第9～11肋叩到脾浊音	0.5		
		报告其长度为4～7cm,前方不超过腋前线	0.5		

续表

项目(分)		内容和评分细则	满分	得分	扣分
叩诊(15)	移动性浊音	先从腹中部脐平面开始向左侧叩诊,直达左侧髂腰肌边缘或叩诊音变为浊音时叩诊板指位置固定(不离开皮肤),嘱患者向右侧卧位,重新叩诊该处,听取音调有无变化	2		
		再向右侧移动叩诊直至浊音区,叩诊板指固定,嘱患者左侧卧位,再次叩诊,听取音调改变	1		
		用于检查腹腔积液患者,提示液体1 000ml以上	1		
	充盈膀胱叩诊	嘱患者仰卧位,在耻骨联合上方进行叩诊,从上往下,鼓音变为浊音	0.5		
		判断膀胱膨胀的程度。膀胱充盈时浊音区的弧形上缘凸向脐部	0.5		
	肋脊角叩诊	患者取坐位或侧卧位	0.5		
		医师用左手掌平放在其肋脊角(肾区)处右手握拳由轻到中等的力量叩击左手背	0.5		
整体评估(5)		操作的熟练程度,顺序、手法正确,人文关怀并致谢	5		
合计	100分	最后得分		裁判签名	

(李凤贤)

六、脊柱、四肢检查,肛门与直肠检查

【目的要求】

1. 掌握 脊柱、四肢检查的顺序、方法和内容。

2. 熟悉 脊柱、四肢正常状态和生理变异;脊柱与四肢常见的异常体征;肛门与直肠指诊的顺序及常见异常改变。

3. 了解 四肢关节的活动度。

【操作流程】

(一)脊柱检查(评分标准见表1-31)

告知被检查者,取得配合;被检查者取坐位或站立位,充分暴露躯干,双上肢自然下垂,检查者站在被检查者侧面、后面。

1. 脊柱弯曲度检查

(1)脊柱弯曲度检查:检查者从侧面及后面观察脊柱的生理弯曲度是否存在;有无脊柱侧弯、畸形。

(2)脊柱侧弯检查:检查者用示指和中指沿椎体棘突,以适当压力自上而下划过,观察划痕后皮肤出现的充血红线,以此判断有无脊柱侧弯。

2. 脊柱活动的检查

(1)颈椎活动的检查:检查者双手固定被检查者双肩,嘱被检查者做颈部前屈、后伸、左右侧曲,左右旋转运动,观察被检查者颈椎活动度。

(2)腰椎活动度检查:检查者双手固定被检查者骨盆,嘱被检查者做腰部前屈、后伸、左右侧曲,左右旋转运动,观察被检查者腰椎活动度。

(3)已有脊柱外伤,可疑骨折或关节脱落时,避免脊柱活动。

3. 脊柱压痛、叩击痛检查

（1）脊柱压痛：患者端坐位，身体稍前倾，检查者以右手拇指自上而下逐个按压脊柱棘突及椎旁肌肉，了解有无压痛点。如发现压痛点，需重复检查确认。

（2）直接叩击痛：检查者以叩诊锤或中指端依次轻叩各个椎体棘突。

（3）间接叩击痛：检查者将左手掌置于被检查者头部，右手半握拳以小鱼际肌部叩击左手背，了解被检查者脊柱各部有无疼痛。

表 1-31 脊柱检查评分标准

项目（分）	内容和评分细则	满分	得分	备注
准备（12）	检查器械准备齐全	3		
	介绍自己及将要进行的检查及目的，并取得被检查者的配合	3		
	当患者面洗手或手消毒	3		
	保存周围环境安静、温度适宜	3		
检查过程（69）	被检查者取坐位或站立位，充分暴露躯干，检查者站在被检查者后面或侧面	4		
	检查者从侧面和后面观察脊柱的生理弯曲是否存在	6		
	检查者从侧面和后面观察有无脊柱侧弯、病理性前凸和后凸畸形	8		
	检查者双手固定被检查者双肩	4		
	嘱被检查者颈部前曲、后伸、左右侧屈	8		
	观察被检查者颈椎左右旋转运动	4		
	检查者双手固定被检查者骨盆	4		
	嘱被检查者腰部前屈、后伸、左右侧屈	8		
	观察被检查者腰椎左右旋转运动	4		
	嘱被检查者取坐位，身体略向前倾，检查者用拇指或示指指腹自上而下依次压颈椎、胸椎、腰骶椎棘突和椎旁肌肉，发现压痛点必须重复检查确认	9		
	直接叩击法：检查者用叩击锤或单一指端依次轻叩击各个棘突	5		
	间接叩击法：检查者将左手掌置于被检查者头部，右手半握拳以小鱼际肌部叩击左手背，了解脊柱各部有无压痛	5		
人文关怀（19）	检查前有向被检查者告知，与被检查者沟通态度和蔼，体检中动作轻柔，能体现人文关怀爱护被检查者，检查结束能告知，有体现人文关怀被检查者的动作	10		
	着装整洁，仪表举止大方，语言文明，体检认真细致，表现出良好的职业素质	9		
合计	100 分 最后得分	裁判签名		

（二）四肢、关节检查

告知被检查者，取得配合；被检查者取立位、坐位或者仰卧位，四肢自然放松并充分暴露，检查者在被检查者前面或者右侧。

1. 上肢及关节（评分标准见表 1-32）

（1）双上肢长度：双上肢长度可用目测，嘱被检者双上肢向前手掌并拢比较其长度。也可用软尺测量肩峰至中指指尖的距离为全上肢长度。上臂长度则从肩峰至尺骨鹰嘴的距离。前臂长度测量是从鹰嘴突至尺骨茎突的距离。

表 1-32 上肢检查评分标准

项目（分）	内容和评分细则	满分	得分	备注
准备（12）	检查器械准备齐全	3		
	介绍自己及将要进行的检查及目的，并取得被检查者的配合	3		
	当患者面洗手或手消毒	3		
	保存周围环境安静、温度适宜	3		
检查过程（69）	告知被检查者取坐位或仰卧位，下肢自然放松并充分暴露，检查者站在被检查者前面或右侧	4		
	观察双上肢长度，必要时测量，肩关节外形、外展、内收、前屈、后伸、旋转运动	5		
	肩关节周围主要压痛点检查	4		
	观察肘关节外形，携物角、肘窝部是否饱满、肿胀	8		
	肘关节屈、伸、旋前、旋后运动	6		
	触诊肘关节周围皮肤温度、肱动脉搏动，桡骨小头是否压痛，滑车淋巴结是否肿大	8		
	观察手的外形、功能位置、自然休息姿势	6		
	腕关节有无肿胀、注意被检查者双手有无红肿、皮肤破损、皮下出血，有无肌肉萎缩、活动受限等	8		
	手指末端有无发绀、苍白双手指关节有无畸形（腕垂症、爪形手、猿手），杵状指、匙状甲	8		
	相应腕关节及指关节等的运动	6		
	被检查者皮温是否正常，局部有无压痛点、肿块，肌腱与滑膜囊是否增粗	6		
人文关怀（19）	检查前有向被检查者告知，与被检查者沟通态度和蔼，体检中动作轻柔，能体现人文关怀爱护被检查者，检查结束能告知，有体现人文关怀被检查者的动作	10		
	着装整洁，仪表举止大方，语言文明，体检认真细致，表现出良好的职业素质	9		
合计	100 分 最后得分	裁判签名		

（2）肩关节

1）外形：嘱被检者脱去上衣，取坐位，在光线充足情况下，观察双肩外形有无畸形等。

2）运动：嘱被检查者做自主运动，观察有无活动受限，检查者固定肩胛骨，另一手持前臂进行多个方向的活动。正常肩关节活动外展可达90°，内收45°，前屈90°，后伸35°，旋转45°。

3）压痛点：检查肩关节周围压痛点，肩关节周围不同部位的压痛点，对鉴别诊断很有帮助，如：肱骨结节间的压痛见于肱二头肌长头腱鞘炎。

（3）肘关节

1）外形：视诊肘关节外形是否双侧对称。伸直时肘关节轻度外翻，称携物角，正常约5°～15°，检查时应注意双侧及肘窝部是否饱满、肿胀。

2）运动：正常肘关节活动：屈135°～150°，伸10°，旋前80°～90°，旋后80°～90°。

3）触诊：包括肘关节周围皮肤温度、有无肿块、肱动脉搏动、桡骨小头是否压痛、滑车淋巴结是否肿大。

（4）腕关节及手

1）外形：手的功能位置、手的自然休息姿势，腕关节有无肿胀、双手有无红肿、皮肤破损、肌肉萎缩、活动受限等；手指末端有无发绀、苍白，双手指关节有无畸形（腕垂症、爪形手、猿手）等，有无杵状指、匙状甲等。

2）运动：相应腕关节及指关节等的运动。

3）触诊：皮温是否正常，局部有无压痛点，骨与关节正常解剖位置是否有改变、肌腱与滑膜囊是否增粗、有无肿块等。

2. 下肢及关节（评分标准见表1-33）

（1）双下肢长度：充分暴露双下肢，双侧对比，先做一般外形检查，如有无一侧肢体缩短等。

（2）视诊：观察双下肢外形是否对称，有无静脉曲张和肿胀，有无出血、皮肤溃疡及色素沉着。

表 1-33　下肢检查评分标准

项目（分）	内容和评分细则	满分	得分	备注
准备（12）	检查器械准备齐全	3		
	介绍自己及将要进行的检查及目的，并取得被检查者的配合	3		
	当患者面洗手或手消毒	3		
	保存周围环境安静、温度适宜	3		
检查过程（69）	告知被检查者取坐位或仰卧位，下肢自然放松并充分暴露，检查者站在被检查者前面或右侧	6		
	观察被检查者双下肢长度必要时测量，观察有无皮损或溃烂、皮下出血、粗细不等、肿胀、表浅静脉曲张等	11		
	关节有无畸形、肿胀、活动受限、步态异常等	12		
	双髋关节触诊（压痛、活动度等）	8		
	双膝关节触诊（压痛、活动度、摩擦感、浮髌试验、侧方加压试验等）	10		
	检查者压胫前皮肤，观察有无肿胀和凹陷	6		
	双踝关节、足关节视诊（有无肿胀、畸形等）	6		
	双踝关节、足关节压痛点触诊	6		
	踝关节与足关节的活动检查	4		
人文关怀（19）	检查前有向被检查者告知，与被检查者沟通态度和蔼，体检中动作轻柔，能体现人文关怀爱护被检查者，检查结束能告知，有体现人文关怀被检查者的动作	10		
	着装整洁，仪表举止大方，语言文明，体检认真细致，表现出良好的职业素质	9		
合计	100分　　　　　最后得分		裁判签名	

（3）髋关节

1）视诊：①步态：观察被检查者步态是否正常，异常步态主要有疼痛性跛行、短肢跛行、鸭步等。②畸形：嘱被检查者取仰卧位，双下肢伸直，腰部放松，腰椎放平贴于床面，观察关节有无内收畸形、外展畸形、旋转畸形。③肿胀及皮肤皱褶：腹股沟异常饱满，示髋关节肿胀；臀肌是否丰满，如髋关节病变时臀肌萎缩；臀部皱褶不对称，示一侧髋关节脱位。④肿块、窦道瘢痕：注意髋关节周围皮肤有无肿块、窦道及瘢痕。

2）触诊：①压痛：髋关节位置深，只能触诊其体表位置。腹股沟韧带中点后下 1cm，再向外 1cm，触及此处有无压痛及波动感，髋关节积液时有波动感，如此处硬韧饱满可能为髋关节前脱位，若此处空虚可能为后脱位。②活动度检查：检查髋关节活动度是否正常，正常髋关节活动：屈曲 130°～140°、后伸 15°～30°、内收 20°～30°、外展 30°～45°、旋转 45°。

3）叩诊：被检查者下肢伸直，医师以拳叩击足跟，如髋部疼痛，则示髋关节炎或骨折。

4）听诊：嘱被检查者做屈髋和伸髋动作，可闻及大粗隆上方有明显的"咯噔"声，系紧张肥厚的阔筋膜张肌与股骨大粗隆摩擦声。

（4）膝关节

1）视诊：观察被检查者有无膝外翻、膝内翻、膝反张、膝关节匀称性肿胀、肌萎缩等。

2）触诊：①压痛：注意双膝眼处、髌骨两侧、膝关节间隙、侧副韧带及髌韧带在胫骨的止点处的压痛等。②肿块：膝关节周围肿块的大小、硬度、活动度，有无压痛及波动感。常见肿块有髌骨前方肿块、膝关节间隙处肿块、腘窝处肿块等。③摩擦感：检查者一手置于患膝前方，另一手握住患者小腿做膝关节的伸屈动作，如膝部有摩擦感，提示膝关节面不光滑，见于炎症后遗症及创伤性关节炎。推动髌骨作上下左右活动，如有摩擦感，提示髌骨表面不光滑，见于炎症及创伤后遗留的病变。④活动度：正常膝关节活动：屈曲可达 120°～150°，伸 5°～10°，内旋 10°，外旋 20°。⑤特殊试验浮髌试验、侧方加压试验、抽屉试验。

（5）踝关节与足

1）视诊：一般让被检查者取站立或坐位时进行，有时也需被检查者步行进行观察。①局限性隆起：观察有无足背部骨性隆起、内外踝明显突出、踝关节前方隆起。②畸形：足部常见畸形有扁平足、弓形足、马蹄足、跟足畸形、足内翻、足外翻。

2）触诊：①压痛点：内外踝骨折，跟骨骨折，韧带损伤局部均可出现压痛，第二、三跖骨头处压痛，见于跖骨头无菌性坏死；第二、三跖骨干压痛，见于疲劳骨折；跟腱压痛，见于跟腱腱鞘炎；足跟内侧压痛，见于跟骨骨棘或跖筋膜炎。②活动度：嘱被检查者主动活动或被动活动。踝关节与足的活动范围如下：踝关节背伸 20°～30°，跖屈 40°～50°；跟距关节内、外翻各 30°；跗骨间关节内收 25°，外展 25°；跖趾关节跖屈 30°～40°，背伸 45°。

（6）盖好被子，收拾完毕后，感谢被检者的配合，并道别。

（三）肛门与直肠检查（评分标准见表 1-34）

告知被检查者，取得配合并嘱排尿、排便，保护患者隐私。

1. 体位 被检查者取左侧卧位、肘膝位或截石位，取左侧卧位或者肘膝位，检查者在被检查者左后侧或后面，取截石位时检查者面对被检查者的会阴部。

2. 视诊 医师用手分开患者臀部，观察肛门及其周围皮肤颜色及皱褶，正常颜色较深，皱褶自肛门向外周呈放射状。还应观察肛门周围有无脓肿、结节、肛裂、出血、瘘管口等，检查结束时还应观察指套有无血性物等。

3．触诊　被检查者可采取肘膝位、左侧卧位或仰卧位等。触诊时检查者右手戴手套，并涂以润滑剂后，将示指置于肛门外口轻轻按摩，并嘱被检查者深呼吸，等患者肛门括约肌放松后，再徐徐插入肛门、直肠内。先检查肛门及括约肌的紧张度，再查肛管及直肠的侧壁、后壁、前壁。注意有无压痛及黏膜是否光滑，有无疼痛、肿块及搏动感等。男性还可触诊前列腺与精囊，女性则可检查子宫颈、子宫等，必要时配合双合诊。

4．检查完后盖好被子，收拾完毕并感谢被检者的配合及道别。

表 1-34　肛门与直肠检查评分标准

项目（分）	内容和评分细则	满分	得分	备注
准备（12）	检查器械准备齐全	3		
	介绍自己及将要进行的检查及目的，并取得被检查者的配合	3		
	当患者面洗手或手消毒	3		
	保存周围环境安静、温度适宜，并保护被检查者隐私	3		
检查过程（69）	取左侧卧位或者肘膝位，检查者在被检查者左后侧或后面，取截石位时检查者面对被检查者的会阴部	10		
	医师用手分开患者臀部，观察肛门及其周围皮肤颜色及皱褶，观察肛门周围有无脓肿、黏液、肛裂、外痔、瘘管口等	13		
	检查者右手示指戴指套或手套，并涂以润滑剂	9		
	将示指置于肛门外口轻轻按摩，嘱被检查者深呼吸，待肛门括约肌适应放松后，再插入肛门、直肠内	8		
	先检查肛门及括约肌的紧张度	8		
	再查肛管及直肠的内壁。并报告有无压痛及黏膜是否光滑，有无肿块及搏动感等	13		
	指套取出时注意观察是否染上血迹或黏液，必要时送检	8		
人文关怀（19）	检查前有向被检查者告知，与被检查者沟通态度和蔼，体检中动作轻柔，能体现人文关怀爱护被检查者，检查结束能告知，有体现人文关怀被检查者的动作	10		
	着装整洁，仪表举止大方，语言文明，体检认真细致，表现出良好的职业素质	9		
合计	100分	最后得分		裁判签名

（王剑华　吴新华）

七、神经系统检查（neurological examination）

【目的要求】

1．掌握　意识障碍、脑神经、运动系统、反射功能和脑膜刺激征的检查。

2．熟悉　精神状态、高级皮质功能检查。

3．了解　自主神经检查。

【操作流程】

（一）高级神经活动

高级神经活动包括了意识状态、语言能力、精神状态和脑膜刺激征。

1. 意识状态 通过询问患者姓名、年龄、职业、发病的时间、地点、发病的经过、家庭成员及日常生活状况等，辨别患者意识状态清晰与否。如果意识不清，需进一步作出意识障碍的类型和程度的判断。

2. 精神状态 从家属提供的病史，结合与患者询问病史时交谈、提问等接触过程，观察其精神状态和智能有无异常。

3. 语言能力 注意有无构语障碍、失语、失读、失写等现象。

4. 意识障碍（consciousness disturbance） 是指由于不同程度的脑功能损害，引起患者对自己意愿的表达，和对内外环境刺激的感知、应答与联系产生不同程度、不同形式的改变。广义的意识障碍应包括高级神经活动中的意识状态和精神状态。意识障碍一般分为意识清晰程度降低、意识内容的变化和醒状昏迷三大类。

（1）意识清晰程度降低：即是意识纵向的变化。根据意识清晰程度分为以下几个阶段。

1）嗜睡（somnolence）：患者经常处于病理性睡眠状态，但能被疼痛、强光、声音、语言、推搡等轻刺激所唤醒，醒后能张口、咀嚼和吞咽，也能回答简单的提问，但应答反应较迟钝，如注意力、定向力、记忆力和判断力都较差。停止刺激后不久，往往再次入睡。脑电图表现一般以弥漫性 θ 波为基本节律，杂以少量 δ 波。

2）昏睡（stuper）：绝大部分时间处于病理性熟睡状态，强烈的刺激、反复地大声呼唤和用力推搡才能被短暂唤醒，醒后答话含混不清或答非所问，停止刺激后，迅速入睡，常伴有大小便失禁。通常角膜反射、瞳孔对光反射迟钝，防御反射、病理反射出现。脑电图表现以弥漫性 θ 波，杂以高波幅 δ 节律。

3）昏迷（coma）：患者对语言、声音等轻刺激无反应，对强烈疼痛刺激可能有逃避反应或无反应，呼吸、血压及心率等生命指征异常变化；瞳孔对光反射及角膜反射迟钝或消失；全身肌肉弛缓；大小便失禁；病理征消失。脑电图表现为：以弥漫性高波幅 δ 节律，但随昏迷程度逐渐加重，波幅也逐渐下降至平坦化。昏迷是一种严重的意识障碍，昏迷程度进一步划分又可分为三个阶段。

①浅昏迷：对外界强刺激仅有表情反应及防御反射，无主动运动。大脑保护性抑制仅扩散到皮层及皮层下，而脑干尚未被抑制。因此，具备以下四个特点：A. 呼吸、心搏、血压如常。未因皮层抑制而产生变化。B. 吞咽功能存在。给予少量流质刺激咽部，患者可出现吞咽动作。C. 生理反射正常。D. 无病理反射引出。

②中度昏迷：对外界强刺激基本无反应。大脑保护性抑制已扩散到脑干和部分脊髓。也具备以下四个特点：A. 呼吸、心搏、血压因皮层抑制的扩散而发生改变。B. 吞咽困难。食物刺激或无吞咽动作的产生，或引起咳呛。C. 各种生理反射均减弱。D. 可引出病理反射。

③深昏迷：对外界任何刺激均无反应，一切生理反射、防御反射均消失。有明显的心血管、呼吸系统功能障碍。皮层抑制已扩散到全部中枢神经系统。

（2）意识混浊：意识程度变化的基础上有异常体验和异常行为而出现各种精神症状。表现为记忆力减低或混浊；语言散漫、杂乱无章；抽象思维的丧失、计算障碍；动作迟缓或无目的运动过多;严重可伴幻觉、妄想、错乱等。脑电图表现为弥漫性慢波。

1)朦胧状态:轻意识混浊阶段。一般在嗜睡的基础上,意识范围狭窄和意识内容改变,引致定向和判断力障碍,思维和语言缓慢、不连贯,可能出现短暂的冲动行为。在恢复清醒后,对此常不能记忆。

2)意识错乱:属于器质性精神障碍范畴,主要是认知觉的缺乏。外表似乎清醒,却定向力及记忆力严重障碍,思维散乱、语言杂乱,对外界刺激反应迟钝,完成复杂的智力作业显著减弱,往往有幻觉和对周围环境及处境认识的曲解,似乎处于梦幻状态。故表现为茫然、困惑、无目的运动增多或无动状态。常伴有心动过速、多汗、多涎等自主神经症状及焦虑、兴奋不安、震颤。常可向谵妄或昏睡进展。

3)谵妄:是最严重的意识混浊阶段,常可发展为昏迷。记忆、定向、判断等认知能力严重障碍,有显著的幻觉、错觉等精神症状,以致对周围事物无法联络,常有完全不可理解的兴奋大叫、冲动行为等。

(3)言语障碍:言语是人类特有的、极其复杂的高级神经活动功能,凡与言语解剖结构有关的部位损伤,均可引起不同形式、不同程度的言语障碍。广义的言语障碍包括失语、构音障碍、构音失用及其他四类,前两种最为常见。

失语症(aphasia):失语不仅仅指讲话(speech)障碍引起的不能口语交流,而是指语言的障碍(disorder of language)。语言包括听、读、写、讲四项内容。因此失语是对读、写、听的理解以及讲话四个因素的综合性障碍,引致患者对语言的形成、表达、理解、书写等功能的障碍。

失语的临床检查包括六个方面:口语表达、听理解、复述、命名、阅读和书写能力,对其进行综合评价有助于失语的临床诊断。

1)口语表达:检查时注意患者谈话语量、语调和发音,说话是否费力。有无语法功能或语句结构错误,有无实质词或错语、找词困难、刻板语言,能否达义等。具体分以下几种:①言语流畅性:有无言语流利程度的改变,可分为流利性言语和非流利性言语。②语音障碍:有无在发音、发声器官无障碍的情况下言语含糊不清,是否影响音调和韵律。③找词困难:有无言语中不能自由想起恰当的词汇,或找词的时间延长。④错语、新语、无意义杂乱语及刻板言语:有无表达中使用:A.语音或语义错误的词;B.无意义的新创造出的词;C.意义完全不明了的成串的音或单词;D.同样的、无意义的词、词组或句子的刻板持续重复。⑤语法障碍:有无难以组成正确句型的状态:A.失语法症:常表现为表达的句子中缺乏语法功能词,典型表现为电报式语言;B.语法错乱:表现为助词错用或词语位置顺序不合乎语法规则。

2)听理解:指患者可听到声音,但对语义的理解不能或不完全。具体检查方法:要求患者执行简单的口头指令(如"张嘴""睁眼""闭眼"等)和含语法的复合句。

3)复述:要求患者重复检查者所用的词汇或短语等内容,包括常用词(如铅笔、苹果、大衣)、不常用词、抽象词、短语、短句和长复合句等。注意能否一字不错或不漏地准确复述,有无复述困难、错语复述、原词句缩短或延长或完全不能复述等。

4)命名:让患者说出检查者所指的常用物品如手电、杯子、牙刷、钢笔或身体部分的名称,不能说出时可描述物品的用途等。

5)阅读:通过让患者朗读书报的文字和执行写在纸上的指令等,判定患者对文字的朗读和理解能力。

6）书写：要求患者书写姓名、地址、系列数字和简要叙事以及听写或抄写等判定其书写能力。

失语的分类十分复杂和混乱，所以选择临床常见的几个失语症介绍如下：

1）运动性失语症：主侧半球额下回后部（Broca 区）受侵可发生言语表达障碍，而对语言理解相对保存，故又称 Broca 失语、表达性失语、非流利性失语。运动性失语主要是语言组合能力的下降。由于书写中枢位于额中回后部，故运动性失语常伴失写症。轻症患者常表现为语言用词不当或语言仅由名词和动词组成，而缺乏冠词、虚词、连结词，构成所谓"电报式语言"；中度患者，常只能说日常熟悉的几个单字、单词或短句，如"好""吃"等；重症患者则完全不能用言语或书写表达其内在语言。朗诵困难而能顺利阅读。

2）感觉性失语：主侧半球额上回后部（Wernicke 区）受损可发生语言理解差，而自发语言流利，又名 Wernicke 失语、听觉性失语，属流利性失语范畴。感觉性失语主要是语言理解能力的下降。轻症能听懂简单语句，因此能准确完成"举手""张口"等简单指令，但不能完成"用左手指右眼""张口同时闭眼"等稍复杂的指令。重症则完全不能听懂别人的语言，往往答非所问。朗读、阅读、命名都有一定的困难。

3）命名性失语（anomic aphasia）：主侧半球颞中回和颞下回受损患者可丧失称呼人名或物件的能力，数字叙述困难，患者复述或朗读较好，书写接近正常。

4）全面性失语（global aphasia）：多见于主侧半球大脑中动脉起始部梗死，引致 Broca 区和 Wernicke 区同时受损害者。言语的表达和理解全部障碍，即说、听、读、写、复述、命名功能全部受损。又称为混合性失语。

5）传导性失语（conduction aphasia）：累及颞叶 Wernicke 区下方经角回达 Broca 区的弓状束或主侧半球缘上回皮质下均可引起传导性失语，主要表现为自发言语尚流利，但有错语；文字和语言理解良好，而复述能力特别差。

6）失读症与失写症：①纯粹性失读症（alexia without agraphia）：不能理解所见到的文字，发生严重阅读困难，也不能朗读；但能自发书写、抄写和听写。常见于主侧半球的距状裂和胼胝体压部病变，故又称枕叶失语症，单纯字盲。但亦可见于顶叶角回病变。②纯粹失写症（agraphia without alexia）：能理解言语和书写内容，但丧失书写能力，常可伴发运动性失语，称失语性失写。病变位于主侧半球颞中回后方的 8 区与 9 区。③失读——失写症：阅读的理解力完全丧失，也不能书写和阅读。常见于主侧半球大脑中动脉分支角回动脉梗死，或主侧半球顶叶角回受损。

（二）精神状态和高级皮质功能检查

精神状态和高级皮质功能检查用于判断患者所患的是神经性疾病还是精神性疾病，明确精神症状背后潜在的神经疾病基础，并协助确定是局灶性脑损害还是弥漫性脑损害。检查患者的精神状态时要注意观察其外表行为、动作举止和谈吐思维等。高级皮质功能可分为认知功能和非认知功能两大部分，认知功能检查主要包括记忆力、计算力、定向力、失语、失用、失认、抽象思维和判断、视空间技能等方面，非认知功能检查包括人格改变、行为异常、精神症状（幻觉、错觉和妄想）和情绪改变等。

1. 记忆 记忆是获得、存储和再现以往经验的过程，分为瞬时记忆、短时记忆和长时记忆。

1）瞬时记忆检查方法：顺行性数字广度测验是用于检测注意力和瞬时记忆的有效手段。检查者给出患者若干的数字串，一般从 3 或 4 位数字开始给起，1s 给出一个，让患者重复刚才的数串。然后逐渐增加给出数串的长度，直到患者不能完整重复为止。所用的数串必须是随机、无规律可循的，逆行性数字广度试验则是让患者反向说出所给出的数串。

2）短时记忆检查方法：让患者记一些非常简单的事物或更为复杂一些的短句，其中各条目应属于不同的类别，确认记住这些条目后再继续进行其他测试，约 5min 后再次询问患者对这些词条的回忆情况。

3）长时记忆检查方法：包括在学校学习的基础知识、当前信息、自己的相关信息。

2．计算力 计算力可通过让患者正向或反向数数、数硬币、找零钱来进行检查。一般常从最简单的计算开始或者提出简单的数学计算题，检查计算能力更常用的方法是从 100 中连续减 7。

3．定向力 检查时可细分为时间定向力（星期几、年月日、季节）、地点定向力（医院或家的位置）和人物定向力（能否认出家属和主管医生等）。该检查需要患者在注意力集中的状态下进行。

4．失用 失用症通常很少被患者自己察觉，也常被医生忽视。检查时可给予口头和书面命令，观察患者执行命令、模仿动作和实物演示能力等。注意观察患者穿衣、洗脸、梳头和用餐等动作是否有序和协调，能否完成目的性简单的动作如伸舌、闭眼、举手、书写和系纽扣等。可先让患者做简单的动作（如刷牙、拨电话号码、握笔写字等），再做复杂动作（如穿衣、划火柴和点香烟等）。

5．失认 失认是指感觉通路正常而患者不能经由某种感觉辨别熟识的物体，此种障碍并非由于感觉、言语、智能和意识障碍引起，主要包括视觉失认、听觉失认、触觉失认、体象失认。

1）视觉失认：给患者看一些常用物品，照片、风景画和其他实物，令其辨认并用语言或书写进行表达。

2）听觉失认：辨认熟悉的声音，如铃声、闹钟、敲击茶杯和乐曲声等。

3）触觉失认：令思者闭目，让其触摸手中的物体加以辨认。

6．视空间技能和执行功能 可让患者画一个钟面，填上数字，并在指定的时间上画出表针。

（三）脑膜刺激征检查

脑膜刺激征是脑膜病变或其附近的病变波及脑膜引起脊神经根张力改变，使相应的肌群痉挛所出现的防御反应，这种现象临床统称脑膜刺激征。

1．颈强直 受检者仰卧，下肢伸直，检查者用手轻托其枕部并被动前屈其颈，如受检者下颏不能贴近前胸，且感颈后疼痛，检查者感到其颈项有抵抗时，提示有颈强直。

2．克尼格（Kernig）征 受检者仰卧，一腿伸展，检查者将其另一腿的髋、膝关节都屈成直角，然后逐渐将膝关节被动伸直，如小腿与大腿夹角伸至 135 度以下，感到有阻力或诉疼痛者为阳性。

3．布鲁津斯基（Brudzinski）征 分为颈征、下肢征、耻骨征及颊征四征。受检者仰卧，两下肢自然伸直，检查者托其后项并被动向前屈颈，若膝关节与髋关节有反射性屈曲者为颈征阳性；受检者一腿伸展，检查者将其另一侧髋、膝关节屈曲成直角，然后逐渐将膝关节被动伸直,如对侧髋关节及膝关节发生屈曲者为下肢征阳性;检查者用双手强烈压迫受检者耻骨联合,如两下肢被动屈曲为耻骨征阳性;强烈压迫受检者双颊部,如肘关节急速屈曲运动为颊征阳性。一般颊征与耻骨征用于婴幼儿。

上述征象在脑膜炎时最为明显,蛛网膜下腔出血时也可出现。颈强直也可见于颈部疾病,必须注意鉴别。

(四)脑神经检查

1. 嗅神经 I　司嗅觉,为单纯性感觉神经纤维的传入神经。

检查方法:令患者闭眼,用手指压闭一侧鼻孔,要求其分别嗅出散发特殊气味的物质(如樟脑、酒、香皂等),测试完一侧,稍隔片刻再测试另一侧。

2. 视神经 II　司视觉,为单纯性感觉神经纤维的传入神经。视觉的检查包括视力、视野、眼底三个部分。

(1)视力:可用远、近视力表及色盲表分别检查受检者的远视力、近视力及色觉。对视力减退较严重者,可令受检者识别检查者所示手指数。视力减退或消失者,若能排除眼球病变,则常可能为视神经病变所致,如视神经萎缩、球后视神经炎等。色盲多为先天疾患,但视神经病变也可发生色觉减退。

(2)视野:在注视前方,眼球保持不动时所能看到的范围,称为视野。

检查方法:对比检查法(手试法),检查者视野应正常。让受检者背光与医生相对而坐,相距约为65cm,各遮盖相对的一眼(如受检者为左眼,检查者为右眼),被检单眼注视对方瞳孔,检查者用手指作伸屈运动,应自上、下、颞、鼻侧的周边向中央慢慢移动(注意该手置于受检者及检查者间等距离处),受检者应与检查者同时看到指动,如受检者视野明显缩小,则为异常,应进一步用视野计测定。

(3)眼底:眼底需用眼底镜检查,许多全身性疾病和中枢神经疾病都可以引起眼底的改变。

3. 动眼神经 III、滑车神经 IV 和外展神经 VI　这三组颅神经都是支配眼外肌肉运动的神经,由内侧纵束与各眼球运动神经核间互相联系。动眼神经支配上、下、内直肌、提上睑肌、瞳孔括约肌和睫状肌;滑车和外展神经分别支配上斜肌和外直肌。

检查方法:先观察有无上眼睑下垂和眼裂变窄,令受检者向上看,上眼睑是否能上提;让受检者平视远方,观察其眼球位置,有无斜视。检查眼肌运动功能时,受检头部保持不动,令其两眼注视前方约一尺处检查者手指,并随之作上、下、左、右各方向和旋转运动,眼肌麻痹时眼球向某个方向的运动受限。

最后观察并对比两侧瞳孔的大小和形状(正常成人一般自然光线下为3～4mm,对称、圆形);用手电分别照射双侧瞳孔(如照左瞳孔时,遮盖右眼),瞳孔迅速缩小除去手电光后瞳孔恢复开大,称对光反应。令受检者平视远方,突然注视近物时双眼内集同时瞳孔缩小,称调节辐辏反应。

4. 三叉神经 V　是以感觉神经为主的混合神经,既有负责面部感觉的感觉神经纤维;又有支配咀嚼肌活动的运动神经纤维。其感觉神经纤维分三支第一支(眼支)分布于额部、上眼睑、鼻前外侧皮肤及眼球、角膜等部;第二支(上颌支)分布于下眼睑、上颌、面颊内侧和上唇的皮肤和上齿、上齿槽、软腭黏膜;第三支(下颌支)分布于下属、面颊外侧、外耳道和下颌部。运动纤维支配咀嚼肌群。

检查方法：用针、棉花及冷（约 10℃）或热（约 45℃）水分别测试面部皮肤的痛觉、触觉及温度觉。观察受检者的嚼肌和颞肌有无萎缩，然后用手触按受检者的颞肌和咀嚼肌，让受检者做咀嚼动作，比较两侧肌力。一侧三叉神经损伤时，同侧面部皮肤感觉障碍和该侧咀嚼肌萎缩、肌力减弱；再令受检者张口，下颌偏向患侧。

5. 面神经Ⅶ　是以运动神经为主的混合神经。既有支配面部表情肌的运动神经纤维；又有负责舌前 2/3 味觉的感觉神经纤维；还有主管泪腺和唾液腺分泌的副交感神经纤维。

检查方法：

（1）运动检查：让受检者做皱额、蹙眉、闭眼、示齿、鼓腮、吹口哨等动作，观察额纹、眼裂、鼻唇沟及口角两侧是否对称。如面神经麻痹可引起同侧面肌麻痹，不能完成上述动作。

（2）味觉检查：嘱受检者伸舌，检查者用棉棒蘸 10% 蔗糖水、15% 盐水、10% 柠檬酸或醋及 1% 奎宁（或苦木素）溶液分别涂于一侧舌前 2/3 处。让受检者写出所感受到的味道或以伸出手指（如甜味以拇指、酸味以示指、苦味以中指、咸味以无名指）表示，每试一次后均需漱口后再试下一次，两侧分别试验、对比。如面神经麻痹则同侧舌前 2/3 味觉丧失。

（3）角膜反射：令受检者平视前方以细束棉花分别快速轻触两侧眼球的角膜外缘，正常反应为迅速双侧闭目动作。角膜反射的传入神经是三叉神经，传出神经为面神经，二者之一受损，均可引起同侧角膜反射减弱或消失。

6. 听神经Ⅷ　由司听觉的耳蜗神经和司平衡的前庭神经组成。

检查方法：简便的测听方法是让受检者听表声、耳语或音叉检查。在静室内，令受检者闭眼，塞住一耳，检查者站在其背后，将表置于受检者另一耳的侧方，由远逐渐向耳移近，记录受检者开始听到声音时的距离，并与另一侧或正常人的听力作对比。音叉检查主要用于区别传导性耳聋与神经性耳聋。

骨气导比较（Rinne）试验是将振动的 C128Hz 或 C256Hz 音叉柄放置于受检者一侧乳突部（骨导），在受检者听不到振动背响后，迅速将音叉移置于该侧耳前（气导），如尚能听到音响，表示气导大于骨导或 Rinne 试验阳性，见于正常或神经性耳聋，但中耳病变（传导性耳聋）则为阴性（即骨导大于气导）。

正中骨导（Weber）试验是将振动的音叉柄端置于受检者额正中部，正常时两侧听音相等，神经性耳聋感健侧的声音较强；传导性耳聋感患侧声音较强。电测听记录，纵坐标轴为音波强度（dB），横坐标为周波强度（Hz），传导性耳聋以低频音下降为主；神经性耳聋以高频音下降为主；混合性耳聋则低、高频均受损。

前庭功能损害可出现眩晕、呕吐及眼球震颤。让患者两足尖和足跟并拢直立，两臂向前平伸，先后观察患者睁眼及闭眼时能否站稳。前庭神经或小脑功能受损时，患者睁眼站立时，摇摆不稳，闭眼后轻度加重。常用的前庭功能试验有外耳道变温试验和转椅旋转试验。

7. 舌咽神经Ⅸ和迷走神经Ⅹ　舌咽神经和迷走神经彼此邻近，有共同的起始核，往往同时受损，临床可同时检查。

检查方法：注意发音是否嘶哑，有无饮水呛咳、吞咽困难。

（1）运动检查：让患者张口，观察悬雍垂是否居中，两侧软腭高度是否一致。然后让受检者发"啊"音，看两侧软腭上提是否对称。

（2）咽反射检查：用压舌板轻触受检者的咽后壁，迅速出现恶心动作，视为咽反射正常。

（3）舌后 1/3 味觉检查：方法同面神经中味觉检查。

8. 副神经 XI

检查方法：主要观察有无胸锁乳突肌、斜方肌的萎缩、斜颈及垂肩。然后让患者做耸肩（斜方肌）、转头（胸锁乳突肌）动作，同时给予一定阻力，判断两侧肌力是否对称。一侧副神经损害可出现患侧肩下垂，胸锁乳突肌及斜方肌萎缩，病侧耸肩、转头的对抗力减弱。多见于脊髓空洞症、颈椎骨折等。

9. 舌下神经 XII

检查方法：让受检者伸舌，一侧舌下神经及其核性麻痹，伸舌偏向病灶侧，且伴舌肌萎缩和纤维震颤，常见于颈髓外伤、肿瘤、延髓空洞、延髓出血或软化、脑外伤、脑肿瘤和脑血管病等。双侧舌下神经或其核麻痹，舌体不能伸出、双侧舌肌萎缩、发音、咀嚼及吞咽障碍，多见于运动神经元疾病等引起的延髓麻痹；假性延髓性麻痹也可见到舌肌麻痹引致舌肌不能运动，但无舌肌萎缩。核上性损害时，伸舌偏向病灶对侧。

（五）运动系统检查

大脑皮质运动区虽然是随意运动的中枢，但精确而协调的复杂运动必须有锥体外系统和小脑系统的参与。所以，所有运动都是在接受了感觉冲动以后所产生的反应，通过深感觉功能的动态感知使动作能够准确执行。对于运动功能障碍，必须正确定位是神经系统中哪一组成部位的病变，或是效应器官即肌肉本身的病变。

神经运动系统由以下四个部分组成：下运动神经元（即周围神经）、上运动神经元（即中枢神经，又称为锥体束）、锥体外系统、小脑系统；也可以分为锥体系统（包括上、下运动神经元，主司随意运动）、锥外系统和小脑系统，共同负责协调运动和平衡运动。

检查方法：

（1）肌容积：观察和比较双侧对称部位肌肉体积。有无肌萎缩、假性肥大，若有观察其分布范围。除用肉眼观察外，还可以比较两侧肢体相同部位的周径，相差大于 1cm 者为异常。观察有无束颤。还可以用叩诊锤叩击肌腹诱发束颤。

（2）肌力检查（muscle strength）：被检者双侧上下肢分别作各关节的伸屈运动，注意观察各肌肉收缩力量；检查者给予一定阻力，以测其肌力。

1）肌力记录可分六级：0 级为肌肉完全不能收缩；Ⅰ级为肌肉虽能收缩而不能带动关节；Ⅱ级为肢体关节能做水平移动，不能抗地心引力；Ⅲ级为肢体能抗地心引力，但不能抵抗阻力；Ⅳ级能抵抗部分阻力；Ⅴ度为正常肌力。

2）肌群肌力测定可分别选择下列运动：①肩：外展、内收；②肘：屈、伸；③腕：屈、伸；④指：屈、伸；⑤髋：屈、伸、外展、内收；⑥膝：屈、伸；⑦踝：背屈、趾屈；⑧趾：背屈、趾屈；⑨颈：前屈、后伸；⑩躯干：仰卧位抬头和肩，检查者给予阻力，观察腹肌收缩力。俯卧位抬头和肩，检查脊旁肌收缩力。

3）轻瘫检查法：不能确定的轻瘫可用以下方法检查：①上肢平伸试验：双上肢平举，掌心向上，轻瘫侧上肢逐渐下垂和旋前（掌心向内）；②Barre 分指试验：相对分开双手五指并伸直，轻瘫侧手指逐渐并拢屈曲；③小指征：双上肢平举，手心向下，轻瘫侧小指常轻度外展；④Jackson 征：仰卧位双腿伸直，轻瘫侧下肢常呈外旋位；⑤下肢轻瘫试验：俯卧位，双膝关节均屈曲成直角，轻瘫侧小腿逐渐下落。

（3）肌张力检查：被检者全身处于静止放松状态。检查者分别握摸肌肉，注意比较坚实度,以了解其静止性肌张力;再令被检者全身放松。检查者分别对其四肢各关节做被动伸屈运动,以感知其阻力是正常、增强或减弱。

1)减弱:被动运动时感知阻力减弱或消失,关节活动范围增大,即肌张力减弱或消失。

2)增强:被动运动时感知阻力增大,关节活动范围缩小。锥体束损害产生的肌张力增高,在关节被动伸屈时,初觉其阻力增强明显,而以后很快下降,称折刀状肌张力增强,又称痉挛性肌张力增强。锥体外系损害引起的肌张力增强在关节伸屈时阻力均匀性增强,称齿轮状(或铅管状)肌张力增强,又称僵直性肌张力增强。

(4)不自主运动检查:是指不能被意志控制的随意肌产生的不自主、无目的的动作。观察患者有否不能随意控制的舞蹈样动作、手足徐动、肌束颤动、肌痉挛、震颤(静止性、动作性和姿势性)和肌张力障碍等,以及出现的部位、范围、程度和规律,与情绪、动作、寒冷,饮酒等的关系,并注意询问既往史和家族史。

1)痉挛或抽搐:为阵发性急剧的肌肉收缩,分为受累肌肉作节律性收缩的阵挛性和受累肌肉作持续性收缩的强直性抽搐二种;前者见于小儿惊厥或癫痫的阵挛期;后者见于癫痫的强直期。手足抽搐症,有手、足部肌肉的强直性痉挛。破伤风出现腹、胸、咽肌强直及痉挛,以牙关紧闭和角弓反张为特征。

2)震颤:两组拮抗肌群交替收缩所产生的不自主、节律性或无节律的抖动。如帕金森病时,为节律性较粗大震颤,于静止时加强,活动时减弱,称静止性震颤。小脑病变于主动运动出现时,动作终末尤为明显无规律、振幅大的震颤,称动作性震颤或意向性震颤。处于某种姿势时出现的节律性、快速震颤,称姿位性震颤,可见于甲状腺功能亢进、持发性震颤、肝性脑病、肺性脑病等,前二者的震颤幅度较细小;后二者幅度较大,称扑翼性震颤。

3)舞蹈与手足徐动:舞蹈动作为肢体不规则、无节律、无定型、快速、粗大的无目的的运动。常表现为挤眉弄眼、皱鼻努嘴、转颈摇头、耸肩抬臂、伸指握;手足徐动表现为指、趾的缓慢扭曲样运动;如二者合并存在,称舞蹈样手足徐动。

4)畸形性肌张力障碍(肌张力不全):以躯干为中轴,肢体向一侧扭曲运动。

(5)共济运动检查:正常运动除有锥体系支配外尚需要锥体外系、小脑、前庭器官、深部感觉及视神经共同参与,才能使运动平衡、协调。如协调运动功能出现障碍,称共济失调。主要检查法如下:

1)指鼻试验(finger-to-nose test):被检者一侧上肢前臂外旋、伸直,随即令其以手指尖准确地轻触自己的鼻尖,动作先慢后快,先睁眼后闭眼,两上肢分别重复同样动作,观察动作是否稳准。共济失调的患者,手指指鼻时动作不准、不稳、冲撞。小脑病变时指鼻试验出现意向性震颤。

2)反击征:也称为 Holmes 反跳试验。嘱患者收肩屈肘,前臂旋后、握拳、肘关节放于桌上或悬空靠近身体,检查者用力拉其腕部,受试者屈肘抵抗,检查者突然松手。正常情况下屈肘动作立即停止,不会击中自己。

3)快复轮替动作试验:两手掌同时快速地反复旋前、旋后动作,共济失调患者的动作快慢不一、笨拙、两侧不协调。

4)跟膝胫试验(heel-knee-shin test):被检者仰卧,高抬一侧下肢,然后令其将足跟准确对侧下肢的膝盖上,将足跟沿胫骨前缘慢慢向下滑至足背。正常人能准确完成。共济失调者，则不能稳定而准确地完成以上动作。

5）起坐试验：取仰卧位，双手交叉置于胸前，不用支撑设法坐起。

6）闭目难立征试验（Romberg test）：让患者两足并拢直立，两臂向前平伸，先睁眼，后闭眼，睁眼时无明显不稳，闭眼时高度不稳，并常易倾倒，此为闭目难立征阳性。

（6）姿势与步态（stance and gait）：检查者须从前面、后面和侧面分别观察患者的姿势、步态、起步情况、步幅和速度等。要求患者快速从座位站起。以较慢然后较快的速度正常行走，然后转身。要求患者足跟或足尖行走，以及双足一前一后地走直线。走直线时可令患者首先睁眼然后闭眼，观察能否保持平衡。常见异常步态包括：

1）偏瘫步态：偏瘫患者因患侧下肢挛缩呈强迫性伸展位，膝、踝关节屈曲受限，故行走时患侧下肢以髋关节为轴心将腿部向外侧提起，似划半圈样移步前进，又称环状运动（circumduction）或"镰刀割草步态"。

2）痉挛性步态：见于截瘫患者，较重患者双下肢强直伸展，常并有马蹄内翻足，必须使用双侧扶杖才能行走，身躯在双杖间做摆动样向前移动，称"钟摆步态"。较轻患者因开步时足底着地，引起反射性挛缩增强，步行似跳跃状，称"雀跃步态"。脑性瘫痪双下肢强直伸展和向内交叉，形似剪刀，称"剪刀步态"。

3）共济失调步态：小脑性共济失调患者行走时两足基底增阔，跨步大，摇摆不稳，称"醉汉步态"；感觉性共济失调则双眼注视地面，举足高、开步大，闭目时加重、易倾倒。

4）慌张步态：见于帕金森综合征患者。由于肌僵直及姿位障碍，故躯干前倾、小步、快行，两上肢的自然摆动消失，颇似慌张急行。

5）跨阈步态：主要见于腓总神经麻痹引起足下垂的患者，为避免足尖拖地绊倒，举足过高行走。

6）摇摆步态：主要见于假性肥大型肌营养不良，因骨盆带肌肉无力，在行走时臀部左右摆动，又称"鸭步步态"。

（六）感觉系统检查

感觉是作用于各器官的各种形式的刺激在人脑中的直接反映。特殊感觉（视、听、嗅、味等）将于脑神经一节中叙述，此处讨论的只是一般感觉，包括：浅感觉（来自皮肤和黏膜）、深感觉（来自肌腱、肌肉、骨膜和关节）、复合感觉（皮质感觉）。

检查方法：感觉检查是患者主观意识极强的一种检查。检查时患者意识必须清楚，详细向患者介绍检查的方法与步骤，争取被检者与医生充分地合作。检查时，检查部位应充分暴露，让被检者闭目禁忌使用暗示性提问。

1. 浅感觉　浅感觉分为触觉、痛觉和温度觉。分别用棉絮，针尖，冷（约5～10℃）、热（40～50℃）水试管测试皮肤。

2. 深感觉

（1）震动觉：用震动后C128Hz音叉柄放置在患者检查部位的骨隆起处皮肤上，询问患者其有无震动感，并记录持续时间，患者两侧同部位对比。

（2）位置觉：检查者用手指夹持被检者的手指或足趾两侧，做较轻的指趾屈伸运动，令被检者说出运动的方向。闭目难立征试验（Romberg test）也是检查深感觉障碍的一种方法。让患者两足并拢直立，两臂向前平伸，先睁眼，后闭眼，睁眼时无明显不稳，闭眼时高度不稳，并常易倾倒，此为闭目难立征阳性。

3. 复合感觉（皮层感觉） 复合感觉是通过深浅感觉传导路径传导至大脑皮质感觉分析中枢，经过大脑皮质综合分析而产生的复杂感觉。因此，在深浅感觉均正常的情况下检查复合感觉才有意义。

（1）皮肤定位觉：被检者闭目，检查者用笔杆或竹签轻触皮肤，让受检者用手指指出被触部位。

（2）两点辨别觉：被检者闭目，用分规仪将两脚分开到一定的距离，同时轻触受检者皮肤，由小至大逐渐增加分规仪两脚间距离，直到受检者感觉到两点为止，此距离与正常人同部位或受检者两侧同部位比较，了解两点辨别觉障碍及其障碍的程度。

（3）实体觉：被检者闭目，放某种物体在受检者手中，请其仔细摸后辨认物体的大小、形状、质地，并说出物体的名称。

（4）图形觉：被检者闭目，在受检者皮肤上轻划简单的图形（如圆形、方形、三角形等），另其凭感觉进行辨认。

（七）反射系统检查

反射检查包括深反射、浅反射、阵挛和病理反射等。反射的检查比较客观，较少受到意识活动的影响。但检查时患者应保持安静和松弛状态。检查时应注意反射的改变程度和两侧是否对称，后者尤为重要。根据反射的改变可分为亢进、活跃（或增强）、正常、减弱和消失。

1. 浅反射

（1）角膜反射、瞳孔对光反射：参阅脑神经检查。

（2）腹壁反射：由 $T_{7\sim12}$ 支配，经肋间神经传导。患者仰卧，双下肢略屈曲使腹肌松弛。用钝针或竹签沿肋弓下缘（$T_{7\sim8}$）、脐孔水平（$T_{9\sim10}$）和腹股沟上（$T_{11\sim12}$）平行方向，由外向内轻划两侧腹壁皮肤，反应为该侧腹肌收缩，脐孔向刺激部分偏移，分别为上、中、下腹壁反射，肥胖者和经产妇可引不出。

（3）提睾反射：由 $L_{1\sim2}$ 支配，经生殖股神经传导。用钝针自上向下轻划大腿上部内侧皮肤，反应为该侧提睾肌收缩使睾丸上提。年老体衰患者可引不出。

（4）跖反射：由 $S_{1\sim2}$ 支配，经胫神经传导。用竹签轻划足底外侧，自足跟向前至小趾根部足掌时转向内侧，反射为足趾跖屈。

（5）肛门反射：由 $S_{4\sim5}$ 支配，经肛尾神经传导。用竹签轻划肛门周围皮肤，反射为肛门外括约肌收缩。

2. 深反射

（1）肱二头肌反射：由 $C_{5\sim6}$ 支配，经肌皮神经传导。患者坐位或卧位，肘部屈曲成直角，检查者左拇指（坐位）或左中指（卧位）置于患者肘部肱二头肌肌腱上，用右手持叩诊锤叩击左手指，反射为肱二头肌收缩，引起屈肘。

（2）肱三头肌反射：由 $C_{6\sim7}$ 支配，经桡神经传导。患者坐位或卧位，患者上臂外展，肘部半屈，检查者托持其上臂，用叩诊锤直接叩击鹰嘴上方肱三头肌肌腱，反射为肱三头肌收缩，引起前臂伸展。

（3）桡骨膜反射：由 $C_{5\sim8}$ 支配，经桡神经传导。患者坐位或卧位，前臂半屈半旋前位，检查时叩击桡骨下端，反射为肱桡肌收缩，引起肘部屈曲、前臂旋前。

（4）膝反射：由 $L_{2\sim4}$ 支配，经股神经传导。患者取坐位时膝关节屈曲 $90°$，小腿自然下垂。与大腿成直角。仰卧位时检查者用左手从双膝后托起关节呈120°屈曲,右手用叩诊锤叩击髌骨下股四头肌肌腱,反射为小腿伸展。

（5）踝反射：由$S_{1\sim2}$支配,经胫神经传导。患者取仰卧位,屈膝约90°,呈外展位,检查者用左手使足背屈成直角,叩击跟腱,反射为足拓屈。俯卧位,屈膝90°,检查者用左手按足趾,再叩击跟腱；或患者跪于床边,足悬于床外,叩击跟腱。

（6）阵挛：是腱反射高度亢进表现,见于锥体束损害。常见的有：①髌阵挛：患者仰卧,下肢伸直,检查者用拇、示两指捏住髌骨上缘,突然而迅速地向下方推动,髌骨发生连续节律性上下颤动。②踝阵挛：较常见,检查者用左手托患者腘窝,使膝关节半屈曲,右手握足前部,迅速而突然用力,使足背屈,并用手持续压于足底,跟腱发生节律性收缩,导致足部交替性屈伸动作。

（7）Hoffmann征：由$C_7\sim T_1$支配,经正中神经传导。患者手指微屈,检查者左手握患者腕部,右手示指和中指夹住患者中指,以拇指快速地向下拨动患者中指指甲,阳性反应为拇指屈曲内收和其他各指屈曲。

（8）Rossolimo征：由$L_5\sim S_1$支配,经胫神经传导。患者仰卧,双下肢伸直,检查者用手指或叩诊锤急促地弹拨或叩击足趾距面,阳性反应为足趾向距面屈曲。

3．病理反射（pathologic reflex）

（1）巴宾斯基（Babinski）征：用钝尖物在受检者足距由足跟开始沿足底外侧向前轻划,至跗距关节部转向踇趾侧。正常反应引起踇趾及其他四趾均距屈,称正常距反射；如表现踇趾背屈,其余四趾距屈或呈扇形展开,则为Babinski征阳性,提示有锥体束损害。锥体束尚未发育完善的不足一岁半的小儿和昏迷、脑膜炎患者也可出现此征。

（2）Babinski等位征

1）奥本海姆（Oppenheim）征：检查者用拇指、示指沿被检者胫骨前侧用力由上向下加压推动。

2）戈登（Gordon）征：用手挤压腓肠肌。

3）查多克（Chaddock）征：用钝尖物划足背外侧。

4）贡达（Gonda）征：将足外侧二趾紧压向下,数秒钟后,突然放松。

5）舍费尔（Schaffer）征：用力压迫跟腱。

（3）强握反射：指检查者用手指触摸患者手掌时被强直性握住的一种反射。新生儿为正常反射,成人见于对侧额叶运动前区病变。

（4）脊髓自主反射：脊髓横贯性病变时,针刺病变平面以下皮肤引起单侧或双侧髋、膝、踝部屈曲（三短反射）和Babinski征阳性。若双侧屈曲并伴腹肌收缩、膀胱及直肠排空,以及病变以下竖毛、出汗、皮肤发红等,称为总体反射。

（八）自主神经检查

自主神经检查包括一般检查、内脏和括约肌功能、自主神经反射和相关的实验室检查等。

1．一般检查　注意皮肤黏膜和毛发指甲的外观和营养状态、泌汗情况和瞳孔反射等情况。

2．内脏和括约肌功能　注意胃肠功能（如胃下垂、腹胀、便秘等）,排尿障碍及性质（尿急、尿频、排尿困难、尿潴留、尿失禁、自动膀胱等）,下腹部膀胱区膨胀程度等。

3．自主神经反射

（1）竖毛试验：皮肤受寒冷或搔划刺激，可引起竖毛肌（由交感神经支配）收缩。局部出现竖毛反应，毛囊隆起如鸡皮状，逐渐向周围扩散，刺激后 7～10s 最明显，15～20s 后消失。竖毛反应一般扩展至脊髓横贯性损害的平面停止，可帮助判断脊髓损害的部位。

（2）皮肤划痕试验：用钝竹签在两侧胸腹壁皮肤适度加压划一条线，数秒钟后出现白线条。稍后变为红条纹，为正常反应。如划线后白线条持续较久超过 5min，为交感神经兴奋性增高，红条纹持续较久（数小时）且明显增宽或隆起，为副交感神经兴奋性增高或交感神经麻痹。

（3）眼心反射：详见脑神经检查。迷走神经麻痹者无反应。交感神经功能亢进者压迫后脉搏不减慢甚至加快，称为倒错反应。

4．自主神经实验检查

（1）血压和脉搏的卧立位试验：让患者安静平卧数分钟，测血压和 1min 脉搏，然后嘱患者直立，2min 后复测血压和脉搏。正常人血压下降范围为 10mmHg，脉搏最多增加 10～12次 /min。

（2）汗腺分泌：发汗试验（碘淀粉法）：先将碘 2g、蓖麻油 10ml 与 96% 乙醇 100ml 配制成碘液，涂满全身，待干后均匀涂淀粉，皮下注射毛果芸香碱 10mg 使全身出汗。淀粉遇湿后与碘发生反应，使出汗处皮肤变蓝，无汗处皮色不变。该试验可指示交感神经功能障碍范围。

（3）性功能障碍的电生理检查：中枢和周围神经系统的病变，以及神经系统以外的病变均可以造成性功能障碍。电生理检查对鉴别诊断的帮助有限。①球海绵体反射：用电极刺激阴茎背神经，同心圆电极记录球海绵体肌的肌电图，观察诱发反应的潜伏期，主要用于检测脊髓节段性病变，但敏感性和特异性差。②括约肌肌电图：包括尿道括约肌肌电图和肛门外括约肌肌电图两部分，也用于检测脊髓节段性病变，因两者均由 $S_{2\sim4}$ 神经支配。为了减少患者的痛苦，后者在临床上更为常用。

（4）排尿障碍的尿道动力学检查：通过膀胱测压和容量改变，主要用于区分各种神经源性膀胱。患者排尿后在无菌条件下导尿，记录残余尿量，然后分别注入 4℃ 和 40℃ 的无菌生理盐水，了解患者有无冷热感和膨胀感，最后接压力计，以 80～100 滴 /min 的速度注入生理盐水。每注入 50ml 记录压力一次。正常人能辨别膀胱冷热和膨胀，膀胱容量达 150～200ml 时有尿意，无残余尿或残余尿少于 50ml。

【评分标准】

见表 1-35。

表 1-35　神经系统检查评分标准

项目（分）	内容和评分细则	满分	得分	备注
准备工作（5）	1. 洗手、物品齐备：温度计、手表、血压计、听诊器、棉签、钝头竹签、叩诊锤等（2分）； 2. 站在患者右侧，问候，告知查体注意事项（1分）； 3. 被检查者体位、姿势正确（1分）	5		
一般检查（5）	意识障碍（2分）、精神状态和高级皮质功能（2分）、失语检查（1分）	5		

续表

项目（分）	内容和评分细则	满分	得分	备注
脑神经检查（20）	嗅神经（1分）、视神经（视力、视野、眼底）（3分）；动眼、滑车和展神经（4分）；三叉神经（2分）；面神经（3分）；位听神经（2分）；舌咽神经、迷走神经（3分）；副神经（1分）；舌下神经（1分）	20		
肌力（5）	嘱被检者做肢体伸屈动作，检查者从相反方向给予阻力，测试患者对阻力的克服力量，注意两侧比较，包括上肢、下肢（2分）。 口述肌力分级：0级：完全瘫痪，测不到肌肉收缩；1级：仅测到肌肉收缩，但不能产生动作；2级：肢体在床面上能水平移动，但不能抵抗自身重力，即不能抬离床面；3级：肢体能抬离床面，但不能抗阻力；4级：能做抗阻力动作，但不完全；5级：正常肌力（3分）	5		
肌张（4）	检查时嘱被检者肌肉放松，检查者根据触摸肌肉的硬度以及伸屈其肢体时感知肌肉对被动伸屈的阻力作出判断（2分）。 口述：肌张力增高：触摸肌肉，坚实感，伸屈肢体时阻力增加。肌张力降低：肌肉松软，伸屈其肢体时阻力低，关节运动范围扩大（2分）	4		
共济运动（8）	1. 指鼻试验：嘱被检者先以示指接触距其前方0.5m检查者的示指，再以示指触自己的鼻尖，由慢到快，先睁眼、后闭眼，重复进行（2分）。 2. 跟—膝—胫试验：嘱患者仰卧，上抬一侧下肢，将足跟置于另一下肢膝盖下端，再沿胫骨前缘向下移动，先睁眼、后闭眼重复进行（2分）。 3. 快速轮替动作：嘱患者伸直手掌并以前臂作快速旋前旋后动作，或一手用手掌、手背连续交替拍打对侧手掌，共济失调者动作缓慢、不协调（2分）。 4. 闭目难立征：嘱患者足跟并拢站立，双手向前平伸，若出现身体摇晃或倾斜则为阳性。先闭目，后睁眼（2分）	8		
感觉功能（8）	痛觉：嘱被检者闭目，用别针的针尖均匀地轻刺患者皮肤。注意两侧对称比较（1分）。 触觉：嘱被检者闭目，用棉签轻触患者的皮肤或黏膜（1分）。 口述温度觉：嘱被检者闭目，热水或冷水的玻璃试管交替接触检查者皮肤，嘱被检者辨别冷、热感（0.5分）。 运动觉：嘱被检者闭目，检查者轻轻夹住患者的手指或足趾两侧，上或下移动，被检者根据感觉说出"向上"或"向下"（1分）。 位置觉：嘱被检者闭目，检查者将患者的肢体摆成某一姿势，请患者描述该姿势或用对侧肢体模仿（1分）。 口述震动觉：嘱被检者闭目，用震动着的音叉（128Hz）柄置于骨突起处（如内、外踝，手指、桡尺骨茎突、胫骨、膝盖等），询问有无震动感觉，判断两侧有无差别（0.5分）。 皮肤定位觉：嘱被检者闭目，检查者以手指或棉签轻触患者皮肤某处，让患者指出被触部位（1分）。 口述两点辨别觉：嘱被检者闭目，以钝脚分规轻轻刺激皮肤上的两点，检测患者辨别两点的能力，再逐渐缩小双脚间距，直到患者感觉为一点时，测其实际间距，两侧比较（0.5分）。 实体觉：嘱被检者闭目，被检者用单手触摸熟悉的物体，并说出物体的名称。先测功能差的一侧，再测另一手（1分）。 口述体表图形觉：嘱被检者闭目，在患者的皮肤上画图形（方、圆、三角形等）或写简单的字（一、二、十等），观察其能否识别，须双侧对照（0.5分）	8		

项目（分）	内容和评分细则	满分	得分	备注
浅反射（8）	角膜反射：嘱被检者睁眼向内侧注视，以捻成细束的棉絮从患者视野外接近并轻触外侧角膜，避免触及睫毛，正常反应为被刺激侧迅速闭眼和对侧也出现眼睑闭合反应，前者称为直接角膜反射，而后者称为间接角膜反射（2分）。 腹壁反射：检查时，患者仰卧，下肢稍屈曲，使腹壁松弛，然后用钝头竹签分别沿肋缘下、脐平及腹股沟上的方向，由外向内轻划两侧腹壁皮肤（2分）。 口述提睾反射：竹签由下而上轻划股内侧上方皮肤，可引起同侧提睾肌收缩，睾丸上提（1分）。 跖反射：患者仰卧，下肢伸直，检查者手持患者踝部，用钝头竹签划足底外侧，由足跟向前至近小趾跖关节处转向踇趾侧，正常反应为足趾屈曲（即Babinski征阴性）（2分）。 口述肛门反射：用竹签轻划肛门周围皮肤，肛门外括约肌收缩（1分）	8		
深反射（10）	肱二头肌反射：被检者前臂屈曲，检查者以左拇指置于患者肘部肱二头肌腱上，然后右手持叩诊锤叩击左拇指，可使肱二头肌收缩，前臂快速屈曲（2分）。 肱三头肌反射：被检者外展前臂，半屈肘关节，检查者用左手托住其前臂，右手用叩诊锤直接叩击鹰嘴上方的肱三头肌腱，可使肱三头肌收缩，引起前臂伸展（2分）。 桡骨膜反射：被检者前臂置于半屈半旋前位，检查者以左手托住其前臂，并使腕关节自然下垂，随即以叩诊锤叩桡骨茎突，可引起肱桡肌收缩，发生屈肘和前臂旋前动作（2分）。 膝反射：坐位检查时，患者小腿完全松弛下垂与大腿成直角；卧位检查则患者仰卧，检查者以左手托起其膝关节使之屈曲约120°，用右手持叩诊锤叩击膝盖髌骨下方股四头肌腱，可引起小腿伸展。（2分）。 跟腱反射又称踝反射：患者仰卧，髋及膝关节屈曲，下肢取外旋外展位。检查者左手将患者足部背屈成直角，以叩诊锤叩击跟腱，反应为腓肠肌收缩，足向跖面屈曲（2分）	10		
阵挛（4）	踝阵挛：患者仰卧，髋与膝关节稍屈，检查者一手持患者小腿，一手持患者足掌前端，突然用力使踝关节背屈并维持之（2分）。 髌阵挛：患者仰卧，下肢伸直，检查者以拇指与示指控住其髌骨上缘，用力向远端快速连续推动数次后维持推力（2分）	4		
病理反射（8）	Babinski征：取位与检查跖反射一样，用竹签沿患者足底外侧缘，由后向前至小趾近跟部并转向内侧，阳性反应为踇趾背伸，余趾呈扇形展开（2分）。 Oppenheim征：检查者用拇指及示指沿患者胫骨前缘用力由上向下滑压，阳性表现同Babinski征（2分）。 Gordon征：检查时用手以一定力量捏压腓肠肌（2分）。 Hoffmann征：上肢的锥体束征，用左手托住患者一侧的腕部，检查者以右手食、中两指夹住患者中指远侧指间关节并稍向上提，并使腕关节略背屈，各手指轻度屈曲，以拇指迅速向下弹刮患者中指甲，正常时无反应，如患者拇指内收，其余各指也呈屈曲动作即为阳性（2分）	8		

续表

项目(分)	内容和评分细则	满分	得分	备注
脑膜刺激征(5)	颈强直:患者仰卧,检查者以一手托患者枕部,另一只手置于胸前作屈颈动作。如这一被动屈颈检查时感觉到抵抗力增强,即为颈部阻力增高或颈强直(1分)。 Kernig 征:患者仰卧,一侧下肢髋、膝关节屈曲成直角,检查者将被检者小腿抬高伸膝。正常人膝关节可伸达135°以上(2分)。 Brudzinski 征:患者仰卧,下肢伸直,检查者一手托起患者枕部,另一手按于其胸前。当头部前屈时,双髋与膝关节同时屈曲为阳性。嘱被检者模拟阳性(2分)	5		
自主神经检查(5)	一般检查(1分);内脏和括约肌功能(2分);自主神经反射(2分)	5		
质量评估(5)	1. 态度严肃认真、关爱患者观念强(2分) 2. 操作熟练、连贯、正确有效(2分) 3. 按时完成(1分)	5		
合计	100分	最后得分		裁判签名

（杨　林　刘永磊）

第三节　内科基本操作

一、胸膜腔穿刺术

【目的要求】

1. 掌握　胸穿的适应证、禁忌证、操作流程。

2. 熟悉　胸穿的目的、并发症及处理、注意事项;胸膜腔的解剖结构、胸腔积液产生的机制及胸腔积液的实验室检查。

3. 了解　胸膜腔穿刺术术后护理,培养与患者及家属沟通的能力,注意保护患者隐私,爱护患者,体现医学人文关怀。

【知识拓展】

1. 胸膜腔(pleural cavity)　是胸膜的脏壁两层在肺根处相互转折移行所形成的一个密闭的潜在的腔隙,由紧贴于肺表面的胸膜脏层和紧贴于胸廓内壁的胸膜壁层所构成,左右各一,互不相通。正常人胸膜腔不含气体,内有 5~15ml 液体,胸膜腔内每天有 500~1 000ml 的液体形成与吸收,在呼吸运动时起润滑作用,减少呼吸时的摩擦。腔内为负压,有利于肺的扩张,静脉血与淋巴液回流。

2. 积液(pleural effusion)　是以胸膜腔内病理性液体积聚为特征的一种常见临床症候。任何原因导致胸膜腔内液体产生增多或吸收减少,即可形成胸腔积液。①引起胸腔积液的原因有:胸膜毛细血管内静水压增高(如充血性心力衰竭)、胸膜通透性增加(如胸膜炎症、肿瘤)、胸膜毛细血管内胶体渗透压降低(如低蛋白血症、肝硬化),壁层胸膜淋巴回流障碍(如癌性淋巴管阻塞)以及胸部损伤等;②胸腔积液按其发生机制可分为漏出性和渗出性两类。

3. 胸膜腔积气　即气胸（pneumothorax），是指气体进入胸膜腔，造成积气状态。多因肺部疾病或外力影响使肺组织和脏层胸膜破裂，或靠近肺表面的细微气肿泡破裂，肺和支气管内空气逸入胸膜腔。

4. 胸膜腔穿刺术（thoracentisis）　简称胸穿，是指对于原因不明显胸腔积液或者气胸的患者，为了诊断及治疗疾病，借助穿刺针从胸壁穿刺至胸膜腔抽取积液或气体的技术，也可对诊断明确的胸膜疾病进行胸腔内注药。胸膜腔穿刺属于有创操作，存在并发症及风险。其并发症包括胸膜反应、复张性肺水肿、气胸、血胸、腹腔脏器损伤等。

5. 胸膜反应　穿刺过程中，患者出现头晕、面色苍白、出汗、心悸、胸部压迫感，血压下降、脉搏细数、四肢冰冷等一系列或单一症状，应考虑穿刺过程中胸膜牵拉导致胸膜反应。一旦发生，应立即停止操作，拔出穿刺针。协助患者平卧休息，吸氧，监测生命征，必要时皮下注射 0.1% 肾上腺 0.3～0.5ml，同时根据症状对症处理。

【操作流程】

（一）术前准备

1. 患者准备

（1）患者及家属明白胸穿的目的、操作过程、并发症及风险，签署知情同意书。

（2）穿刺前清洁局部皮肤。

（3）排空大小便。

（4）适当进食，保持良好心态。

2. 物品准备　胸腔穿刺包（一次性或消毒包 1 个）、2% 利多卡因针 5ml（1 支）、2% 碘伏、消毒棉签、无菌纱布、无菌手套（2 双）、0.1% 肾上腺素针 1mg（1 支）、无菌注射器（5ml、50ml 各 1 支）、无菌试管数支、培养瓶、砂轮、标记笔、血压计、听诊器、胶布、手消毒液、氧气瓶、吸氧管、治疗盘、锐器盒、污物桶。

3. 操作者准备

（1）测量患者生命体征（心率、血压、呼吸，必要时测血氧饱和度），询问药物过敏史（有无麻醉药过敏），完善患者术前检查（凝血功能、血常规、传染四项、胸腔积液 B 超检查，必要时胸部 X 线或 ECG 等）。评估患者病情，明确有胸穿的适应证，无禁忌证。

（2）充分与患者及家属沟通，告知患者胸穿的目的、操作过程、并发症及风险，签署知情同意书。

（3）关心患者，消除患者紧张情绪。告知患者需要配合的注意事项如操作过程中保持体位不动，避免剧烈咳嗽，有头晕、心悸、气促等不适及时报告。

（4）掌握胸穿相关知识，熟练操作流程。

（5）洗手（七步洗手法），戴帽子、口罩。

（二）操作步骤

1. 体位

（1）胸膜腔抽液时，患者常规取反坐位，面向椅背，两前臂置于椅背上，前额伏于前臂上。不能坐位的患者，可采取半靠卧位，患侧上肢抱于头枕部，便于显露穿刺部位。

（2）胸膜腔抽气时，患者常规为半靠卧位或者坐位。

2. 定位穿刺点

（1）再次核对患者信息，根据患者胸腔积液位置和范围，通过叩诊（叩诊最浊的肋间隙)、胸部 X 线/胸部 CT 和床边 B 超(临床最常用且安全有效)确定穿刺点。胸膜腔抽液时,常规穿刺点为患侧腋前线第 5 肋间,腋中线第 6～7 肋间,腋后线或肩胛下角线第 7～8 肋间。

(2)胸膜腔抽气时,常规穿刺点为患侧锁骨第 2 肋间或腋中线第 4～5 肋间。

(3)穿刺点应避开局部皮肤感染灶。

3. 消毒 手持碘伏棉签消毒皮肤,以穿刺点为中心,依次同心圆向外消毒,不得重复、遗漏。消毒范围直径约 15cm,消毒 2～3 次,每次范围较前缩小。

4. 开包、戴手套 打开穿刺包外层(先开对侧,然后左右侧,最后内侧),戴无菌手套,检查包内手术器械齐全、可用。

5. 铺巾 无菌洞巾中心对准穿刺点,用巾钳固定铺巾上面两角于患者上衣上。铺巾时,注意巾角保护双手,避免手套接触患者。同时提醒患者不要用手触碰无菌巾覆盖的区域。

6. 麻醉 助手与操作者核对麻药。助手打开麻药,操作者用 5ml 注射器抽取 2% 利多卡因 3ml。操作者左手持纱布并固定皮肤,右手持注射器在穿刺点皮下注射形成皮丘,然后注射器垂直于皮肤缓慢进针,沿肋骨上缘至壁层胸膜,行逐层浸润麻醉。逐层进针时,间断负压回吸,无血液或气体时推注利多卡因。麻醉至壁层胸膜,进入胸膜腔,回抽可能有积液或气体。此时,停止进针,标记进针的长度,可作为下一步穿刺的进针深度的参考。询问关心患者,评估麻醉效果。(注意避开血管,若误入血管,则停止进针,应退针更换方向或更换穿刺点。)

7. 穿刺 取穿刺针(再次用注射器抽吸检查并排除穿刺针漏气),夹闭与穿刺针连接的乳胶管。可有两种方法:

(1)操作者左手拇指及示指固定穿刺点皮肤,右手持针(拇指、示指固定穿刺针前端,手掌握住穿刺针后端)沿穿刺点垂直缓慢刺入皮肤,沿肋骨上缘缓慢进针,逐层穿刺,当穿刺针至壁层胸膜,抵抗感突然消失提示进入胸膜腔时,固定穿刺针。助手连接 50ml 注射器,打开乳胶管,抽吸可见液体,则穿刺成功。

(2)操作者左手拇指及示指固定穿刺点皮肤,右手持针(拇指、示指固定穿刺针前端,手掌握住穿刺针后端)沿穿刺点垂直缓慢刺入皮肤至皮下。助手连接 50ml 注射器至乳胶管,打开乳胶管,抽吸注射器形成负压。操作者持穿刺针沿肋骨上缘缓慢垂直进针,逐层穿刺,直至壁层胸膜,负压抽吸可见液体流入乳胶管,提示穿刺针进入胸膜腔,则穿刺成功。操作者固定穿刺针,助手抽取液体。此法因提前形成负压,一旦穿透壁层胸膜即可抽吸液体,避免穿刺过深。操作时需动作轻柔,负压适当,避免组织损失及诱发胸膜反应。

8. 抽液及标本收集 助手抽取 50ml 积液,操作者关闭乳胶管。助手取下注射器,将积液注入无菌试管及无菌瓶内,待标记送检查。如需继续抽液,助手将注射器连接乳胶管,操作者打开乳胶管,助手再次抽液,如此反复。注意:

(1)不抽液体时关闭乳胶管,避免液体外漏且防止气体进入胸膜腔形成气胸。

(2)每次抽液速度不宜过快,量不宜过多。诊断性穿刺不少于 50～100ml;治疗性穿刺首次抽液量≤600ml(第 9 版内科学为 700ml),以后每次≤1 000ml。

(3)气胸时,抽气量通常一次不超过 1 000ml,缓慢抽气直至呼吸困难缓解。

(4)操作过程中询问关心患者有无不适(如胸闷、气促、心悸),密切观察患者情况。

9. 拔针、消毒、包扎　操作者关闭穿刺针乳胶管,拔除穿刺针,持纱布按压穿刺点。助手用碘伏棉签消毒穿刺点,操作者覆盖无菌纱布,移去洞巾,助手粘贴胶布固定。

10. 穿刺结束

(1)协助患者平卧休息,测量血压,交代注意事项(保持穿刺点干燥;胸闷、胸痛、气促等不适及时告诉医生)。

(2)整理用物,清洁台面,分类处理垃圾。穿刺针、注射器针头等锐器须放入锐器盒;其余物品放入黄色医疗垃圾袋内。

(3)标记标本,送胸腔积液常规、生化、培养及病理检查。

(4)及时书写穿刺记录。

【评分标准】

见表1-36。

表 1-36　胸膜腔穿刺术评分标准

项目(分)	内容和评分细则	满分	得分	备注
操作准备 (25)	(一)患者准备 1. 核对患者姓名,床号(2分)	2		
	2. 自我介绍,告知病情,穿刺目的,如何配合,可能的风险等(3分);询问麻醉药物过敏史(1分);取得患者同意,签署知情同意书(6分)	10		
	3. 测血压、脉搏(可口述),提及完善凝血、血常规、心电图、传染、B超等常规检查(不完善得4分)	6		
	(二)物品准备 1. 有效胸腔穿刺包1个	2		若穿刺包选错并行操作,此后不再给分
	2. 2%碘伏1瓶,棉签1包,无菌纱布1包,胶布1卷,砂轮1个;2%利多卡因针5ml 1支,注射器(50ml、5ml各1支),无菌手套2双,标记笔1支,无菌试管数个,培养瓶,0.1%肾上腺素针1支,血压计、听诊器、氧气瓶	5		物品准备不够得3分
胸腔穿刺 (75)	(一)体位及查体 1. 选择体位并说明	2		
	2. 复习胸片确认左/右侧积液	1		
	3. 查体叩诊左/右侧肩胛下角线第7~8肋间浊音	1		
	(二)确定穿刺点 左/右侧肩胛线7~8肋间,并标记(3分)	3		
	(三)消毒 用碘伏消毒皮肤,以穿刺点为中心,同心圆向外消毒,不得重复及遗漏,消毒范围直径约15cm,消毒3次,范围依次较前缩小(顺序3分、范围3分)。	6		消毒严重违反无菌原则扣10分
	(四)开包、戴手套及铺巾 1. 打开穿刺包外层,戴无菌手套(2分) 2. 检查包内手术器械齐全、可用(1分) 3. 铺无菌洞巾(2分)	5		

续表

项目（分）	内容和评分细则	满分	得分	备注
胸腔穿刺 （75）	（五）麻醉 1. 双人核对麻药，抽取 2% 利多卡因 3ml（2分） 2. 自穿刺点从皮肤至壁层胸膜逐层浸润麻醉（3分） 3. 评估询问麻醉效果（可口述）（1分）	6		
	（六）穿刺 1. 取穿刺针，夹闭乳胶管（2分）	2		
	2. 左手固定皮肤，右手持针沿穿刺点垂直进针，直至壁层胸膜，固定穿刺针（10分）；连接注射器，打开乳胶管（2分） [亦可：右手持针沿穿刺点垂直进针至皮下，助手连接注射器，打开乳胶管（5分）；抽吸形成负压（2分），逐层穿刺直至壁层胸膜，抽吸可见液体（5分）]	12		
	3. 抽取液体至无菌试管内（10ml），待送检查（5分）；不抽液时夹闭乳胶管（2分）	7		
	4. 穿刺过程中询问并观察患者一般情况（2分）	2		
	（七）穿刺结果（第一次操作成功得 10 分，第二次操作才成功得 5 分，第三次及以上操作成功得 3 分；未抽出胸腔积液不得分）	10		
	（八）穿刺结束 1. 整理穿刺包，分类处理垃圾（3分） 2. 术后协助患者平卧休息，交代注意事项（保持穿刺点干燥，不适及时告诉医生等）（2分）	5		
	（九）复测生命征 血压脉搏（可口述）（1分）	1		
	（十）标本标记及送检 常规、生化、培养及病理（4分）	4		
	（十一）判断出胸腔积液的性质及患者的可能诊断 渗出性（4分）、结核性胸膜炎（4分）	8		
总体评价	（十二）取用物大于 2 次，扣 5 分 / 次，扣完为止			
	（十三）操作过程违反无菌原则，扣 10 分 / 次，扣完为止			
	（十四）用物掉于无菌区域外或掉于地面，扣 5 分 / 次，扣完为止			
	（十五）操作中缺乏关心、沟通及交流，总分扣 10 分			
合计	100分	最后得分		裁判签名

【模拟试题】

1. 男，26 岁，咳嗽、咳痰伴胸痛 10 余天，呼吸困难 2 天。查体：体型消瘦，右肺叩诊浊音，右肺呼吸音消失。既往：10 岁时曾患肺结核。X 线胸片提示：右侧胸腔大量积液并右肺实变。为减轻其呼吸困难症状及明确诊断，选择合适的临床诊疗操作并进行相应操作。

2. 男，19 岁，下午打篮球后感胸闷、呼吸困难不适就诊。胸部 X 线检查提示：左侧中量气胸,压缩性肺不张。为减轻其呼吸困难症状,选择合适的临床诊疗操作并进行相应操作。

3．女,72 岁,咳嗽,咳痰,气促 5 个月,加重 1 周。既往:双下肢行动不便 10 余年,长期卧床。查体:体温 36.5℃,脉搏 88 次/min,呼吸 20 次/min,血压 130/80mmHg,左肺呼吸音减低。胸部超声提示:左侧胸腔可见 10cm 液性暗区(或提供 X 线胸片给学生自行阅片)。为明确诊断,选择合适的临床诊疗操作并进行相应操作。

(李权润　顾　伟)

二、腹腔穿刺术

【目的要求】

1．掌握　腹腔穿刺术的适应证、禁忌证、操作流程。

2．熟悉　腹腔穿刺术的目的、并发症及处理、注意事项。

3．了解　腹腔穿刺术后护理;培养与患者及家属沟通的能力,注意保护患者隐私,爱护患者。

【操作流程】

操作前准备工作:

1．患者准备

(1)介绍自己,核对患者信息(手腕带),向患者及家属讲明穿刺必要性,在签署知情同意书。

(2)查看患者血常规、凝血功能等,排除禁忌证,有严重凝血功能障碍者需输血浆或相应凝血因子,纠正后再实施。

(3)询问过敏史,过敏体质者,需行利多卡因皮试,阴性者方可实施。

(4)穿刺前先嘱患者排尿,以免穿刺时损伤膀胱。

2．材料准备

(1)腹腔穿刺包:检查外包装是否完整,是否在使用期内。

(2)常规消毒治疗盘 1 套:碘酒、乙醇、胶布、局部麻醉药(2% 利多卡因 10ml)、1mg/1ml肾上腺素 1 支、无菌手套 2 副。

(3)其他物品:皮尺、多头腹带、盛腹腔积液容器、培养瓶(需要做细菌培养时)。如需腹腔内注药,准备所需药物。

3．操作者准备

(1)穿戴衣帽整齐、戴口罩、洗手:操作者按七步洗手法认真清洗双手后,准备操作。

(2)穿刺前应测量体重、腹围、血压、脉搏和腹部体征,以观察病情变化。

(3)根据病情,安排适当的体位,如平卧、半卧、稍左侧卧位。协助患者解开上衣,松开腰带,暴露腹部,背部铺好腹带(放腹腔积液时)。

4．操作步骤

(1)体检:术前并行腹部体格检查,叩诊移动性浊音,以确认有腹腔积液。

(2)选择适宜穿刺点

1)位置 1:一般取左下腹部脐与左髂前上棘连线中外 1/3 交点处。

2)位置 2:取脐与耻骨联合连线中点上方 1.0cm 偏左或偏右 1.5cm 处。

3)位置 3:少量腹腔积液患者取侧卧位,取脐水平线与腋前线或腋中线交点。

4) 少量或包裹性积液, 需在 B 超指导下定位穿刺。

5) 急腹症穿刺点选压痛和肌紧张最明显部位。

备注: 位置 1 不易损伤腹壁动脉; 位置 2 无重要器官且易愈合; 位置 3 常用于诊断性穿刺。

(3) 消毒、开包、戴手套、铺巾: 以穿刺点为中心直径 15cm, 中间不留白, 第二次的消消毒范围不要超越第一次的范围, 消毒 2～3 次, 打开穿刺包, 戴无菌手套, 检查消毒指示卡及包包内器械(内有弯盘 1 个、止血钳 2 把、组织镊 1 把、消毒碗 1 个、消毒杯 2 个、腹腔穿刺针(针尾连接橡皮管的 8 号、9 号针头)2 个、无菌洞巾、纱布 2～3 块、棉球无菌试管数只(留检送常规、生化、培养、病理标本等, 必要时加抗凝剂); 5ml、20ml 或 50ml 注射器各 1 个及引流袋(放腹腔积液时准备)(或由助手打开包装, 术者戴无菌手套后放入穿刺包内), 并检查穿刺针是否通畅。铺消毒洞巾(以穿刺点为中心铺洞巾, 注意无菌原则, 不能由有菌区向无菌区方向拉动洞巾)。

(4) 麻醉: 由皮肤至腹膜壁层用 2% 利多卡因逐层做局部浸润麻醉。先在皮下打皮丘(直径 5～10mm), 再沿皮下、肌肉、腹膜等逐层麻醉。

备注: 麻醉的重点在于皮肤与腹膜, 注意每次注射前要回抽, 无血液方可注射麻药。

(5) 穿刺: 止血钳夹闭穿刺针胶管(一次性腹穿包的橡皮管末端带有夹子, 可代替止血钳来夹持橡皮管), 术者左手固定穿刺处皮肤, 右手持针经麻醉路径逐步刺入腹壁, 待感到针尖抵抗突然消失时, 表示针尖已穿过腹膜壁层, 即可抽取和引流腹腔积液。诊断性穿刺可直接用无菌的 20ml 或 50ml 注射器和 7 号针尖进行穿刺。大量放液时可用针尾连接橡皮管的 8 号或 9 号针头, 助手用消毒血管钳固定针尖并夹持橡皮管。在放腹腔积液时若流出不畅, 可将穿刺针稍作移动或变换体位。

备注: 当患者腹腔积液量大、腹压高时, 应采取"迷路"进针的方法(皮肤与腹膜的穿刺点不在同一直线上), 以防止穿刺后穿刺点渗液。

(6) 放腹腔积液的速度和量: 放腹腔积液的速度不应该过快, 以防腹压骤然降低, 内脏血管扩张而发生血压下降甚至休克等现象。

(7) 标本的收集: 置腹腔积液于消毒试管中以备做检验用(抽取的第一管液体应该舍弃, 不用作送检)。腹腔积液常规: 需要 4ml 以上; 腹腔积液生化: 需要 2ml 以上; 腹腔积液细菌培养无菌操作下, 5ml 注入细菌培养瓶; 腹腔积液病理: 需收集 250ml 以上, 沉渣送检。

(8) 穿刺点的处理: 放液结束后拔出穿刺针, 碘酒烧灼穿刺点, 盖上消毒纱布, 以手指压迫数分钟, 再用胶布固定并用腹带将腹部包扎。

备注: 如遇穿刺孔持续有腹腔积液渗漏时, 可用蝶形胶布固定或涂上火棉胶封闭。

(9) 术后的处理: 术中注意观察患者反应, 并注意保暖。术后测量患者血压、脉搏, 测量腹围。交代患者注意事项, 术后当天穿刺点口不要弄湿, 嘱患者尽量保持使穿刺点朝上的体位; 腹压高的患者, 穿刺后嘱患者尽量保持使后需腹带加压包扎。

(10) 术后用品的处理: 穿刺后腹腔积液的处理: 结核性腹腔积液 1 000ml 放 2g 消毒灵片, 保留 60min 后(病毒性腹腔积液 1 000ml 放 0.5g 消毒灵片, 保留 30min), 倒入专门倾倒医疗污物的渠道。穿刺针注射器等锐器须放入专门的医疗锐器收集箱; 其余物品投入标有放置医疗废物的黄色垃圾袋内。

【并发症及处理】

（一）肝性脑病和电解质紊乱

1. 术前了解患者有无穿刺的禁忌证。

2. 放液速度不要过快，放液量要控制，一次不要超过3 000ml。

3. 出现症状时，停止抽液，按肝性脑病处理，并维持酸碱、电解质平衡。

（二）出血、损伤周围脏器

1. 术前要复核患者的出凝血时间。

2. 操作动作规范轻柔，熟悉穿刺点，避开腹部血管。

（三）感染

1. 严格按照腹腔穿刺的无菌操作。

2. 感染发生后根据病情适当应用抗生素。

（四）腹膜反应、休克

主要表现为头晕、恶心、心悸、气促、脉快、面色苍白，主要由于腹膜反应，或腹压骤然降低，内脏血管扩张而发生血压下降甚至休克等现象所致。

处理：①注意控制放液的速度。②立即停止操作，作适当处理（如补液、吸氧、使用肾上腺素等）。

（五）麻醉意外

1. 术前要详细询问患者的药物过敏史，特别是麻醉药。

2. 如若使用普鲁卡因麻醉，术前应该做皮试。

3. 手术时应该备好肾上腺素等抢救药物。

【评分标准】

见表1-37。

表1-37 腹腔穿刺评分标准

项目（分）	内容和评分细则	满分	得分	备注
准备（15）	核对患者姓名、性别、年龄	1		
	核对患者病历资料（包括凝血功能和血常规检查）、药物过敏史	2		
	核对手术同意书	2		
	向患者交代腹腔穿刺及其注意事项（排尿）	2		
	测量血压、脉搏、腹围（口头提到即可）	2		
	检查准备的药品，注射药物的配制和准备	1		
	洗手、戴口罩、帽子	5		
体位（5）	根据病情平卧、半卧位或左侧卧位，尽量使患者舒适、耐受	5		
定位（10）	腹部叩诊	3		
	左下腹部脐与髂前上棘连线的中、外1/3交点处，不易损伤腹壁动脉	5		
	侧卧位在脐水平线与腋前线或腋中线交叉处较为安全，常用于诊断性穿刺			
	脐与耻骨联合连线的中点上方1.0cm，稍偏左或右1.0～1.5cm处，无重要脏器且易愈合			
	少量积液或包裹性积液，在B超引导下定位穿刺			
	穿刺点标记	2		

续表

项目（分）	内容和评分细则	满分	得分	备注
消毒铺巾（15）	检查穿刺包有无潮湿、破损，消毒日期是否在有效期内	1		
	戴无菌手套	1		
	正确打开穿刺包内层包布	1		
	检查消毒指示卡	1		
	核对包内器械	1		
	以穿刺点为中心由内向外环形消毒皮肤，直径15cm，中间无空白	6		
	络合碘消毒2遍	1		
	注意勿留空隙。棉签不要返回已消毒区域	1		
	检查穿刺针是否通畅	1		
	铺巾	1		
麻醉（5）	核对麻醉药（2%利多卡因）并抽吸2ml	2		
	逐层浸润麻醉：皮丘	1		
	垂直进针	1		
	回抽	1		
穿刺过程（20）	止血钳夹住穿刺针的橡皮胶管	1		
	穿刺针垂直腹壁缓慢刺入，大量腹腔积液时迷路进针	1		
	接上50ml注射器，松开止血钳，固定穿刺针	1		
	抽吸直到见针筒内有液体流出（抽不出无分）	10		
	抽吸中嘱助手协助固定穿刺针，抽满后，嘱助手夹紧胶管	2		
	抽液时询问并观察患者反应	5		
标本收集（10）	病原体检查及病理学检查	2		
	常规	2		
	生化	2		
	顺序：第一管不送常规检查，其余不定	2		
	标本管标记	2		
术后处理（10）	拔针后按压	1		
	消毒穿刺点	1		
	覆盖纱布，胶布固定	1		
	交代术后注意事项	2		
	嘱患者每隔半小时改变1次体位，使药物在腹腔混合	2		
	术后测血压、脉搏、腹围并观察患者反应	3		
人文关怀（5）		5		
无菌观念（2）		2		
操作整体性（3）		3		

合计	100分	最后得分		裁判签名	

如严重违反无菌原则（以下任意一项或多项），在总分上扣除50分 ＊穿刺前未消毒　＊穿刺前未戴手套　＊穿刺前未铺巾　＊操作中无菌用物或手套污染后直接使用	是否扣分 ＊是　＊否

（施荣杰　吴新华）

三、腰椎穿刺术

【目的要求】

1. 掌握 腰椎穿刺术（lumbar puncture）的内容、方法及穿刺技巧。重点掌握腰椎穿刺术的适应证、禁忌证。

2. 熟悉 穿刺部位的局部解剖结构、脑脊液循环、脑脊液检查的意义。

3. 了解 针对腰椎穿刺过程中出现的情况进行判断处理。

【操作流程】

（一）准备工作

1. 操作者清洁 洗手、衣帽整齐、戴口罩。

2. 器械准备 腰椎穿刺包及测压管，无菌手套、治疗盘（络合碘、棉签、胶布、2% 利多卡因）等。

3. 模型准备 检查腰椎穿刺模型是否能正常使用。

4. 实际操作中完成必要的医疗谈话、知情同意签字程序。

5. 实际操作中向患者说明穿刺的目的，消除顾虑及精神紧张，穿刺前嘱其排空小便。

6. 实际操作中对有药物过敏史患者，需先做麻醉药皮肤过敏试验。

7. 实际操作中患者如有躁动不安不能配合者，术前应给予镇静剂。

（二）操作步骤

1. 体位 将模型按穿刺所需位置放置于训练操作台上；临床实际操作中，患者以左侧卧于检查床上，背部与床面垂直并靠近床沿，头向前胸屈曲，双手抱膝紧贴腹部，使躯干呈弓形。或由助手立于术者对面，用一手挽住患者头部，另一手挽住其双下肢腘窝处并用力抱紧，使脊柱尽量后凸以增宽椎间隙，便于进针。

2. 穿刺点 一般选择第 3~4 腰椎间隙为穿刺点，即两侧髂棘最高点连线与后正中线的交会处，有时也可在 $L_{4~5}$、L_5~S_1 椎间隙进行。

3. 消毒 用络合碘常规消毒皮肤 2~3 遍，以穿刺点为中心由内向外消毒、每一圈碘伏消毒液重叠 1/3、不遗留空白区，直径约 15cm，且第二遍范围小于第一遍。

4. 铺巾及麻醉 术者戴无菌手套，铺盖无菌洞巾，以 2% 利多卡因自皮肤至椎间韧带作局部浸润麻醉。

5. 穿刺 术者以左手示指、中指固定穿刺部位皮肤，以右手示指、中指和大拇指固定穿刺针前端从椎间隙之间，呈垂直或针尖斜面稍斜向头侧方向缓慢刺入，当针头穿过韧带与硬脊膜进入蛛网膜下腔时，可有落空感（成人进针深度约 4~6cm，儿童 2~4cm），缓慢拔出针芯，见无色透明液体流出表明穿刺成功。

6. 测压 当见到无色透明液体即将流出时，立即接上测压管（临床实际操作中，嘱患者或由助手帮助将患者双下肢缓慢伸直放松），测试并记录脑脊液的压力，此为初压。

7. 脑脊液标本收集 用无菌试管留取脑脊液，根据需要做相应化验。通常第一管不用于脑脊液常规检查和细胞学检查。颅内压增高时放液速度宜慢且不宜过多，2~3ml 即可。

8. 留取脑脊液后再接测压管测压，此为终压。

9. 术毕将针芯插入，再一并拔出穿刺针，穿刺点络合碘消毒，覆盖无菌纱布，胶布固定。

10. 穿刺术后需向患者交代去枕平卧 4～6h,并嘱其多饮水以免引起头痛等不良反应。

11. 临床实际操作过程中需反复询问患者有无不适,观察患者反应。

12. 术后避免打湿敷料,如有不适及时通知医师。

13. 整理穿刺包,清洁台面,清洗器械,一次性用物分门别类放于不同的污物桶、锐器盒内。

14. 穿刺物及时标记、送检、处理。

15. 及时完善操作记录书写。

【评分标准】

见表 1-38。

表 1-38　腰椎穿刺术操作评分标准

项目(分)	内容和评分细则	满分	得分	备注
操作前准备(14)	1. 患者准备　①提前为患者完善头颅 CT、血常规、凝血功能、眼底等常规检查排除禁忌证,询问有无麻醉药过敏史(6分);②询问患者姓名,向患者解释操作相关事项(签知情同意书、如何配合等)(4分);③洗手(2分)	12		
	2. 用物准备　治疗盘、灭菌有效期内的腰椎穿刺包、2% 盐酸利多卡因注射液、5ml 注射器、2% 碘伏或 2% 碘酒、75% 酒精、无菌棉签、胶布、砂轮、按需要准备培养管 1～2 个、无菌手套、血压计、20% 甘露醇 250ml	2		
腰椎穿刺(76)	1. 穿刺点定位　①侧卧位(4分);②定位:腰椎 2～5 椎间隙均可(说明如何定位并正确得6分)	10		
	2. 消毒、开穿刺包　①消毒规范(5分);②检查穿刺包消毒日期(3分);③打开穿刺包检查手术器械(2分);④消毒留白多及严重违反无菌原则本项不得分	10		
	3. 铺巾、麻醉　①戴无菌手套(3分);②铺消毒洞巾(3分);③核对麻药(1分);④麻醉规范(3分)	10		
	4. 穿刺、测压　①持针垂直背部分向缓慢刺入(3分);②有落空感时,拔出针芯,见脑脊液流出(13分),其中选手持握穿刺针的手法正确 3 分,穿刺的进针部位、进针角度和针头斜面位置正确 5 分,穿刺力度和穿刺深度把握良好 3 分,能够一次穿刺成功 5 分,每重复穿刺扣 5 分 / 次;③测初压(2分);④压腹试验:嘱患者放松,缓慢伸直双腿,助手用拳头压迫患者腹部,松手,观察压力变化(8分);⑤压颈试验;⑥穿刺过程,注意观察患者意识、瞳孔、脉搏、呼吸的改变(3分)	32		
	5. 留取标本　①取脑脊液 2～5ml 送检(2分);②标本管标记(第一管进行细菌学检验,第二管行脑脊液生化检查,第三管行脑脊液常规检查)(3分)	5		
	6. 穿刺后　①插回针芯,拔出穿刺针,消毒覆盖无菌纱布(2分);②询问患者有无不适(1分);③嘱患者去枕平卧 4～6 小时(2分);④复测脉搏、血压,观察患者意识、瞳孔、呼吸的改变及有无头痛、恶心,腰痛等反应(口述即可)(2分);⑤医疗废物废料销毁、丢弃在适当的位置(2分)	9		

续表

项目(分)	内容和评分细则	满分	得分	备注
总体评价 (10)	①全过程次序清楚(动作敏捷、迅速、连贯、正确)、无菌操作准确(4分);②人文关怀(关注患者舒适,与患者交流用语规范、自然、针对性强)(3分);③态度严肃认真、作风严谨(3分);④取用物大于2次,扣5分/次,扣完为止	10		
合计	100分	最后得分		裁判签名

（杨　林　刘永磊）

四、骨髓穿刺术

【目的要求】

1．掌握　骨髓穿刺术的适应证、禁忌证,掌握骨髓穿刺术的操作步骤、方法、技术要点。

2．熟悉　骨髓穿刺术的注意事项。

3．了解　骨髓涂片、血液涂片的制作、常规染色及初步观察;骨髓活检适应证及方法。

【操作流程】

1．与患者和家属沟通,签署穿刺同意书,告知骨髓穿刺术的必要性(手术适应证)和可能的并发症,如出血,感染,损伤周围组织、血管、神经,药物过敏,穿刺不成功及其他不可预料的意外;向患者解释骨髓穿刺术的三个主要步骤(消毒、局麻、骨髓穿刺),取得患者配合。准备好骨髓穿刺包、无菌手套、2%利多卡因注射液2ml、络合碘、棉签、胶布、无菌注射器(5ml、10ml、20ml各1具)、玻片、骨髓采集管、培养瓶、记号笔等穿刺所需物品。

2．操作步骤

(1) 与患者沟通:介绍自己,核对姓名、性别、床号、患者病情及确认需要骨髓检查等。

(2) 再次确认查看检查报告,如血常规、凝血功能等。确认需要的操作无误。

(3) 选择合适的体位,确定穿刺点。定位:①髂前上棘:髂前上棘后1～2cm处。②髂后上棘:骶椎两侧,臀部上方髂骨骨性突出处。③胸骨:胸骨体相当于第2肋间隙的部位,注意胸骨薄,后方有大血管和心房,穿刺时务必小心。④腰椎棘突:腰椎棘突突出部位。体位:髂前上棘、胸骨:仰卧位。髂后上棘:俯卧位、侧卧位。腰椎棘突:侧卧位、坐位。

(4) 消毒铺巾:①术者洗手,戴口罩帽子。②以穿刺点为中心,由内向外环形消毒皮肤,直径15cm(如果是络合碘,消毒2遍;如果是碘酊则先用碘酊消毒1遍,再用酒精消毒2遍),注意勿留空隙,棉签不要返回已消毒区域。③检查消毒日期,打开穿刺包,检查消毒指示卡,戴无菌手套。④检查包内器械(必须检查穿刺针、注射器是否干燥、通畅)。⑤铺巾,以穿刺点为中心铺孔巾,注意无菌原则,不可由有菌区向无菌区方向拉动孔巾。术者已戴手套,不可触碰未消毒的区域或物品。

(5) 麻醉:抽吸2%利多卡因2ml,注射前注意核对麻药。首先从穿刺点水平进针,打一皮丘,垂直骨面逐层浸润麻醉至骨膜,并以穿刺点为中心,充分麻醉周围骨膜,注意每次注射麻药之前要回抽,无血液方可注射麻药。记录进针深度和方向,同时询问患者是否仍感到疼痛,待患者疼痛消失、麻醉充分后换用骨髓穿刺针进行骨穿。

(6) 穿刺过程:①将穿刺针的固定器固定在适当的长度上(可根据患者的胖瘦程度及麻

醉针判断进针深度），预留长度应该较麻醉针进针距离长 0.5～1.5cm。术者左手拇指、示指固定穿刺处皮肤，右手持穿刺针与骨膜垂直刺入，胸骨穿刺应与骨面呈 30°～40°刺入。当穿刺针进入骨质后，穿刺针左右旋转进针，缓缓刺入骨质。当感到阻力突然消失且穿刺针固定后，表明针已在骨髓腔内。拔出针芯，连接 10ml 或 20ml 无菌干燥注射器（注射器内预留少量空气，方便抽取骨髓后容易滴出），适当力度抽取骨髓 0.2ml 左右。如未能抽取骨髓液，可能是针腔被组织块堵塞或干抽，此时应重新插入针芯，稍加旋转或在刺入少许，拔出针芯，如针芯带有血迹，再次抽取可获得骨髓液。②抽吸骨髓后，保持注射器乳头向下，将骨髓液推注滴在玻片上，立即涂片。注意推片与玻片呈 30°～45°，稍用力匀速推开，制备的髓片应头、体、尾分明并有一定长度，使细沙样浅肉色骨髓小粒均匀分布。标本采集完毕后，根据需求继续抽吸获取标本进行其他检查，如细菌培养、染色体核型分析、流式细胞术免疫学检查等。抽取完毕后，重新插入针芯，左手取无菌纱布于穿刺处，右手将穿刺针拔出，局部消毒，并将纱布敷于针孔上，按压 1～2min 后，再用胶布加压固定。嘱患者保持针孔处干燥 2～3d。③骨髓穿刺结束后采集患者外周血涂片 3～5 张送检。骨髓片自然干燥后收集玻片，在玻片上标记患者姓名，置于标本盒中送检，盒子上应标注患者姓名、病室及床位号，与骨髓检查申请单一起送检。

（7）标本送检：①骨髓涂片和外周血涂片常规同时送检。②细胞染色体标本需要肝素抗凝 5～10ml；分子生物学检查、流式细胞免疫分析使用 EDTA 抗凝管各 2ml 送检；骨髓培养需要 5～10ml。

（8）操作后处理：穿刺结束后，将用过的手套、注射器、穿刺针、纱布放入指定的医疗垃圾桶、锐器盒，将穿刺包放在指定回收地点。

3．术后确认取材是否合格，必要时多部位穿刺取材或者行骨髓活检。

4．术后嘱患者穿刺部位保持干燥，有异常询问医生。

【操作注意事项】

1．检查前注意查看患者凝血功能，有出血倾向者应特别注意，血友病患者禁止做骨髓穿刺。注意核对姓名，询问有无过敏史。

2．穿刺针和注射器必须干燥，以免发生溶血。

3．穿刺针进入骨髓腔后避免过大摆动折断穿刺针。胸骨穿刺不可用力过猛、进针过深，以防穿透内侧骨板而发生意外。

4．穿刺中如感到骨质坚硬难以进针时，不可强行进针。应考虑大理石骨病可能，及时行 X 线检查，以明确诊断。

5．做细胞形态学检查时，不可抽取过多骨髓液，以免发生稀释。

6．骨髓液较易凝固，抽出骨髓液后立即涂片。同时涂 3～5 张血片。

7．某些疾病骨髓中的病理变化呈局灶性改变，必须多部位穿刺，如再生障碍性贫血、恶性组织细胞病、骨髓瘤、骨髓转移癌等。

8．某些疾病的诊断除骨髓细胞学改变外，尚需了解骨髓组织结构的变化，以及骨髓细胞与组织之间的关系；此外有些疾病骨髓穿刺时出现干抽现象，此时应采用骨髓活检行骨髓活体组织病理学检查，如骨髓纤维化、某些白血病、骨髓增生异常综合征（myelodysplastic syndromes，MDS）再生障碍性贫血。另外，淋巴瘤骨髓浸润、浆细胞瘤、转移癌等疾病采用骨髓活检可提高阳性检出率。

【评分标准】

见表 1-39。

表 1-39 骨髓穿刺术评分标准

项目(分)	考核内容和评分标准	分值	扣分标准	得分
患者准备 (11.5)	1. 核对患者床号、姓名、性别、年龄	0.5	缺一项扣 0.125 分	
	2. 了解病情:包括病史、生命征、实验室检查(凝血功能、血小板等)	4	缺一项扣 1 分	
	3. 向患者及家属说明目的意义	5	缺一项扣 5 分	
	4. 签署知情同意书	2	缺项扣 2 分	
物品准备 (9.5)	5. 洗手、戴口罩、帽子	1.5	缺一项扣 0.5 分	
	6. 环境温暖,明亮,保护患者隐私	2	按相应项目扣分	
	7. 器械准备:骨髓穿刺包(查对有效期)、玻片、注射器、手套、治疗盘(碘酒、乙醇、棉签、胶布、局部麻醉药 2% 利多卡因等),需作细菌培养、染色体、流式细胞术者需准备相应培养瓶、抗凝管	6	开包方法不正确扣 1 分,未检查有效期扣 1 分,器械准备不全扣 1 分,扣完为止	
操作流程 (59.5)	8. 患者体位正确(如髂前上棘及胸骨——仰卧位,髂后上棘——侧卧位或俯卧位)	2	体位不正确,扣 2 分	
	9. 穿刺部位定位:髂前上棘后 1~2cm 处,髂后上棘,胸骨,腰椎棘突	8	须说出四个穿刺点,每个穿刺点占 2 分,漏一项扣 2 分。实际操作时根据具体情况选其中一个即可	
	10. 消毒穿刺区皮肤(2 分);解开穿刺包(1.5 分);无菌手套,检查穿刺包内器械(2 分);铺无菌孔巾(2 分)	7.5	按相应项目扣分	
	11. 在穿刺点用 2% 利多卡因作皮肤、皮下、骨膜麻醉,骨膜多点浸润麻醉	4	按相应项目扣分	
	12. 将骨髓穿刺针的固定器固定在离针尖 1.0~1.5cm 处,用左手的拇指和示指将皮肤拉紧并固定,以右手持针向骨面垂直刺入至骨质后,将穿刺针左右转动,缓缓钻入骨质,当感到阻力减少且穿刺针已固定在骨内直立不倒时为止	15	穿刺手法不规范扣 5 分;穿刺针未固定呈直立状,扣 1.5 分	
	13. 拔出针芯,接上无菌干燥的 10ml 或 20ml 注射器,适当用力,吸取 0.2ml 左右骨髓液,若抽不出骨髓液,放回针芯,调整骨穿针位置,再次抽吸。如作骨髓液细菌培养则可抽吸 2~5ml,放回针芯	15	连续 2 次均未抽出骨髓扣 7.5 分,抽骨髓动作不规范扣 1 分,髓量不够扣 1 分	
	14. 取得骨髓液后,将注射器及穿刺针迅速拔出。在穿刺位置盖以消毒纱布,按压 1~2min 后胶布固定。迅速将取出的骨髓液滴于载玻片上做涂片,均匀推片 6~8 张。如作细菌培养、染色体、流式细胞术等,则将骨髓液注入培养基或相应抗凝管中	8	拔针、消毒、敷料包扎过程中,任一动作不规范,扣 1 分。推片不正确扣 2 分,骨髓液注入培养基中失败扣 2 分	

续表

项目(分)	考核内容和评分标准	分值	扣分标准	得分
整体印象 (12)	15. 同时送检外周血涂片3张(口述)	4	未口述者扣2分	
	16. 患者和家属了解骨髓穿刺术的目的,情绪稳定,主动配合	2	缺一项扣1分,扣完为止	
	17. 操作达到预期的诊疗目的,患者安全	2	按相应项目扣分	
	18. 保护患者隐私,操作过程有关爱患者意识	2	按相应项目扣分	
	19. 严格执行无菌操作原则	2	按相应项目扣分	
问答(7.5)	20. 考官自行提问	7.5	按相应项目扣分	
合计	100分	最后得分	裁判签名	

(李永萍)

五、三腔二囊管操作

【目的要求】

1. 掌握　三腔二囊管的适应证、禁忌证、操作流程。

2. 熟悉　三腔二囊管的目的、并发症及处理、注意事项。

3. 了解　三腔二囊管术后护理;培养与患者及家属沟通的能力,注意保护患者隐私,爱护患者。

【知识扩展】

(一)适应证

适用于一般止血措施难以控制的门静脉高压症合并食管胃底静脉曲张静脉破裂出血。

1. 经输血、补液、药物治疗难以控制的出血。

2. 手术后、内镜下注射硬化剂或套扎术后再出血,一般止血治疗无效者。

3. 不具备紧急手术的条件。

4. 不具备紧急内镜下行硬化剂注射或套扎术的条件,或内镜下紧急止血操作失败者。

(二)禁忌证

1. 病情垂危或深昏迷不合作者。

2. 咽喉食管肿瘤病变或曾经手术者。

3. 胸腹部主动脉瘤者。

4. 严重冠心病、高血压、心功能不全者慎用。

【操作流程】

(一)操作前准备工作

1. 患者准备

(1)核对患者信息(手腕带),向患者解释进行三腔二囊管操作的目的、操作过程、可能的风险,签署知情同意书。

(2)测量生命体征(心率、血压、呼吸),评价神志状况,观察双侧鼻腔是否通畅,检查有无鼻息肉、鼻甲肥厚和鼻中隔偏曲,选择鼻腔较大侧插管,清除鼻腔内的结痂及分泌物。

(3)告知需要配合的事项(操作过程中应配合进行吞咽动作,保持平卧或侧卧位,若出现呕血时,将头偏向一侧,尽量将口中血液吐出,防止发生窒息,如有头晕、心悸、气促等不适及时报告）。

（4）插管部位选择

1）检查左右侧鼻腔通畅状况，如存在鼻部疾患，应选择检测鼻孔插管，用棉签清洁鼻腔。

2）经口插管洗胃时，有活动假牙应取下，盛水桶放于患者头部床下，弯盘放于患者的口角处。

2．材料准备　治疗车。车上载有以下物品：

（1）三腔二囊管

（2）辅助用品：血压计、听诊器、电筒、压舌板。

（3）其他：2 个 50ml 注射器、3 把止血钳、2 个镊子、2 个治疗碗、手套、无菌纱布、液状石蜡、0.5kg 重沙袋（或盐水瓶）、绷带、宽胶布、棉签、若干治疗巾、冰冻生理盐水。

备注：3 个止血钳分别封闭各个管口，2 个注射器分干湿使用（胃管内注入空气），2 个治疗碗分别盛放液状石蜡及水。

3．操作者准备

（1）需要 2 个人操作，注意无菌操作。

（2）操作者洗手，助手协助判断三腔二囊管是否进入患者胃内，观察操作过程中患者情况等。

（3）检查两个气囊是否漏气，导管腔是否通畅，气囊胶皮是否老化。分别标记出三个腔的通道，进行长度标记。测试气囊的注气量（一般胃气囊注气 200～300ml，食管气囊注气 100～150ml，并测量压力），要求注气后气囊有足够大小，外观匀称。

（二）操作步骤

1．体位　患者取平卧位头偏向一侧或取侧卧位。

2．润滑

（1）将三腔二囊管的前 50～60cm（大约从管前段气囊段至患者鼻腔段）涂以液状石蜡，用注射器抽尽囊内残气后夹闭导管。

（2）铺放治疗巾，润滑鼻孔。

3．插管

（1）将三腔二囊管经润滑鼻孔插入，入管约 12～15cm，助手使用电筒及压舌板检查口腔以防返折，达咽喉部时嘱患者做吞咽动作，注意勿插入气道。

（2）当插至 60cm 处或抽吸胃管有胃内容物时，表示管头端已达胃内。

4．胃囊注气

（1）用 50ml 注射器向胃气囊内注入 200～300ml 空气，使胃气囊膨胀。用血压计测定囊内压力，使压力保持在 50mmHg。

（2）用止血钳将胃气囊的管口夹住，以防气体外漏。

（3）将三腔二囊管向外牵引，使已膨胀的胃气囊压在胃底部，牵引时感到有中等阻力感为止。

（4）用宽胶布将三腔二囊管固定于患者的面部或用 0.5kg 的沙袋拉于床前的牵引架上（最好用滑轮）。

5．抽胃内容物及护理

（1）用注射器经胃管吸出全部胃内容物后，将胃管连接于胃肠减压器上，可自吸引器瓶中了解止血是否有效。

（2）也可以每隔 15～30min，用注射器抽一次胃液，每次抽净，以了解出血是否停止，如减压瓶内引流液或抽出胃液无血迹、色淡黄，表示压迫止血有效。

（3）每隔 12～24h 放气 15～30min，避免压迫过久引起黏膜糜烂。

6. 食管气囊注气

（1）向食管气囊内注入 100～150ml 空气，气囊压迫食管下 1/3 部位。

（2）测气囊压力保持在 20～30mmHg 为宜，具体囊内压力大小可根据实际需要来调整，管口用止血钳夹住。

（3）每隔 8～12h 放气 30～60min，避免压迫过久引起黏膜糜烂。

7. 拔管

（1）出血停止后 24h，先放出食管囊气体，然后放松牵引，再放出胃囊气体，继续观察有无出血。

（2）观察 24h 仍无出血者，即可考虑拔出三腔二囊管。

（3）首先口服液体石蜡 20～30ml，抽尽食管囊及胃囊气体，然后缓缓拔出三腔二囊管。

（4）并观察囊壁上的血迹，以了解出血的大概部位。

【并发症预防及处理】

（一）鼻咽部和食管黏膜损伤狭窄乃至梗阻

由于大出血时患者烦躁不安、治疗不合作、食管处于痉挛状态中，如果施术者强行插管，易损伤食管黏膜、黏膜下层甚至肌层组织，造成瘢痕狭窄。在短期内反复多次插管，食管在原已狭窄的基础上更易损伤。而管囊和胃囊同时注气加压，食管囊对食管的压迫可引起组织水肿炎症，甚至坏死，严重者也可造成食管瘢痕狭窄。为了防止上述并发症，三腔管放置妥当后，牵拉方向要与鼻孔成一直线，定时（12～24h）放气，每次充气前必须吞入液状石蜡 15ml，以润滑食管黏膜，防止囊壁与黏膜粘连。必要时改成单用胃囊充气压迫止血，食囊管不充气，效果也很满意，并可避免损员伤食管黏膜。拔管后应仔细检查鼻腔黏膜，如有破损炎症等情况应及时处理，以免发生瘢痕狭窄。

注意事项：

1. 插管时应将气囊内空气抽尽，插管能浅勿深，先向胃气囊注气，然后再向食管气囊注气。

2. 胃囊充气不够，牵拉不紧，是压迫止血失败的常见原因，如胃囊充气量不足且牵拉过猛，可使胃囊进入食管下段，挤压心脏，甚至将胃囊拉至喉部，引起窒息。

3. 每 12～24h 放气 1 次，并将三腔二囊管向胃内送少许以减轻胃底部压力，改善局部黏膜血循环，减压后定时抽取胃内容物观察是否再出血。

4. 气囊压迫一般为 3～4d，如继续出血可适当延长，出血停止 12～24h 后，放气再观察 12～24h，如无出血可拔管。

5. 拔管时尽量将两气囊内的气体抽出，先服液状石蜡 20～30ml，然后拔管。

（二）心律失常

由于膨胀的气囊压迫胃底，导致迷走神经张力突然升高所致。应立即抽出胃囊内气体，吸氧，上述症状即可消失。气囊压迫期间，每 2h 测压 1 次，若压力不够要随时注气补充，以防漏气后出现意外，但也要防止因注气过多而引起心律失常。此外，避免牵引物过重，以防贲门、膈肌过度牵拉上提，后顶压心尖导致心律失常发生。成人牵引持重 400～500g（250ml 盐水瓶内装 200～250ml 水）较为安全。

(三)呼吸困难

发生呼吸困难的主要原因是插管时三腔二囊管未完全通过贲门，使胃囊嵌顿于贲门口或食管下端即予充气，其次多由于气囊漏气后，致牵拉脱出阻塞喉部，出现呼吸困难甚至窒息。主要临床表现为呼吸费力，重症患者出现三凹征，并可闻高调吸气性哮鸣音。因此，插管前要按照插胃管法量好长度，在管上做好标记，插管时尽量将置管长度超过标记处将胃囊充气再慢慢往后拉，直到有阻力感为止。如为插管深度不够出现呼吸困难，立即将气囊放气；如为胃囊破裂或漏气导致的食管囊压迫咽喉部或气管引起的窒息，立即剪断导管，放尽囊内气体拔管，解除堵塞。如病情需要，可更换三腔管重新插入。如为胃囊充气不足引起的三腔二囊管外滑，致使食管囊压迫咽喉部或气管，应将囊内气体放尽，将管送入胃内，长度超过管身标记处，再重新充气，胃囊内注入空气 200～300ml，压力相当于 50mmHg；食管囊内注气不超过 120～150ml，压力相当于 20～30mmHg。

(四)食管穿孔

引起食管穿孔的主要原因是患者不合作、操作者插管操作用力不当或粗暴，导致食管穿孔。同时，食管静脉曲张破裂出血患者的食管黏膜对缺氧、缺血的耐受力明显降低，使用三腔二囊管压迫时间过长、压力过大也易造成食管黏膜缺血坏死、穿孔。临床表现主要为：置管过程中出现剧烈胸痛伴呼吸困难，置管时未抽出血性液体；置管后发热、咳嗽、咯白色黏痰，继而出现痰中带血、进食饮水呛咳等症状。作 X 线胸片、食管吞钡检查可确诊。因此，插管前应做好患者心理护理，给予精神安慰与鼓励，使其主动配合操作。操作者操作时动作应轻柔、敏捷，避免过度刺激。在三腔二囊管压迫初期，持续 12～24h 放气 1 次，时间为 15～30min，牵引重量为 0.5kg 左右。

(五)三腔二囊管断裂

多由于拔管前未将胃囊内气体抽净，胃囊壁未完全空瘪，加之牵引力过大所致。给予石蜡 30ml，每日 1 次口服，使残管随大便排出。在拔管前，先将气囊的气放净，使之空瘪，再口服石蜡 20～30ml，15min 后再拔出，以防止管壁与黏膜粘连，拔管时导致黏膜破损。应缓缓拔管，动作粗暴或用力过大可能会拉断三腔管。

【评分标准】

见表 1-40。

表 1-40 三腔二囊管操作评分标准

项目（分）		内容和评分细则	满分	得分
准备阶段（20）	准备用物	检测物品是否备齐：治疗盘（内有治疗巾）、三腔二囊管、50ml 注射器、止血钳 3 把、无菌包（内备弯盘一个、无菌纱布 2 块）、石蜡油、0.5kg 重物（沙袋或盐水瓶）、胶布、治疗碗内盛凉开水、胃肠减压器、滑轮、绳、血压计	5	
	着装	穿工作服、戴口罩、戴帽	5	
	患者准备	向患者解释穿刺目的，消除紧张感	5	
		取平卧位，头偏向一侧（或取半卧位，也可取左侧卧位）。弯盘置于颈部，检查、清理鼻腔	5	

续表

项目（分）		内容和评分细则	满分	得分
操作阶段（80）	插管	检查三腔二囊管并标记，确保二囊不漏气，并且涂上石蜡油润滑以利插管（抽瘪—注气—标记—润滑）	5	
		在患者鼻腔内涂石蜡油，将三腔二囊管从鼻腔中缓慢插入，到咽喉部时嘱患者做吞咽动作使三腔二囊管顺势插入，插入65cm，胃管内抽出胃内容物或向胃内注气能听到胃内气过水音可证明三腔二囊管插入胃内，特别是反应差的患者一定要确定三腔二囊管在胃内才能往胃内注入液体。将胃管前端用止血钳夹紧	5	
		注气及牵引：证实三腔二囊管在胃内后向胃囊内注气250～300ml（囊内压50～70mmHg），并用钳子钳住以免漏气，将三腔二囊管往外牵引直到有轻度弹性阻力，表示胃囊压于胃底贲门部。牵引力为0.5kg通过滑轮牵引三腔二囊管，角度呈45°左右	20	
		经观察仍未止血者，再向食管囊注气100～200ml（囊内压35～45mmHg），用止血钳夹紧食道气囊开口端。充分压迫一般不能连续超过24h，后需减压15～30min，每次充气前服石蜡油20ml，10min后将导管向内插入少许，以防气囊壁与胃底黏膜粘连	10	
	拔管	出血停止后24h，减压前服石蜡油20ml，10min后将导管向内插入少许，去止血钳，气囊自行放气，抽取胃液观察是否活动出血。一旦发现活动出血，立即再行充气压迫。如无，再喝20ml石蜡油、放气减压，观察24h，如无出血可拔管。拔管前先口服20ml石蜡油，气囊内气体抽尽，缓慢拔出	30	
	操作结束	操作过程熟练、流畅	10	
合计		100分	最后得分		裁判签名	

（施荣杰 吴新华）

第二章
外科基本实践技能

第一节 无 菌 术

【目的要求】

掌握 外科刷手法和七步洗手法；穿（脱）无菌手术衣，戴（脱）无菌手套的正确方法；不同术野消毒铺巾的正确方法。

【知识扩展】

（一）取无菌物品的注意事项

1. 取无菌物品时，必须用消毒钳（镊）夹取，禁用手直接取。

2. 揭开无菌缸的盖子取物后，应立即盖好，并注意避免盖子内面污染。

3. 无菌物品、敷料取出后，无论是否使用过，不应再放回原容器。

4. 无菌物品接触有菌物品后不许再使用，须重新灭菌后再用。

5. 打开各种无菌手术包时，只能用手接触最外层包布的外表面，不能接触其内表面。

（二）术中的无菌原则

1. 手术人员从洗手开始，手臂不得接触任何未经灭菌的物品。穿好手术衣、戴好手套后，手臂只能在两肩以下、手术台以上的胸前区域内活动，交叉放置时，不得越过两侧腋中线。

2. 传递手术器械时，应在靠近手术台平面上进行，不得在手术人员背后传递。器械和其他手术用品一旦落至手术台面以下，不能拾回再用。

3. 在手术中，手术人员头部不可过分接近手术野或与对面人员碰触，以免带菌尘埃落于手术野。同侧手术人员如需要调换位置时，应各退一步，背对背地转身换位；对侧更换位置，需经过器械台时，应面对器械台绕过，不准背向器械台。

4. 如发现手套破损或污染时，应立即更换。如手术衣袖被污染时，应另加无菌袖套。如需更换手术衣，应先脱手术衣，后换手套。若无菌布单湿透，必须及时加盖干的无菌巾单。

5. 作皮肤切口或缝合皮肤前应再用70%的酒精消毒1次。切开皮肤后，切口边缘的皮肤应用消毒巾或纱布垫遮盖，并用巾钳或缝合固定。切开空腔脏器时，要注意用湿纱布或纱布垫隔开，保护好周围脏器，尽量避免污染。

【操作流程】

（一）外科刷手法及七步洗手法

1. 外科刷手法

（1）用流水将手、前臂、肘部和上臂按通常方法先洗一遍。

（2）取无菌刷子，取适量洗手液，自下而上地分段交替刷洗双手、前臂和上臂下段 1/3 处（肘上 10cm）。特别注意刷洗甲沟、指间、腕和肘部。刷洗的顺序是：第一段（手腕部）：指尖和沟→包括各指在内的手的掌面、背面→各指的桡侧尺侧→各指间→腕关节的四周，左→右交替。第二段：前臂的四周，右→左交替。第三段：肘和上臂下 1/3 四周，约刷至肘部以上 10cm 处，左→右交替，完成第一遍刷洗。应用自动或脚踏式开关自来水冲洗肥皂沫和刷子。冲洗时保持肘部弯曲，双手上举，以防水倒流至手部。

（3）依同样方法和顺序进行两次刷洗，每一遍约需 3min。后一次上臂刷洗高度应较前次低 1cm。

（4）取无菌小毛巾擦干双手，将其对折成三角形，尖端朝向远心端，牵住两角，旋转并由远心端向近心端擦干一侧前臂、肘关节和上臂；反面对折或调换另一面，同样方法擦干另一侧。已擦干的手，只许牵住毛巾的两角，不可接触擦过臂部的毛巾面；擦干后，手和毛巾都不能接触未刷洗过的皮肤及洗手衣。

（5）手消毒

1）取约 3～5ml 手消毒剂于左手手掌心，右手指尖在消毒剂内浸泡约 5s。

2）左手掌将剩余的手消毒剂自腕部开始环形揉搓至肘上 6cm，确保覆盖到所有皮肤，直至消毒剂彻底干燥（10～15s）。

3）再取约 5ml 手消毒剂于右手手掌心，左手指尖在消毒剂内浸泡约 5s。

4）右手掌将剩余的手消毒剂自腕部开始环形揉搓手臂至肘上 10cm，确保覆盖到所有皮肤，直至消毒剂彻底干燥（10～15s）。

5）最后再取约 5ml 手消毒剂，按七步洗手法搓揉双手至腕部 20～30s，直至消毒剂彻底干燥。

2. 外科七步洗手

（1）洗手掌：流水湿润双手，取适量洗手液（或肥皂液），掌心相对，手指并拢相互揉搓。

（2）洗背侧指缝：手心对手背沿指缝相互揉搓，双手交换进行。

（3）洗掌侧指缝：掌心相对，双手交叉沿指缝相互揉搓。

（4）洗指背：弯曲各手指关节，半握拳把指背放在另一手掌心旋转揉搓，双手交换进行。

（5）洗拇指：一手握另一手大拇指旋转揉搓，双手交换进行。

（6）洗指尖：弯曲各手指关节，把指尖合拢在另一手掌心旋转揉搓，双手交换进行。

（7）洗手腕、手臂：揉搓手腕、手臂，双手交换进行。

（8）取无菌小毛巾先擦干手和手臂（同前）。

（9）手消毒（同前）。

（二）穿手术衣、戴手套

1. 穿手术衣　取手术衣，站立于宽敞的地方，提住衣领，展开手术衣，反面朝向自己。两手插入袖管，两臂前伸，请巡回人员帮助穿上，不可自己拉衣袖管。向前稍弯腰，两手交叉，提取腰带中下段向后递，由他人在身后将带系紧。注意：在提取腰带时，手不可接触手术衣的反面，协助者在接带时只许拿取腰带末端，不可接触衣服的前面，更不可碰到术者已经洗刷消毒的双手（图 2-1，图 2-2）。

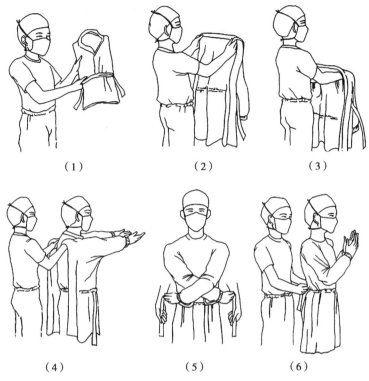

图2-1 穿对开式无菌手术衣
（1）打开手术衣，注意衣服的正反；（2）提起衣领两角；（3）两臂前伸、勿过度外展；
（4）由护士协助穿手术衣；（5）双手交叉提起腰带向后递；（6）系好腰带和衣带

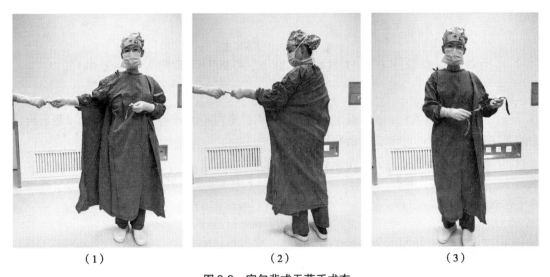

图2-2 穿包背式无菌手术衣
（1～2）先戴手套，然后解开带子递给护士；（3）转身一周在前方打结

2.戴无菌手套 右手掀开手套袋，左手提取右手手套的翻转部，不触及手套的外面，先戴好右手手套，右手伸入左手手套的翻转部，左手插入手套内。将手术衣袖口折好塞入手套内（图2-3）。注意：所有操作过程，手不可触及手套的外面。未戴手套的手，只许接触手套套

口的向外翻折部分，不应碰到手套外面；已戴好手套的手，不可触及对侧手套的里面和皮肤。

以生理盐水冲去手套外面的滑石粉，以防滑石粉带入手术区。注意：冲洗时双手不可低于脐下，以免冲洗水反溅，污染手套。

除此之外，还可以采用"无接触"的方式戴手套。

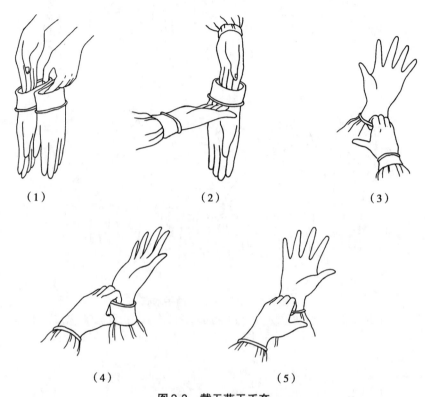

图 2-3　戴无菌干手套
（1）戴右手；（2）戴左手；（3）整理左手翻折部；（4）整理右手翻折部；（5）包裹袖口

3．脱手术衣

（1）他人帮助脱衣法：自己双手抱肘，由巡回护士将手术衣肩部向肘部翻转，然后再向手的方向扯脱，手套的腕部就随着翻转。

（2）个人脱手术衣法：左手抓住右肩手术衣，自上拉下，使衣袖翻向外。同法拉下左肩手术衣。脱下全部手术衣，使衣里外翻，避免手臂及洗手衣裤被手术衣外面污染。将脱下的手术衣扔在污衣袋中。

4．脱手套

（1）手套对手套法脱下第一只手套：提取一侧手套外面脱下手套，不能触及皮肤。

（2）皮肤对皮肤法脱下第二只手套：用已脱手套的拇指伸入另一只戴手套的手掌部以下，并用其他各指协助，提起手套翻转脱下，手部不接触手套外面。

（三）消毒铺巾

手术区域的准备

（1）患者手术区皮肤准备

1）若手术区皮肤有油脂或胶布残迹应先用乙醚、汽油或松节油擦净；手术区及其周围毛发应予剃除。

2）患者进入手术室应穿干净衣裤。

3）手术区的消毒一般由洗好手的第一助手执行，先用 2.5%～3.0% 的碘酊涂擦皮肤，待碘酊自然干燥后再用 75% 的酒精将碘酊擦去，或用 0.5% 碘伏直接涂擦皮肤，不必再脱碘。

4）消毒步骤应遵循由上而下、由中心向四周、由最清洁区开始到最不清洁区结束的三原则，涂擦方向一致，切忌来回涂擦；肛门会阴区域或感染手术消毒步骤相反。

5）消毒范围至少要包括切口周围 15cm 以上，如有延长切口的可能，则应适当扩大消毒范围（图 2-4，表 2-1）。

6）对婴儿、面部皮肤、口腔、肛门及外生殖器消毒，一般用 1:1 000 新洁尔灭溶液或 1:1 000 的氯己定溶液或 0.5%～1.0% 碘伏涂擦两遍。忌用碘酊，以免灼伤皮肤和黏膜。

（2）铺无菌手术巾：手术区皮肤消毒后铺无菌巾，其目的是遮盖手术区外的其他部位，以避免或尽量减少术中污染。洗手护士将 4 块手术巾，按 1/4 和 3/4 折叠后逐一递给第一助手。铺巾顺序：切口下→对侧→切口上，最后铺同侧。洗手护士协助第一助手铺中单。铺大单时洞口对准手术区，指示大单头部的标记应位于切口上方。两侧铺开后，向头部和下肢铺开，遮盖除手术区以外所有部位。大布单头端应盖过麻醉架，两侧和足端部应垂下超过手术台边 30cm。铺巾时注意：铺巾者与洗手护士的手不能接触，手术巾在距皮肤 10cm 以上高度放下；且放下的手术巾不能移动，若手术巾位置不正确，能由手术区向外移动，否则换用新手术巾重新铺巾。

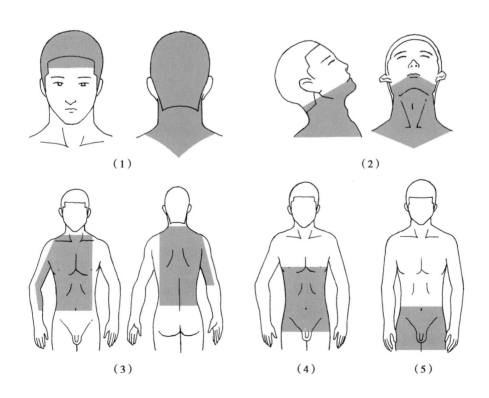

（1）　　　　　　　　　　　　（2）

（3）　　　　　　（4）　　　　　　（5）

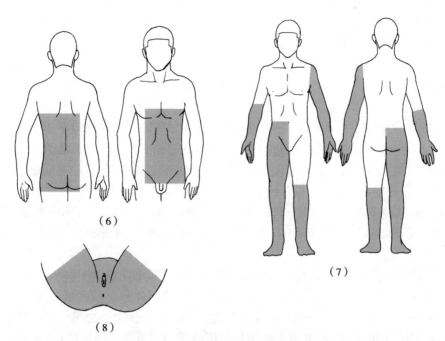

（6）

（8）

（7）

图 2-4　不同手术区的皮肤消毒范围

（1）颅脑手术的皮肤消毒范围；（2）颈部手术的皮肤消毒范围；（3）右侧胸部手术的皮肤消毒范围；（4）腹部手术的皮肤消毒范围；（5）腹股沟和阴囊部位手术的皮肤消毒范围；（6）左肾手术的皮肤消毒范围；（7）四肢不同部位手术皮肤消毒范围；（8）会阴和肛门部位手术的皮肤消毒范围

表 2-1　常见手术部位的消毒范围

手术部位	皮肤消毒范围
头部手术	头及前额
口、唇部手术	面唇、颈及上胸部
颈部手术	上至下唇，下至乳头，两侧至斜方肌前缘
锁骨部手术	上至颈部上缘，下至上臂上 1/3 处和乳头上缘，两侧过腋中线
胸部手术	（侧卧位）前后过中线，上至锁骨及上臂 1/3 处，下过肋缘
乳腺根治手术	前至对侧锁骨中线，后至腋后线，上过锁骨及上臂，下过脐平面
上腹部手术	上至乳头、下至耻骨联合，两侧至腋中线
下腹部手术	上至剑突、下至大腿上 1/3，两侧至腋中线
腹股沟及阴囊部手术	上至脐平面，下至大腿上 1/3，两侧至腋中线
颈椎手术	上至颅顶，下至两腋窝线
胸椎手术	上至肩，下至髂嵴连线，两侧至腋中线
腰椎手术	上至两腋窝连线，下至臀部，两侧至腋中线
肾脏手术	前后过中线，上至腋窝，下至腹股沟
会阴部手术	耻骨联合、肛门周围及臀，大腿上 1/3 内侧
四肢手术	周圈消毒，上下各超过一个关节

【评分标准】

见表 2-2、表 2-3。

表 2-2 外科刷手评分标准

项目（分）	内容及评分细则	得分	扣分	备注
准备质量（10）	1. 穿洗手衣、裤，自己的衣服不外露，衣服束于裤子内；戴一次性帽子、口罩，要求头发、鼻不外露	5		
	2. 指甲不过长，不佩戴饰物。	5		
操作流程（75）	1. 流动水冲洗双手、腕部、前臂、肘部及肘上 6～10cm 处	5		
	2. 用持物钳夹取浸泡在消毒液中的刷子	5		
	3. 刷子蘸取适量肥皂液，依次刷洗指尖、指缘、甲沟、指蹼	5		
	4. 依次刷洗手掌面和掌背，环形刷洗腕部	5		
	5. 完成一侧手部刷洗，交换至对侧，同法依次刷洗指尖、指缘、甲沟、指蹼、手掌面、掌背和腕部	5		
	6. 交换至对侧，刷洗前臂前区和后区，没有遗漏的皮肤区域	5		
	7. 交换至另一侧，同法刷洗前臂前区和后区，没有遗漏的皮肤区域	5		
	8. 交换至对侧，从肘前、后区开始刷洗至肱二头肌区和肱三头肌区（或上臂 6～10cm）皮肤，没有遗漏的皮肤区域	5		
	9. 流动水依次冲洗手部、前臂和上臂，始终保持指尖向上、双手上举、肘关节屈曲	5		
	10. 重复刷洗三遍，每遍 3min	5		
	11. 取无菌方巾，展开方巾，先擦干手掌面和掌背皮肤，对折方巾成三角巾；三角巾顶角向远心端，搭在手背上，牵拉方巾底角，旋转、从远心端向近心端擦干前臂、肘部和上臂	5		
	12. 从外侧移去方巾，展开方巾，取反面，对折成三角巾，搭在对侧手背，旋转、从远心端向近心端擦干前臂、肘部和上臂，结束后从外侧移除方巾	5		
	13. 取适量手消毒液于掌心，依七步洗手法第六步，先将手消毒液均匀涂抹于掌面，将掌面握住对侧腕部，旋转、从远心端向近心端，将手消毒液均匀涂抹于前臂、肘部和上臂，同法涂抹手消毒液于对侧前臂、肘部和上臂	5		
	14. 取适量手消毒液于掌心，依七步洗手法前五部，将手消毒液均匀涂抹于手部	5		
	15. 手消毒结束，保持双手上举，肘部屈曲，双手不得超过肩部水平，肘部不低于腰部水平，双上肢内收，外展不得超过肩宽	5		
全程质量（15）	动作轻巧、准确；态度严肃、认真	5		
	流程正确，如次序颠倒则该项不得分	5		
	无菌观念强，违反一次则该项不得分	5		
合计	100 分	最后得分		裁判签名

表2-3　穿脱手术衣、戴脱手套评分标准

项目（分）		内容及评分细则	得分	扣分	备注
准备质量（10）		1. 自身仪表准备：①穿洗手衣及裤。要求自己衣服不外露，衣服束于裤子内，不佩戴任何饰物。②穿清洁工作鞋，戴一次性帽子、口罩。要求头发、鼻不外露。③指甲不过长，无污垢	5		
		2. 双手保持正确姿势（已完成外科洗手），即双手放在腰以上水平、胸前位置（双手合并上举、曲肘90°于胸前姿势）	5		
全程质量（75）	穿手术衣	1. 取手术衣，选择较宽敞处站立。取衣时避免拖拉手术衣	5		
		2. 手持手术衣衣领，抖开衣服，使手术衣内面朝向自己。抖开时动作应轻巧，勿使手术衣触碰其他物品或地面	5		
		3. 将手术衣轻轻上抛，双手顺势插入袖筒，注意两臂前伸，不可高举过肩及向两侧伸展	5		
		4. 巡回护士在背后手提衣领内面将袖口后拉，使其双手伸出。系好手术衣后面的带子	5		
		5. 双手保持在腰以上、胸前及视线范围内，注意双手不能触摸手术衣外面或其他物品	5		
	戴无菌手套	1. 打开手套内包装袋，捏住手套口向外翻折的部分，取出手套。分清左、右手	5		
		2. 左手持双手套折叠口处，右手伸入手套内。注意未戴手套的手不可触及手套外面。（先戴左手或先戴右手均可）	5		
		3. 将已戴手套的右手插入左手套翻折部内面，左手伸入手套内	5		
		4. 将手套翻折部套在手术衣袖口外面。注意已戴手套的手只能触及手套的外面	5		
	系手术衣腰带	1. 在前方解开手术衣腰带结，将一端递给已穿好手术衣戴好手套的器械护士，或由巡回护士以无菌钳（镊）夹持一端	5		
		2. 转体一圈，在前方系好腰带	5		
		1. 自行解开腰带结，巡回护士协助解开手术衣后面的结	5		
		2. 巡回护士协助将手术衣自后向前脱下，手术衣里面朝外，手套腕部翻折	5		
		1. 手指勾住对侧手套的翻折部（手套的外面不能接触手套的内面，手套的外面不能接触皮肤）将一侧手套脱下	5		
		2. 用已脱下手套侧的手指接触另一侧手套的内面将其脱下	5		
全程质量（15）		①动作轻巧、准确。②态度严肃、认真	5		
		流程正确，如次序颠倒则该项不得分	5		
		无菌观念强，违反一次则该项不得分	5		
合计	100分	最后得分		裁判签名	

（陈奕明　胡吉富）

第二节　外科基本操作

【目的要求】

1. 掌握　手术切开的基本步骤和常见的手术切口选择；打结法的意义和方法；常用的打结方法。

2. 熟悉　各种缝合技术。

【知识扩展】

1. 切开是指使用某种器械（通常为各种手术刀）在组织或器官上造成切口的外科操作过程，是外科手术最基本的操作之一。

2. 缝合（suture）是将已经切开或外伤断裂的组织、器官进行对合或重建其通道，恢复其功能，为组织愈合提供条件。不同部位的组织器官需采用不同的方法进行缝合。缝合可以用持针钳进行，也可徒手直接拿直针进行，此外还有皮肤钉合器、消化道吻合器、闭合器等。

【操作流程】

（一）准备工作

1. 洗净局部皮肤，需要时应剃毛。

2. 器械准备　手术室器械或脓肿切开引流包、手套、治疗盘。

3. 切口选择　应选择在病变附近，能充分显露手术野，直达手术区域，并便于必要时延长切口；尽量与该部位的血管和神经路径相平行，组织损伤小；愈合后尽量不影响生理功能。

4. 局部皮肤常规消毒、戴手套、铺无菌巾。

（二）手术切开

1. 常规手术切口

（1）术者一手执刀，必要时另一手可与助手协助绷紧切口上下极和两侧的皮肤，应保持切缘平直。

（2）手术刀的刀刃与皮肤垂直，防止斜切，刀切入皮肤后以刀刃继续切开，达到预计之皮肤切口终点时又将刀渐竖起呈垂直状态而终止，这样可避免切口两端呈斜坡形状。切开时要掌握用刀力量，力求一次切开全层皮肤，使切口呈线状，切缘平滑。

（3）皮下组织可与皮肤同时切开，若皮下组织切开长度较皮肤切口为短，则可用组织剪剪开。

（4）切开皮肤和皮下组织后，随即用手术巾保护切口周围皮肤，以减少在手术操作时，器械和手同皮肤的接触机会，避免带入细菌。

（5）皮肤及皮下组织切开后，按解剖学层次依次切开，注意防止损伤主要神经、血管及深部组织器官，切开腹膜时要防止损伤腹腔内脏器。

（6）用高频电刀作皮肤及软组织切开，要先用手术刀切开皮肤，再改用电刀切割，这样不会过多损伤皮缘影响愈合；对直径<2mm的小血管可直接切割，不需要用电凝止血；>2mm血管用电刀切割或电凝止血时，输出强度不能过大，以尽量减轻组织损伤。

（7）打开腹腔后，探查腹腔前，应用生理盐水洗去手套上的滑石粉，以减少术后腹腔粘连。

2．管腔切开

（1）作胃、肠、胆管和输尿管等管腔切开时，因管腔内可能存在污染物或刺激性液体，须用纱布保护准备切开脏器或组织部位的四周。

（2）在拟作切口的两侧各缝一牵引线并保持张力，逐层用手术刀或电刀切开，出血点用细丝线结扎或电凝止血；可边切开，边用吸引器吸出腔内液体以免术野污染。

3．浅部脓肿

（1）用1%普鲁卡因沿切口作局部麻醉。

（2）用尖刀刺入脓肿腔中央，向两端延长切口，如脓肿不大，切口最好到达脓腔边缘。

（3）切开脓腔后，以手指伸入其中，如有间隔组织，可轻轻地将其分开，使成单一的空腔，以利于排脓。如脓腔不大，可在脓腔两侧切开做对口引流。

（4）填入盐水纱布或凡士林纱布，并用干纱布和棉垫包扎。

4．深部脓肿

（1）选用适当的有效麻醉。

（2）切开之前先用针穿刺抽吸，找到脓腔后，将针头留在原处，作为切开的标志。

（3）先切开皮肤，皮下组织，然后顺针头的方向，用止血钳钝性分开肌层，到达脓腔后，将其打开，并以手指伸入脓腔内检查。

（4）手术后置入干纱布条，一端留在外面，或置入有侧孔的橡皮引流管。

（5）若脓肿切开后，腔内有多量出血时，可用干纱布填塞整个脓腔，以压迫止血。术后2天，用无菌盐水浸湿填塞的敷料后，轻轻取出，改换烟卷或凡士林纱布引流。

（6）术后做好手术记录，应注明引流物的性状和数量。

（三）常见手术切口的选择及操作方法

1．普外科

（1）腹正中切口：适用于剖腹探查术、胃肠手术、脾切除等（表2-4）。

表2-4　腹部正中切口手术过程

手术步骤	手术配合
1．消毒皮肤	递海绵钳夹持碘伏棉球依次消毒皮肤
2．术野贴手术薄膜	递手术薄膜，干纱垫1块协助贴膜
3．沿腹正中线切开皮肤及皮下组织	递20号刀切开，干纱布拭血，中弯钳止血，1号丝线结扎出血点或电凝止血，递甲状腺拉钩牵开显露术野
4．切开腹白线及腹膜	更换手术刀片，递20号刀切开一小口，组织剪扩大，盐水纱垫或4号刀柄将腹膜外脂肪推开，递中弯钳2把提起腹膜，递20号刀或电刀切开一小口，组织剪扩大打开腹膜
5．探查腹腔	递生理盐水湿手探查，更换深部手术器械及有带盐水纱垫，递腹腔自动牵开器牵开显露术野
6．关腹前	递温盐水冲洗腹腔，清点器械、敷料等数目
7．缝合腹膜及腹白线	递中弯钳提腹膜，9×24圆针7号线间断缝合或0号可吸收线连续缝合
8．冲洗切口	递生理盐水冲洗，吸引器头吸引，更换干净纱布
9．缝合皮下组织	递碘伏棉球消毒皮肤，递有齿镊，9×24圆针1号线间断缝合；再次清点物品数目
10．缝合皮肤	递有齿镊，9×24角针1号线间断缝合或皮肤缝合器缝合
11．覆盖切口	递海绵钳夹持碘伏棉球消毒皮肤，纱布或敷贴覆盖切口

（2）旁正中切口：胰十二指肠切除、胆囊手术等（表2-5）。

表2-5　腹部旁正中切口手术过程

手术步骤	手术配合
1. 消毒皮肤	递海绵钳夹持碘伏棉球依次消毒皮肤
2. 术野贴手术薄膜	递手术薄膜，干纱垫1块协助贴膜
3. 沿腹直肌内侧距中线1～2cm切开皮肤及皮下组织	递20号刀切开，干纱布拭血，中弯钳止血，1号丝线结扎出血点或电凝止血，递甲状腺拉钩牵开显露术野
4. 切开腹直肌前鞘	更换手术刀片，递20号刀切开一小口，组织剪扩大，盐水纱垫拭血
5. 分离腹直肌，结扎血管	递4号刀柄分离，中弯钳钳夹，4号丝线结扎或电凝止血
6. 切开后鞘及腹膜	递中弯钳2把提起腹膜，递20号刀或电刀切开一小口，组织剪扩大打开腹膜
7. 探查腹腔	递生理盐水湿手探查，更换深部手术器械及有带盐水纱垫，递腹腔自动牵开器牵开显露术野
8. 关腹前	递温盐水冲洗腹腔，清点器械、敷料等数目
9. 缝合后鞘及腹膜	递中弯钳提起腹膜，9×24圆针7号线间断缝合或0号可吸收线连续缝合
10. 缝合腹直肌前鞘	递无齿镊，9×24圆针7号线间断缝合
11. 冲洗切口	递生理盐水冲洗，吸引器头吸引，更换干净纱布
12. 缝合皮下组织	递碘伏棉球消毒皮肤，递有齿镊，9×24圆针1号线间断缝合；再次清点物品数目
13. 缝合皮肤	递有齿镊，9×24角针1号线间断缝合或皮肤缝合器缝合
14. 覆盖切口	递海绵钳夹持碘伏棉球消毒皮肤，纱布或敷贴覆盖切口

（3）肋缘下斜切口：肝脏、胆囊、胆总管手术等（表2-6）。

表2-6　腹部肋缘下斜切口手术过程

手术步骤	手术配合
1. 消毒皮肤	递海绵钳夹持碘伏棉球依次消毒皮肤
2. 术野贴手术薄膜	递手术薄膜，干纱垫1块协助贴膜
3. 自剑突与肋缘平行向下、向外斜行切开皮肤及皮下组织	递20号刀切开，干纱布拭血，中弯钳止血，1号丝线结扎出血点或电凝止血，递甲状腺拉钩牵开显露术野
4. 切开腹直肌前鞘及腹外斜肌腱膜	更换手术刀片，递20号刀切开一小口，组织剪扩大，盐水纱垫拭血
5. 切断腹直肌，切开腹内斜肌肌膜	递中弯钳分离、钳夹，20号刀切断，7号丝线结扎或缝扎
6. 切开腹直肌后鞘及腹膜	递中弯钳2把提起腹膜，递20号刀或电刀切开一小口，组织剪扩大打开腹膜
7. 探查腹腔	递生理盐水湿手探查，更换深部手术器械及有带盐水纱垫，递腹腔自动牵开器牵开显露术野
8. 关腹前	递温盐水冲洗腹腔，清点器械、敷料等数目
9. 缝合腹直肌后鞘及腹膜	递中弯钳提起腹膜，9×24圆针7号线间断缝合或0号可吸收线连续缝合
10. 缝合腹直肌前鞘及腹内斜肌肌膜、腹外斜肌腱膜	递无齿镊，9×24圆针7号线间断缝合

续表

手术步骤	手术配合
11. 冲洗切口	递生理盐水冲洗,吸引器头吸引,更换干净纱布
12. 缝合皮下组织	递碘伏棉球消毒皮肤,递有齿镊,9×24 圆针 1 号线间断缝合;再次清点物品数目
13. 缝合皮肤	递有齿镊,9×24 角针 1 号线间断缝合或皮肤缝合器缝合
14. 覆盖切口	递海绵钳夹持碘伏棉球消毒皮肤,纱布或敷贴覆盖切口

(4)腹直肌切口:胆总管手术、右(左)半结肠手术(表 2-7)。

表 2-7 腹部经腹直肌切口手术过程

手术步骤	手术配合
1. 消毒皮肤	递海绵钳夹持碘伏棉球依次消毒皮肤
2. 术野贴手术薄膜	递手术薄膜,干纱垫 1 块协助贴膜
3. 距中线 3～4cm,腹直肌内外缘之间切开皮肤及皮下组织	递 20 号刀切开,干纱布拭血,中弯钳止血,1 号丝线结扎出血点或电凝止血,递甲状腺拉钩牵开显露术野
4. 切开腹直肌前鞘	更换手术刀片,递 20 号刀切开一小口,组织剪扩大,盐水纱垫拭血
5. 分离腹直肌,结扎血管	递 4 号刀柄分离,中弯钳钳夹,4 号丝线结扎或电凝止血
6. 切开腹直肌后鞘及腹膜	递 20 号刀切开后鞘一小口,组织剪扩大,中弯钳 2 把提起腹膜,电刀或组织剪剪开腹膜
7. 探查腹腔	递生理盐水湿手探查,更换深部手术器械及有带盐水纱垫,递腹腔自动牵开器牵开显露术野
8. 关腹前	递温盐水冲洗腹腔,清点器械、敷料等数目
9. 缝合腹直肌后鞘及腹膜	递中弯钳提腹膜,9×24 圆针 7 号线间断缝合或 0 号可吸收线连续缝合
10. 缝合腹直肌前鞘	递无齿镊,9×24 圆针 7 号线间断缝合
11. 冲洗切口	递生理盐水冲洗,吸引器头吸引,更换干净纱布
12. 缝合皮下组织	递碘伏棉球消毒皮肤,递有齿镊,9×24 圆针 1 号线间断缝合;再次清点物品数目
13. 缝合皮肤	递有齿镊,9×24 角针 1 号线间断缝合或皮肤缝合器缝合
14. 覆盖切口	递海绵钳夹持碘伏棉球消毒皮肤,纱布或敷贴覆盖切口

(5)甲状腺切口:在胸骨切迹上二横指沿颈部皮肤横纹做弧形切口,皮肤及皮下组织→颈阔肌→颈白线→甲状腺前肌群→甲状腺组织。

(6)胸壁切口:乳腺手术,距癌肿边缘 4～5cm 做纵行或梭形切口皮肤及皮下组织→浅筋膜→乳腺组织→胸大肌。

(7)腹股沟切口:斜疝,髂前上棘至耻骨联合线上 2～3cm 处切开皮肤,皮肤及皮下组织→浅筋膜→腹外斜肌腱膜→提睾肌→疝囊。

(8)麦氏切口:阑尾,脐与右髂前上棘之间外 1/3 处切开皮肤,皮肤及皮下组织→腹外斜肌腱膜、腹内斜肌及腹横肌→腹横筋膜→腹膜。

2. 骨科

(1)髋关节外侧切口:全髋、半髋手术(表 2-8)。

表 2-8　髋关节外侧切口

手术步骤	手术配合
1. 术野贴手术薄膜	递手术薄膜，干纱垫 1 块协助贴膜
2. 自髂前上棘外下方 2.5cm 向下、向后经股骨大转子外侧延伸至其基底部下 5cm 弧形切开皮肤及皮下组织	递有齿镊、20 号刀切开，干纱布拭血，电刀切开，电凝止血
3. 分离臀大肌与阔筋膜肌间隙，显露关节囊外侧	递中弯钳分离，深三爪拉钩牵开显露
4. 冲洗切口	递生理盐水冲洗，清点器械敷料数目
5. 放置引流管	递硅胶引流管，9×24 角针 4 号线固定
6. 缝合各层肌肉、皮下组织	递无齿镊、0 号可吸收线连续缝合或 9×24 圆针 4 号线间断缝合，递碘伏棉球消毒皮肤，再次清点物品数目
7. 缝合皮肤	更换干净纱布，递有齿镊，9×24 角针 4 号线间断缝合或皮肤缝合器缝合
8. 覆盖切口	递海绵钳夹持碘伏棉球消毒皮肤，纱布、棉垫或敷贴覆盖切口

（2）股骨外侧切口、股骨下段后外侧纵行切口：股骨干骨折、股骨颈骨折（表 2-9）。

表 2-9　股骨外侧切口

手术步骤	手术配合
1. 术野贴手术薄膜	递手术薄膜，干纱垫 1 块协助贴膜
2. 自股骨大转子至股骨外髁连线上切开皮肤及皮下组织、深筋膜	递有齿镊、20 号刀切开，干纱布拭血，电凝止血
3. 纵行切开髂胫束	递中弯钳分离，甲状腺拉钩牵开显露，电刀切开
4. 游离、切开股外侧肌	递中弯钳分离，深三爪拉钩牵开显露
5. 剥离骨膜，显露股骨干	递骨膜剥离子剥离，骨蜡止血
6. 冲洗切口	递生理盐水冲洗，清点器械敷料数目
7. 放置引流管	递硅胶引流管，9×24 角针 4 号线固定
8. 缝合各层肌肉、皮下组织	递无齿镊、0 号可吸收线连续缝合或 9×24 圆针 4 号线间断缝合，递碘伏棉球消毒皮肤，再次清点物品数目
9. 缝合皮肤	更换干净纱布，递有齿镊，9×24 角针 4 号线间断缝合或皮肤缝合器缝合
10. 覆盖切口	递海绵钳夹持碘伏棉球消毒皮肤，纱布、棉垫或敷贴覆盖切口

（3）胫骨内侧切口：胫骨干骨折（表 2-10）。

表 2-10　胫骨内侧切口

手术步骤	手术配合
1. 患肢上止血带，术野贴手术薄膜	递手术薄膜，干纱垫 1 块协助贴膜，驱血带驱血
2. 自胫骨上端至内髁顶端上方 1.0～1.5cm 纵行切开并牵开皮肤、皮下组织，保护隐神经、大隐静脉	递有齿镊、20 号刀切开，干纱布拭血，电凝止血

手术步骤	手术配合
3．切开深筋膜，游离胫前肌及后侧的肌肉，切开剥离骨膜，显露胫骨干	递中弯钳分离，甲状腺拉钩牵开显露，骨膜剥离子剥离
4．冲洗切口	递生理盐水冲洗，清点器械敷料数目
5．放置引流管	递硅胶引流管，9×24角针4号线固定
6．缝合各层肌肉、皮下组织	递无齿镊、0号可吸收线连续缝合或9×24圆针4号线间断缝合，递碘伏棉球消毒皮肤，再次清点物品数目
7．缝合皮肤	更换干净纱布，递有齿镊，9×24角针4号线间断缝合或皮肤缝合器缝合
8．覆盖切口	递海绵钳夹持碘伏棉球消毒皮肤，纱布、棉垫或敷贴覆盖切口

3．泌尿外科

（1）腰部斜切口：肾盂切开取石、输尿管切开取石（表2-11）。

表2-11　腰部斜切口

手术步骤	手术配合
1．消毒皮肤	递海绵钳夹持碘伏棉球依次消毒皮肤
2．术野贴手术薄膜	递手术薄膜，干纱垫1块协助贴膜
3．由12肋下缘1cm横形斜向外下达髂嵴中点上3cm处切开皮肤及皮下组织	递20号刀切开，干纱布拭血，中弯钳止血，1号丝线结扎出血点或电凝止血，递甲状腺拉钩牵开显露术野
4．切开背阔肌、下后锯肌显露腰背筋膜	电刀切开，中弯钳协助并止血，湿纱垫拭血，必要时4号线结扎
5．切开腰背筋膜，推开腹膜，切断腹外斜肌、腹内斜肌、腹横肌	电刀切开，中弯钳协助并止血，湿纱垫拭血，必要时4号线结扎，递甲状腺拉钩牵开显露
6．牵开骶棘肌，剪开腰肋韧带，显露肾周筋膜	递梅氏剪剪开，胸腔自动拉钩牵开显露
7．冲洗切口	递温盐水冲洗，清点器械、敷料等数目
8．放置引流管	递硅胶引流管，9×24角针4号线固定
9．缝合各层肌肉、皮下组织	递无齿镊、0号可吸收线连续缝合或9×24圆针4号线间断缝合，递碘伏棉球消毒皮肤，再次清点物品数目
10．缝合皮肤	递有齿镊，9×24角针1号线间断缝合或皮肤缝合器缝合
11．覆盖切口	递海绵钳夹持碘伏棉球消毒皮肤，纱布或敷贴覆盖切口

（2）11肋、12肋切口：肾切除、肾囊肿去顶术等（表2-12）。

表2-12　经11肋、12肋切口

手术步骤	手术配合
1．消毒皮肤	递海绵钳夹持碘伏棉球依次消毒皮肤
2．术野贴手术薄膜	递手术薄膜，干纱垫1块协助贴膜
3．沿12肋或11肋前端向外延长切开皮肤及皮下组织	递20号刀切开，干纱布拭血，中弯钳止血，1号丝线结扎出血点或电凝止血，递甲状腺拉勾牵开显露术野
4．切开背阔肌、下后锯肌显露12肋骨	电刀切开，中弯钳协助并止血，湿纱垫拭血，必要时4号线结扎

续表

手术步骤	手术配合
5. 切开腰背筋膜及肋间组织，游离肋骨	电刀切开，中弯钳协助并止血，湿纱垫拭血，必要时 4 号线结扎，递 S 拉钩牵开显露
6. 切开骨膜，推开胸膜及膈肌，剪开腰背筋膜，显露肾周筋膜	递梅氏剪剪开，胸腔自动拉钩牵开显露
7. 冲洗切口	递温盐水冲洗，清点器械、敷料等数目
8. 放置引流管	递硅胶引流管，9×24 角针 4 号线固定
9. 缝合各层肌肉、皮下组织	递无齿镊、0 号可吸收线连续缝合或 9×24 圆针 4 号线间断缝合，递碘伏棉球消毒皮肤，再次清点物品数目
10. 缝合皮肤	递有齿镊，9×24 角针 1 号线间断缝合或皮肤缝合器缝合
11. 覆盖切口	递海绵钳夹持碘伏棉球消毒皮肤，纱布或敷贴覆盖切口

（3）腹正中切口：回肠代膀胱术、耻骨上前列腺切除术皮肤及皮下组织→腹白线→腹膜。

4. 胸外科

后外侧切口：肺叶切除、食管癌根治等（表 2-13）。

表 2-13 胸部后外侧切口

手术步骤	手术配合
1. 消毒皮肤	递海绵钳夹持碘伏棉球依次消毒皮肤
2. 术野贴手术薄膜	递手术薄膜，干纱垫 1 块协助贴膜
3. 自第 5 或第 6 肋骨床，前至锁骨中线的肋骨与肋软骨交界处，与肋间平行至肩胛下角，后至脊柱与肩胛骨中线，稍向上延长至第 5 胸椎平面切开皮肤及皮下组织	递有齿镊、20 号刀切开，干纱布拭血，中弯钳止血，1 号丝线结扎出血点或电凝止血，递甲状腺拉钩牵开显露术野
4. 切开前锯肌、背阔肌	电刀切开，中弯钳协助并止血，湿纱垫拭血，必要时 4 号线结扎
5. 游离斜方肌、背阔肌，切断附着在脊突地筋膜束	电刀切断，中弯钳协助并止血，湿纱垫拭血，必要时 4 号线结扎
6. 拉起肩胛骨，切开、剥离第 5 或第 6 肋骨骨膜	递肩胛骨拉钩拉起肩胛骨，电刀切开，骨膜剥离子剥离
7. 切除或切断肋骨，经肋骨床进入胸腔	递肋骨剪截断肋骨两端，去除肋骨，递方头咬骨钳咬平肋骨残端，骨蜡止血；递湿纱垫 2 块保护切口，胸腔自动牵开器牵开
8. 冲洗胸腔	递温盐水冲洗胸腔并吸净，清点器械、敷料等数目
9. 于腋中线、腋后线之间 7、8 肋间放置胸腔引流管	递胸腔引流管，9×24 角针 7 号线固定
10. 关闭胸腔，缝合胸膜及肋间肌，各层肌肉、皮下组织	递肋骨闭拢器拉拢肋骨，9×24 圆针 10 号线或双股 7 号线缝合，关胸完毕前，麻醉师充分膨肺。关胸完毕立即连接水封瓶。递 9×24 圆针 7 号线间断缝合各层肌肉、皮下组织，递碘伏棉球消毒皮肤，再次清点物品数目
11. 缝合皮肤	递有齿镊，9×24 角针 1 号线间断缝合或皮肤缝合器缝合
12. 覆盖切口	递海绵钳夹持碘伏棉球消毒皮肤，纱布或敷贴覆盖切口

5. 颅脑外科

开颅手术切口：颅脑肿瘤、颅脑外伤（表 2-14）。

表 2-14　头颅手术切口

手术步骤	手术配合
1. 消毒头皮	递海绵钳夹持碘伏纱布依次消毒头皮
2. 术野贴手术薄膜	递手术薄膜，干纱垫 1 块协助贴膜
3. 弧形切开皮肤、皮下及帽状腱膜层	递 20 号刀切开，干纱布拭血，电凝止血，递头皮夹钳夹持头皮夹止血，吸引器持续吸引
4. 游离皮瓣止血，弹簧拉钩拉开皮瓣，暴露骨板	电刀切开，中弯钳协助，电凝止血，递弹簧拉钩牵开
5. 切口及剥离骨膜	电刀切开，骨膜剥离子剥离
6. 颅骨钻孔	递手摇钻或电动颅骨钻开颅，边钻边用冲洗球滴注盐水浸湿骨孔，骨蜡止血
7. 锯骨瓣	递线锯导板、线锯条、线锯柄或铣刀
8. 撬开骨瓣	递骨膜剥离子撬开骨瓣，湿纱布包裹，组织钳固定
9. 创面止血	递鹰嘴咬骨钳咬除不整齐的骨缘，骨蜡止血，递冲洗器冲洗，更换细的吸引头
10. 切开硬脑膜	递脑膜镊提起脑膜，11 号刀切开，脑膜剪扩大，递脑棉片保护脑组织
11. 缝合硬脑膜	递 5×12 圆针 1 号线缝合，生理盐水冲洗，清点脑棉片、缝针数目
12. 放置引流管	递硅胶引流管，9×24 角针 4 号线固定
13. 缝合帽状腱膜	递有齿镊、9×24 圆针 4 号线间断缝合，递碘伏棉球消毒皮肤，再次清点物品数目
14. 缝合头皮	递有齿镊、9×24 角针 4 号线间断缝合
15. 覆盖切口	递海绵钳夹持碘伏棉球消毒皮肤，敷贴覆盖切口

6. 妇产科

（1）腹正中切口：子宫、卵巢、输卵管手术皮肤及皮下组织→腹白线→腹膜。

（2）腹部横切口：子宫、卵巢、输卵管手术、剖宫产（表 2-15）。

表 2-15　腹部横切口

手术步骤	手术配合
1. 消毒皮肤	递海绵钳夹持碘伏棉球依次消毒皮肤
2. 术野贴手术薄膜	递手术薄膜，干纱垫 1 块协助贴膜
3. 于耻骨联合上方易于辨认的皮肤皱襞处切开皮肤及皮下组织	递 20 号刀切开，干纱布拭血，中弯钳止血，1 号丝线结扎出血点或电凝止血
4. 于中线处向两侧剥离腱膜并剪开	递组织剪剪开
5. 沿肌肉走向分离腹直肌及腹横肌	递中弯钳钝性分离
6. 打开腹膜，显露腹腔	递中弯钳夹住腹膜，20 号刀划开或组织剪剪开，电刀扩大
7. 探查腹腔	递生理盐水湿手探查，更换深部手术器械及有带盐水纱垫
8. 关腹前	递温盐水冲洗腹腔，清点器械、敷料等数目

续表

手术步骤	手术配合
9. 缝合腹膜、肌肉和筋膜	递中弯钳提腹膜,9×24 圆针 7 号线间断缝合或 0 号可吸收线连续缝合
10. 冲洗切口	递生理盐水冲洗,吸引器头吸引,更换干净纱布
11. 缝合皮下组织	递碘伏棉球消毒皮肤,递有齿镊,9×24 圆针 1 号线间断缝合;再次清点物品数目
12. 缝合皮肤	递有齿镊,9×24 角针 1 号线间断缝合或皮肤缝合器缝合
13. 覆盖切口	递海绵钳夹持碘伏棉球消毒皮肤,纱布或敷贴覆盖切口

(四) 缝合

1. **概述**　缝合是将已经切开或外伤断裂的组织、器官进行对合或重建其通道,恢复其功能。不同部位的组织器官需采用不同的方法进行缝合。缝合可以用持针钳进行,也可徒手直接拿直针进行,此外还有皮肤钉合器、消化道吻合器、闭合器等。

2. **皮肤缝合的基本步骤**　以间断缝合为例(图 2-5)。

(1) 进针:缝合时左手执有齿镊,提起皮肤边缘,右手执持针钳,用腕臂力由外旋进,顺针的弧度刺入皮肤,经皮下从对侧切口皮缘穿出。

(2) 拔针:用有齿镊持针前端顺针的弧度外拔,同时持针器从针后部顺势前推。

(3) 出针、夹针:当针要完全拔出时,阻力已很小,可松开持针器,单用镊子夹针继续外拔,持针器迅速转位再夹针体(后 1/3 弧处),将针完全拔出,由第一助手打结,第二助手剪线。

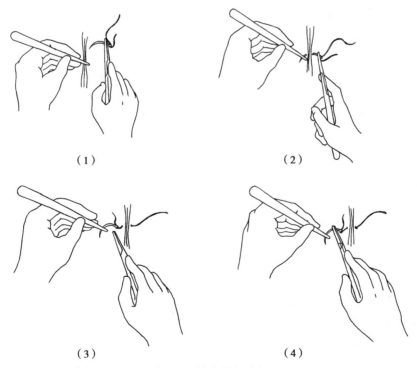

图 2-5　缝合基本过程
缝合步骤:(1)进针;(2)拔针;(3)出针;(4)夹针

3．外科缝合法分类（6类10种缝合法）

（1）单纯间断缝合法

1）一针一线缝合：用于缝合皮肤、筋膜、皮下组织、胃肠道。

2）8字缝合：分为外8字、内8字。两针交叉的间断缝合，适用于腱膜、肌腱和张力较大的组织及创面上较大出血点的缝合止血。

（2）单纯连续缝合法

1）单纯连续缝合：缝线顺着伤口连续缝合，用于腹膜、大的裂口缝合。

2）连续锁边缝合：连续缝合过程中每缝合一针均将线绕过针尖部的缝合，呈锁边拉紧。用于胃肠吻合、甲状腺切除后伤缘缝合，起对合及止血作用。

（3）间断外翻缝合：缝合后使创缘外翻，用于皮肤、血管、输尿管吻合。

1）横褥式缝合

2）直褥式缝合

（4）连续外翻缝合：用于血管吻合。

1）间断内翻缝合：缝合后创缘呈内翻对合。

2）连续内翻缝合：从一切缘外面进针，同侧内面出针，越至对侧从外面进针，内面出针，一般用于胃肠吻合。

（5）连续内翻

（6）荷包缝合

4．缝合的基本原则

（1）要保证缝合创面或伤口的良好对合。缝合应分层进行，按组织的解剖层次进行缝合，使组织层次严密，不要卷入或缝入其他组织，不要留残腔，防止积液、积血及感染。缝合创缘的针距和边距必须均匀一致，这样看起来美观，更重要的是，分担的张力一致并且缝合严密。

（2）注意缝合处的张力。结扎缝合线的松紧度应以切口边缘紧密相接为准，不宜过紧，伤口有张力时应进行减张缝合，伤口如缺损过大，可考虑行转移皮瓣修复或皮片移植。

（3）缝合线和缝合针的选择要适宜。无菌切口或污染较轻的伤口在清创和消毒清洗处理后可选用丝线，已感染或污染严重的伤口可选用可吸收缝线，血管的吻合应选择相应型号的无损伤针线。

（4）缝合的分类及常用的缝合方法很多，按组织的对合关系分为单纯缝合、外翻缝合、内翻缝合三类，每一类又按缝线的连续与否分为间断和连续缝合两种；按缝线与组织间的位置关系分为水平缝合、垂直缝合；按缝合的形态分为荷包缝合、半荷包缝合、U字缝合、8字缝合、T字缝合、Y形缝合等。另外还有用于特别目的所做的缝合，如减张缝合、皮内缝合、缝合止血等。

5．常见缝合方法简介

（1）单纯缝合法：使切口创缘的两侧直接对合的一类缝合方法，如皮肤缝合。

1）单纯间断缝合：操作简单，应用最多，每缝一针单独打结，多用在皮肤、皮下组织、肌肉、腱膜的缝合，尤其适用于有感染的创口缝合（图2-6）。

2）连续缝合法：在第一针缝合后打结，继而用该缝线缝合整个创口，结束前的一针，将重线尾拉出留在对侧，形成双线与重线尾打结（图2-7）。

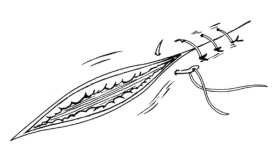

图 2-6　单纯间断缝合

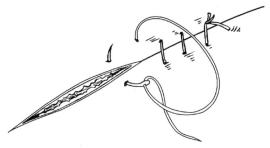

图 2-7　单纯连续缝合

3）连续锁边缝合法：操作省时，止血效果好，缝合过程中每次将线交错，多用于胃肠道断端的关闭，皮肤移植时的缝合（图 2-8）。

4）"8"字缝合：由两个间断缝合组成，缝扎牢固省时。如筋膜的缝合（图 2-9）。

5）贯穿缝合法：也称缝扎法或缝合止血法，此法多用于钳夹的组织较多，单纯结扎有困难或线结容易脱落时。

（2）内翻缝合法：使创缘部分组织内翻，外面保持平滑。如胃肠道吻合和膀胱的缝合。

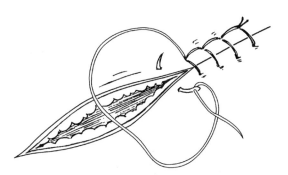

图 2-8　连续锁边缝合

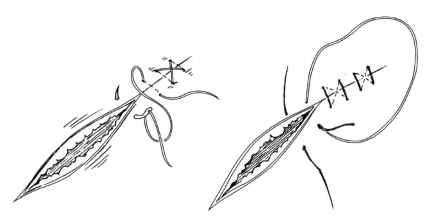

图 2-9　两种"8"字缝合法

1）间断垂直褥式内翻缝合法：又称伦字特（Lembert）缝合法，常用于胃肠道吻合时缝合浆肌层（图 2-10）。

2）间断水平褥式内翻缝合法：又称何尔斯得（Halsted）缝合法，多用于胃肠道浆肌层缝合（图 2-11）。

3）连续水平褥式浆肌层内翻缝合法：又称库欣（Cushing）缝合法，如胃肠道浆肌层缝合（见图 2-12）。

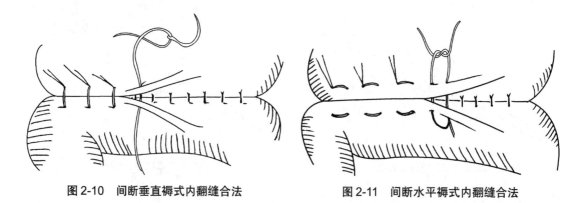

图 2-10　间断垂直褥式内翻缝合法　　　　图 2-11　间断水平褥式内翻缝合法

4）连续水平褥式全层内翻缝合法：又称康乃尔（Connells）缝合法，如胃肠道全层缝合（图 2-13）。

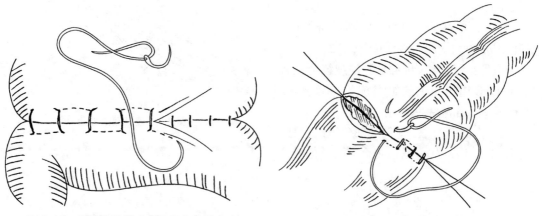

图 2-12　连续水平褥式浆肌层内翻缝合法　　　图 2-13　连续水平褥式全层内翻缝合法

5）荷包缝合法：在组织表面以环形连续缝合一周，结扎时将中心内翻包埋，表面光滑，有利于愈合。常用于胃肠道小切口或针眼的关闭、阑尾残端的包埋、造瘘管在器官的固定等（图 2-14）。

6）半荷包缝合法：常用于十二指肠残角部、胃残端角部的包埋内翻等（图 2-15）。

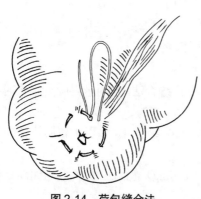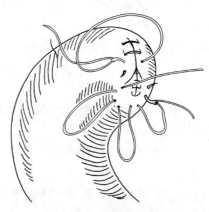

图 2-14　荷包缝合法　　　　　　　图 2-15　半荷包缝合法

（3）外翻缝合法：使创缘外翻，被缝合或吻合的空腔之内面保持光滑，如血管的缝合或吻合。

1）间断垂直褥式外翻缝合法：如松弛皮肤的缝合（图2-16）。

2）间断水平褥式外翻缝合法：如皮肤缝合（图2-17）。

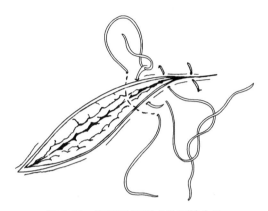

图2-16 间断垂直褥式外翻缝合法

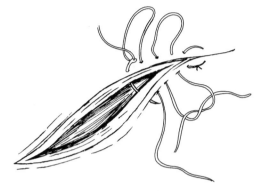

图2-17 间断水平褥式外翻缝合法

3）连续水平褥式外翻缝合法：多用于血管壁吻合（图2-18）。

（4）减张缝合法：对于缝合处组织张力大，全身情况较差时，为防止切口裂开可采用此法，主要用于腹壁切口的减张。缝合线选用较粗的丝线或不锈钢丝，在距离创缘2.0~2.5cm处进针，经过腹直肌后鞘与腹膜之间均由腹内向皮外出针，以保层次的准确性，亦可避免损伤脏器。缝合间距离3~4cm，所缝合的腹直肌鞘或筋膜应较皮肤稍宽。使其承受更多的切口张力，结扎前将缝线穿过一段橡皮管或纱布做的枕垫，以防皮肤被割裂，结扎时切勿过紧，以免影响血运（图2-19）。

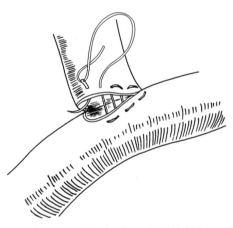

图2-18 连续水平褥式外翻缝合法

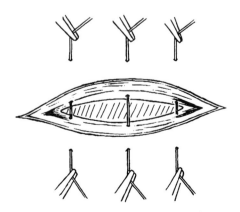

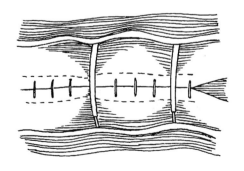

图2-19 减张缝合法

（5）皮内缝合法：可分为皮内间断及皮内连续缝合两种，皮内缝合应用眼科小三角针、小持针钳及 0 号丝线。缝合要领：从切口的一端进针，然后交替经过两侧切口边缘的皮内穿过，一直缝到切口的另一端穿出，最后抽紧，两端可作蝴蝶结或纱布小球垫。常用于外露皮肤切口的缝合，如颈部甲状腺手术切口。其缝合的好坏与皮下组织缝合的密度、层次对合有关。如切口张力大，皮下缝合对拢欠佳，不应采用此法。此法缝合的优点是对合好，拆线早，愈合瘢痕小，美观（图 2-20，图 2-21）。

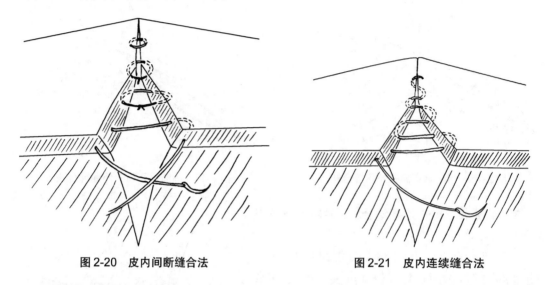

图 2-20　皮内间断缝合法　　　　　　　图 2-21　皮内连续缝合法

（五）打结法

1. 结的种类（图 2-22）

（1）方结（square knot）：又名真结或平结，由两个方向相反的单结组成。打结的要点是第二个单结的方向必须与第一个单结的方向相反，两手用力必须均匀，这是手术操作中最常用的结。

（2）三重结（triple knot）：在完成方结后再打一个与第二个结方向相反的单结，就完成了三重结。三重结一般用于较大血管结扎或使用肠线、尼龙线等较光滑的线结扎时，以增大摩擦力，防止滑脱。近来使用的 Prolene 滑线，其质地稍硬，较滑，使用时则要打五重乃至六重结，方可避免滑脱。

（3）外科结（surgical knot）：打第一个结时绕线两次拉紧，因此打第二个结时不易松脱，牢固可靠，常用于大血管的结扎。

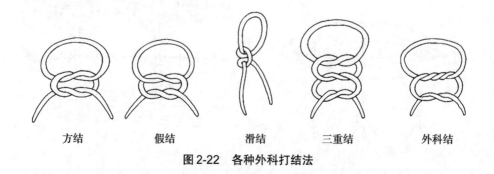

方结　　　　假结　　　　滑结　　　　三重结　　　　外科结

图 2-22　各种外科打结法

此外，尚有两种因打结手法错误产生的结，即：

（4）假结（false knot）：又名十字结，由两个方向相同的单结构成。此结容易滑脱，应该避免。

（5）滑结（sliding knot）：又名易脱结，是在打方结的过程中，一手将线的一端拉直拉紧，另一手持线的另一端在拉直的线上绕线作结构成。此结也易滑脱，应该避免。

2. 外科打结法　常用的外科打结法有徒手打结法和器械打结法。无论哪种打结法都必须合拢一条结扎线的两端，构成线交叉、线环和线结。在构成线结，拉紧结扎线时，必须使两手的牵拉点与结扎点三点同在一直线上，线的两端必须在这一直线上用力才能拉紧。现将徒手打结法和器械打结法分述于后：

（1）徒手打结法：有单手打结法和双手打结法，单手打结法操作简便迅速，但在完成第一个结，松手打第二个结时，第一个结容易松开，故在组织张力较大和结扎重要血管时不宜使用，也不适于深部操作。

1）单手打结法：应用最为广泛，左右手均可作结，虽然各人打结的习惯常有不同，但基本动作是一致的（图 2-23，图 2-24）。

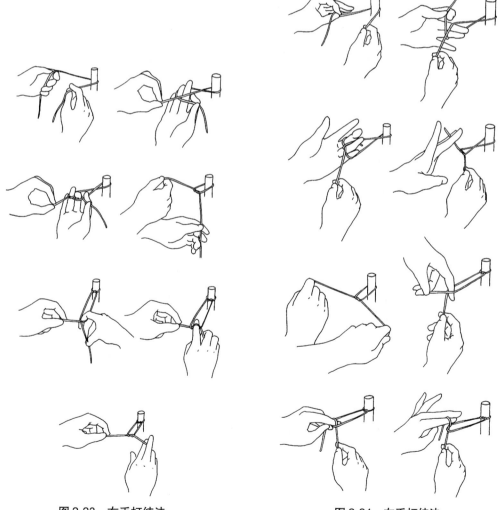

图 2-23　右手打结法　　　　　　　　　图 2-24　左手打结法

2）双手打结法：用左手中指、无名指、小指持同侧或远离操作者一侧线段，右手执另一侧线端，左手拇指绕过并压住右侧线段，挑起左侧线段，再将右侧线段向上绕过左手执线段构成线环，用左手拇指和示指夹住右手所执线端，向下穿过线环并将线头递给右手并双手将结扎线拉紧，完成第一个单结（先手交叉）此时双手提起各自的线段，可稍用力使已完成的第一个线结不松，用左手拇指挑起左手所执同侧线段，右手拉过所执线段压在左手拇指和所执线段上构成线环，然后退出左手拇指，用左手拇指和示指夹住右手所持线端，由下向上穿过线环将线端递给右手并向右侧拉紧，完成其相反方向的第二个单结（后线交叉）（图2-25）。

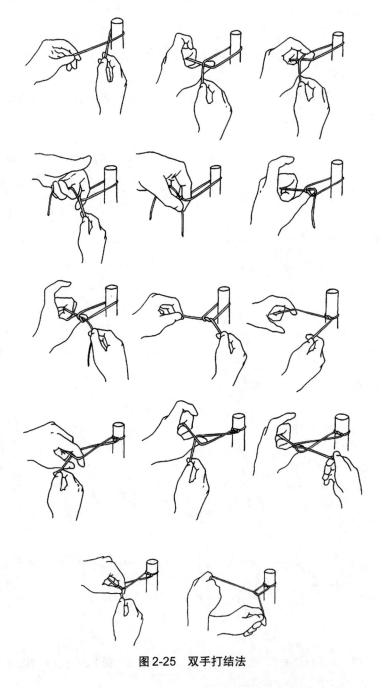

图2-25　双手打结法

3）单手、双手混合打结法：单手打结法操作简便，迅速；双手打结法操作稳妥，牢靠。一般手术中可结合这两种方法的长处，即先用单手打结法完成第一个单结，然后用双手打结法完成第二个单结。

（2）器械打结法：用持针钳或血管钳打结，用于深部结扎，或线头较短用手打结有困难，或为节省用线时，缺点是缝合有张力时不易扎紧（见图2-26）。

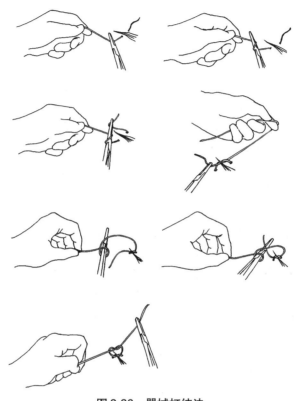

图2-26　器械打结法

（3）打结的注意事项

1）无论用哪种方法打结，第一结与第二结的方向不能相同，否则就成假结。

2）打结时两手用力须均匀，如果只拉紧一根线，则可成为滑结。

3）打结时，每一结均应摆平后再拉紧，忌使成锐角，否则，稍用力线即被拉断。

4）结扎时，用力应缓慢均匀，两手不宜离线结太远，特别是深部打结时，最好用一手指按线结近处，徐徐拉紧，否则易将线结扯断或未扎紧而滑脱。

3. 剪线法　术者在打结完成后，将双线合拢提起，助手持剪，用"一靠、二滑、三斜、四剪"四个动作剪线。先手心朝下，剪稍张开，以剪的一刃靠紧提起的线，向下滑至线结处，再将线剪倾斜将线剪断，倾斜的角度取决于需要留下线头的长短，一般丝线留线头1～2mm，羊肠线留线头3～5mm，不锈钢丝留5～6mm并将钢丝二断端拧紧，皮肤缝线的线头可留0.5。5mm～1cm左右，便于拆线（图2-27）。

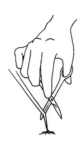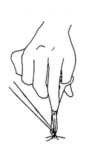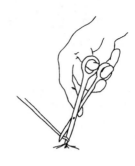

图 2-27　剪线法

（六）止血法

止血是处理出血的手段，止血是否及时、是否恰当至关重要。

1. 压迫止血法　是手术中最常用的止血方法。其原理是以一定的压力使血管破口缩小或闭合，继之由于血流减慢，血小板、纤维蛋白、红细胞可迅速形成血栓，使出血停止。压迫止血可用一般纱布压迫或采用 40～50℃ 的热盐水纱布压迫止血，加压需有足够的时间，一般需 5min 左右再轻轻取出纱布，必要时重复 2～3 次。压迫止血还可用纱布填塞压迫法，因其可能酿成再出血及引起感染，不作为理想的止血手段，但是对于广泛渗血及汹涌的出血，如果现有办法仍未奏效，可采用纱布填塞压迫止血。方法是采用无菌干纱布或绷带填塞压迫，填塞处勿留无效腔，要保持适当的压力，填塞时要做到有序的折叠。填塞物一般于手术后 3～5d 逐步松动取出，并且做好处理再次出血的一切准备。

2. 结扎止血法　有单纯结扎和缝合结扎两种方法。单纯结扎法经常使用，在手术中，对可能出血的部位或可见的出血点，首先进行钳夹，钳夹出血点时要求准确，最好一次成功，结扎线的粗细要根据钳夹的组织多少以及血管粗细进行选择，血管粗时应单独游离结扎。钳夹时不应夹住周围过多组织，扎线要将所需结扎组织完全套住，在收紧第一结时将血管钳慢慢松开，第一结完全扎紧时再松钳移去。特别值得一提的是，止血钳不能松开过快，这样会导致结扎部位的脱落或结扎不完全而酿成出血，更危险的是因结扎不准确导致术后出血。有时对于粗大的血管要双重结扎，重复结扎，同一血管两道线不能结扎在同一部位，须间隔一些距离，结扎时收线不宜过紧或过松，过紧易拉断线或切割血管导致出血，过松可引起结扎线松脱出血。缝合结扎法即贯穿缝扎，主要是为了避免结扎线脱落，或因为单纯结扎有困难时使用，对于重要的血管一般应进行缝扎止血。

3. 电凝止血法　电凝止血即用电灼器止血。现常用的电灼器有高频电刀、氩气电刀，就其止血的方式有单极电凝及双极电凝。在止血时，电灼器可直接电灼出血点，也可先用止血钳夹住出血点，再用电灼器接触止血钳，止血钳应准确地夹住出血点或血管处，夹住的组织越少越好，不可接触其他组织以防烧伤，通电 1～2s 即可止血；也可用小的镊子或 Adison 镊（血管外科用的尖头镊子）直接夹住出血点电凝。电凝止血适用于表浅的小的出血点止血，使用时要注意：①使用前要检查电灼器有无故障，连接是否正确，检查室内有无易燃化学物质；②电灼前用干纱布或吸引器将手术野沾干净，电灼后残面不能用纱布擦拭，只能用纱布蘸吸，以防止血的焦痂脱落造成止血失败；③电灼器或导电的血管钳、镊不可接触其他组织，以防损伤；④应随时用刀片刮净导电物前端的血痂，以免影响止血效果。

4．局部药物或生物制品止血法　在手术创面进行充分止血后仍有渗血时,可用局部止血法,常用的药物或生物制品有:巴曲酶、肾上腺素、凝血酶、明胶海绵、淀粉海绵、止血粉、解尔分思片（gelfex）、施必止等,可采用局部填塞、喷洒、局部注射等方法,如在手术部位注射加肾上腺素的盐水或用蘸有肾上腺素盐水的纱布压迫局部均可减少创面出血,但应注意监测心脏情况。另外目前使用的一些医用生物胶做局部喷洒亦有较好的止血作用。

5．止血带止血法　用于肢体的手术（如矫形、截肢、切痂等手术）和外伤。其作用是暂时阻断血流,创造"无血"的手术野,可减少手术中失血量并有利于精细的解剖,有时作为外伤患者的紧急止血。有三种方法:

（1）棉布类止血带止血法:在伤口近端,用绷带、带状布条或三角巾叠成带状,勒紧止血。一般常作为外伤时现场紧急止血。

（2）橡皮止血带止血法

1）指根部橡皮筋止血法:用废手术乳胶手套袖口处皮筋,剪取后清洗,置于75%酒精内备用;指根部衬垫两层窄纱布,然后用橡皮筋环状交叉于纱布上,同时用止血钳适度夹紧交叉处,但不得过紧,以免影响动脉血流。

2）上、下肢橡皮止血带止血法:将橡皮止血带适当拉紧、拉长绕肢体2～3周。橡皮带末端紧压在橡皮带的另一端上。

（3）充气式气压止血袋止血法:充气式气压止血袋止血法所需器械包括:

1）气压止血袋:气压止血袋类似血压计袖袋,可分成人气压止血袋及儿童气压止血袋、上肢气压止血袋及下肢气压止血袋。气压止血袋还可分成手动充气与电动充气止血袋。

2）驱血带:驱血带由乳胶制成,厚1mm、宽10～12cm、长150cm。具体操作步骤如下:①先绑扎气压止血袋,为防止松动,可外加绷带绑紧一周固定;②气压止血袋绑扎妥当后抬高肢体;③用驱血带由远端向近端拉紧、加压缠绕;④缠绕驱血带后向气压止血袋充气并保持所需压力;⑤松开驱血带。

充气所需压力见表2-16。

表2-16　气压止血法所需充气压力

	上肢	下肢
成人	0.4kPa	0.8kPa
儿童	0.3kPa	0.6kPa

（4）使用止血带注意事项

1）上止血带部位要准确,缠在伤口的近端。上肢在上臂上1/3、下肢在大腿中上段、手指在指根部。与皮肤之间应加衬垫。

2）止血带松紧要合适,以远端出血停止、不能摸到动脉搏动为宜。过松,动脉供血未压住,静脉回流受阻,反使出血加重;过紧,容易发生组织坏死。

3）用止血带时间不能过久,要记录开始时间,一般不超过1.0～1.5h放松一次,使血液流通5～10min。

【评分标准】

见表2-17、表2-18、表2-19。

表 2-17 外科切开缝合评分标准

项目（分）	内容和评分细则	满分	得分	备注
操作准备（10）	着装规范，工作服整洁；佩戴口罩、帽子；清洁双手	5		
	核对患者，说明操作目的和配合注意事项，关闭门窗，遮挡患者，保护患者隐私	5		
切开（20）	戴无菌手套，麻醉	5		
	切开部位消毒、铺巾	5		
	皮肤切口选择的基本原则：①显露好，长度足够，可延长；②损伤小；③愈合牢；④不影响功能；⑤操作简便；⑥注意美观（口头提问）	5		
	右手执刀，左手拇指和示指分开固定并绷紧切口上端两侧皮肤刀腹与皮肤垂直，切开时要掌握用刀力量，力求一次切开全层皮肤切开皮肤和皮下组织后，钳夹结扎或缝扎活动性出血（可口述）	5		
缝合（30）	缝针、缝线选择和持针器夹针、穿线	5		
	进针：左手执有齿镊，提起组织边缘，右手用夹住针线的持针钳与组织垂直进针； 出针：针体的前半部穿过被缝合组织后，即可用镊夹住针体向外沿针体弧度方向拔针，同时持针钳夹住针体后半部进一步前推，协助拔针	5		
	垂直进、出针，顺针的弧度拔针，防针断裂，主要是手腕用力；	5		
	打结：将针拔出后，使组织创缘对合，然后进行结扎，方结或三重结	5		
	剪线：术者在打结完成后，将双线用左手合拢提起，右手持线剪，用"靠、滑、斜、剪"四个动作剪线，注意留线长度 5～10mm，以便于拆线，线头保留	5		
	针距、边距两侧应一致，边距约 0.5～0.6cm，针距约 1.0～1.2cm，缝合线结扎的松紧适当	5		
包扎（10）	有齿镊整齐对合两侧组织，切口两侧组织应按层次严密正确对合	5		
	再次消毒缝合之切口，无菌敷料包扎固定	5		
无菌观念（10）	器械取用、开包、戴手套等操作遵循无菌原则	10		
人文关怀（10）	操作者自我介绍	5		
	观察、询问患者不适感及安慰患者 操作后整理复原患者衣物	5		
熟练度（5）	操作流畅，程序正确，完成时间	5		
操作后（5）	操作后告知患者注意事项，整理物品，垃圾分类放置	5		
合计	100 分	最后得分		裁判签名

表 2-18 缝合打结评分标准（一）

项目（分）	内容和评分细则	满分	得分	备注
单纯间断缝合（40）	第一针			
	选择三角针,持针器夹针后 1/3 处,穿针时针尖朝外,穿针后留短线长短合适	5		
	器械使用手法正确,针距约 1cm 边距约 0.5cm,缝合方法正确	5		
	打结手法正确,方结或三重结,剪线手法正确,线尾长短不限	10		
	第二针			
	选择三角针,持针器夹针后 1/3 处,穿针时针尖朝外,穿针后留短线长短合适	5		
	器械使用手法正确,针距约 1cm 边距约 0.5cm,缝合方法正确	5		
	打结手法正确,方结或三重结,剪线手法正确,线尾长短不限	10		
单纯连续缝合（50）	第一针			
	选择圆针,持针器夹针后 1/3 处,穿针时针尖朝外,穿针后留短线长短合适	5		
	器械使用手法正确,针距约 1cm 边距约 0.5cm,缝合方法正确	5		
	打结手法正确,方结或三重结,剪线手法正确,线尾长短不限	5		
	第二针			
	选择三角针,持针器夹针后 1/3 处,穿针时针尖朝外,穿针后留短线长短合适	5		
	器械使用手法正确,针距约 1cm 边距约 0.5cm,缝合方法正确	5		
	打结手法正确,方结或三重结,剪线手法正确,线尾长短不限	5		
	第三针			
	选择三角针,持针器夹针后 1/3 处,穿针时针尖朝外,穿针后留短线长短合适	5		
	器械使用手法正确,针距约 1cm 边距约 0.5cm,缝合方法正确	5		
	打结手法正确,方结或三重结,剪线手法正确,线尾长短不限	10		
整体评价（10）	操作流畅	10		
扣分备注		扣分		
合计	100 分	最后得分		裁判签名

表 2-19 缝合打结评分标准（二）

项目（分）	内容和评分细则	满分	得分	备注
间断垂直褥式外翻缝合（40）	第一针			
	选择三角针,持针器夹针后 1/3 处,穿针时针尖朝外,穿针后留短线长短合适	5		
	器械使用手法正确,针距约 1cm 边距约 0.5cm,缝合方法正确	5		
	打结手法正确,方结或三重结,剪线手法正确,线尾长短不限	10		
	第二针			

续表

项目（分）	内容和评分细则	满分	得分	备注
间断垂直褥式外翻缝合（40）	选择三角针，持针器夹针后 1/3 处，穿针时针尖朝外，穿针后留短线长短合适	5		
	器械使用手法正确，针距约 1cm 边距约 0.5cm，缝合方法正确	5		
	打结手法正确，方结或三重结，剪线手法正确，线尾长短不限	10		
间断垂直褥式内翻缝合 Lembert 缝合（40）	第一针			
	选择圆针，持针器夹针后 1/3 处，穿针时针尖朝外，穿针后留短线长短合适	5		
	器械使用手法正确，从距切口约 0.5cm 进针约 0.2cm 出针，缝合方法正确	5		
	打结手法正确，方结或三重结，剪线手法正确，线尾长短不限	10		
	第二针			
	选择圆针，持针器夹针后 1/3 处，穿针时针尖朝外，穿针后留短线长短合适	5		
	器械使用手法正确，从距切口约 0.5cm 进针约 0.2cm 出针，缝合方法正确	5		
	打结手法正确，方结或三重结，剪线手法正确，线尾长短不限	10		
整体评价（20）	操作流畅	20		
扣分备注		扣分		
合计	100 分	最后得分		裁判签名

（陈奕明　谭云波）

第三节　换药与拆线

【目的要求】

1. 掌握　换药与拆线的基本操作流程
2. 熟悉　伤口情况的观察和常见问题的处理

【知识扩展】

1. 换药（change dressing）　是指根据伤口情况，更换创口敷料的临床操作。

2. 换药的目的　①观察伤口愈合情况；②清洁伤口，去除渗液或脓液，减少创口细菌的繁殖；③包扎制动患部，使患部得到充分休息；④创口保温，促进局部血液循环。

3. 换药的适应证　①术后 2～3d 检查创口情况；②创口敷料渗血、渗液；③肢体伤口包扎后出现浮肿、胀痛，以及皮肤颜色青紫；④留置的引流物需松动或拔除；⑤化脓感染的创口，需要定时清除坏死组织、脓液，及放置引流物；⑥创口敷料松脱、移位，创口裸露；⑦创口愈合，达规定拆线时间（表 2-20）；⑧人体排泄物污染创口敷料；⑨瘘管漏出物过多。

表 2-20 不同手术部位的拆线时间

创口部位	拆线时间
头、颈、面部	4～5d
胸、腹、背、臀部	7～10d
双上肢	9～10d
双下肢	9～11d
手、足背	10～12d
足底	10～15d
减张切口	14～16d
腹壁伤口全层二期缝合	15～18d

【操作流程】

（一）换药（评分标准见表 2-21）

1. 核对患者信息，查看创口位置、愈合情况。

2. 操作前准备生理盐水、换药包（含换药盘 2 个、镊子 2 把）、无菌棉球、无菌纱布、棉签、碘伏、线剪、引流条。

3. 戴好帽子和口罩（头发、鼻孔不能外露），换药前洗手。

4. 打开换药包，区分换药盘和镊子（一侧用于盛放和钳取无菌物品，一侧用于盛放和钳取污染物品）。将换药所需的棉球、纱布放在无菌的换药盘内。

5. 由外向里揭除胶布，用手以平行的方向逐渐揭除创口的外层敷料，不可向上拉，也不可从伤口一侧拉向另一侧。取下的敷料内面向上放在换药盘内。

6. 一只镊子可直接接触创口，另一只镊子专门用于夹取、传递无菌物品，两把镊子不能混用。

7. 用镊子轻轻揭去内层敷料，如有分泌物黏着，不易取下，可用生理盐水湿润片刻，再揭除。

8. 用 75% 酒精或碘伏棉球由内向外消毒伤口周围皮肤 2 遍。

9. 用无菌纱布覆盖创口，纱布厚度至少达到 4 层，纱布边缘超过创口边缘约 3cm。

10. 贴胶布固定，胶布方向与肢体或躯干长轴垂直，胶布长度适宜。

11. 协助患者整理衣物，交代注意事项。

12. 污染敷料放入医疗垃圾桶内（黄色塑料袋或塑料桶）。

13. 换药结束，再次洗手。

表 2-21 换药评分标准

项目（分）	内容和评分细则	满分	得分	备注
操作前准备（20）	核对患者信息	4		
	屏风遮挡，保护患者隐私（口述）	4		
	操作者戴口罩和帽子	4		
	操作前洗手（七步法）	4		
	打开换药包，将换药所需的棉球、纱布放在无菌的换药盘内	4		

续表

项目（分）	内容和评分细则	满分	得分	备注
操作过程（60）	区分换药盘和镊子，一侧用于盛放和钳取无菌物品，一侧用于盛放和钳取污染物品，两者无交叉使用	6		
	由外向里揭除胶布，用手以平行的方向逐渐揭除创口的外层敷料，不可向上拉，也不可从伤口一侧拉向另一侧	6		
	取下的敷料内面向上放在换药盘内	6		
	一只镊子可直接接触创口，另一只镊子只专门用于传递无菌物品，两把镊子无混用	6		
	用镊子轻轻揭去内层敷料，如有分泌物黏着，不易取下，可用生理盐水湿润后揭去	6		
	用75%酒精或碘伏棉球由内向外消毒伤口周围皮肤2遍	6		
	用无菌纱布覆盖创口，纱布厚度至少达到4层，纱布边缘超过创口边缘约3cm	6		
	贴胶布固定，胶布方向与肢体或躯干长轴垂直	6		
	协助患者整理衣物	6		
	污染敷料放入医疗垃圾桶内（黄色塑料袋或塑料桶）	6		
其他（20）	严格遵守无菌操作，操作准确、熟练	20		
合计	100分	最后得分		裁判签名

（二）换药和拆线（评分标准见表2-22）

1. 核对患者信息，查看创口位置和愈合情况，评估是否达到拆线标准。

2. 操作前准备生理盐水、换药包（换药盘2个、镊子2把）、无菌棉球、无菌纱布、棉签、碘伏、拆线剪。

3. 操作前洗手，戴好帽子和口罩（头发、鼻孔不能外露）。

4. 打开换药包，区分换药盘和镊子（一侧用于盛放和钳取无菌物品，一侧用于盛放和钳取污染物品）。将换药所需的棉球、纱布放在无菌的换药盘内。

5. 由外向里揭除胶布，用手以平行的方向逐渐揭除创口的外层敷料，不可向上拉，也不可从伤口一侧拉向另一侧。取下的敷料内面向上放在换药盘内。

6. 一只镊子可直接接触创口，另一只镊子只专门用于传递无菌物品，两把镊子不能混用。

7. 用镊子轻轻揭去内层敷料，如有分泌物黏着，不易取下，可用生理盐水湿润后揭除。

8. 用75%酒精或碘伏棉球由内向外消毒伤口周围皮肤2遍。

9. 左手用无齿镊提起缝线的线头，使埋于皮肤的缝线露出少许，右手用线剪紧贴皮肤将露出的线结剪断，将缝线向对侧方向拉出。

10. 拆除缝线后，再次检查伤口愈合情况，用碘伏棉球复消皮肤1遍。

11. 用无菌纱布覆盖创口，纱布厚度至少达到4层，纱布边缘超过创口边缘约3cm。

12. 贴胶布固定，胶布方向与肢体或躯干长轴垂直，胶布长度适宜。

13. 协助患者整理衣物，交代拆线后注意事项。

14. 污染敷料和拆除的缝线放入医疗垃圾桶内（黄色塑料袋或塑料桶）。

15. 操作结束，再次洗手。

表 2-22 换药和拆线评分标准

项目(分)	内容和评分细则	满分	得分	备注
操作前准备 (20)	核对患者信息	4		
	屏风遮挡,保护患者隐私(口述)	4		
	操作者戴口罩和帽子	4		
	操作前洗手(七步法)	4		
	打开换药包,将换药和拆线所需的棉球、纱布、拆线剪放在无菌的换药盘内	4		
操作过程 (60)	区分换药盘和镊子,一侧用于盛放和钳取无菌物品,一侧用于盛放和钳取污染物品,两者无交叉使用	6		
	由外向里揭除胶布,用手以平行的方向逐渐揭除创口的外层敷料,不可向上拉,也不可从伤口一侧拉向另一侧,取下的敷料内面向上放在换药盘内	6		
	一只镊子可直接接触创口,另一只镊子只专门用于传递无菌物品,两把镊子无混用,用镊子轻轻揭去内层敷料	6		
	用 75% 酒精或碘伏棉球由内向外消毒伤口周围皮肤 2 遍	6		
	左手用无齿镊提起缝线的线头,使埋于皮肤的缝线露出少许,右手用线剪紧贴皮肤将露出的缝线剪断,将缝线向对侧方向拉出	6		
	拆除缝线后,再次检查伤口愈合情况,用碘伏棉球复消皮肤 1 遍	6		
	用无菌纱布覆盖创口,纱布厚度至少达到 4 层,纱布边缘超过创口边缘约 3cm	6		
	贴胶布固定,胶布方向与肢体或躯干长轴垂直	6		
	协助患者整理衣物	6		
	污染敷料和拆除的缝线放入医疗垃圾桶内(黄色塑料袋或塑料桶)	6		
其他(20)	严格遵守无菌操作,操作准确、熟练	20		
合计	100 分	最后得分		裁判签名

(三)换药和拔除引流管(评分标准见表 2-23)

1. 核对患者信息,确定引流管的位置、引流量、引流液的性状,评估是否需要拔管。

2. 准备换药包(换药盘 2 个、镊子 2 把)、无菌棉球、无菌纱布、棉签、碘伏、拆线剪。

3. 操作前洗手,戴好帽子和口罩(头发、鼻孔不能外露)。

4. 打开换药包,区分换药盘和镊子(一侧用于盛放和钳取无菌物品,一侧用于盛放和钳取污染物品)。将换药所需的棉球、纱布放在无菌的换药盘内。

5. 由外向里揭除胶布,用手以平行的方向逐渐揭除创口的外层敷料,不可向上拉,也不可从伤口一侧拉向另一侧。取下的敷料内面向上放在换药盘内。

6. 一只镊子可直接接触创口,另一只镊子只专门用于传递无菌物品,两把镊子不能混用。

7. 用镊子轻轻揭去内层敷料,如有分泌物粘着,不易取下,可用生理盐水湿润后揭去。

8. 用 75% 酒精或碘伏棉球由内向外消毒伤口和引流管口周围皮肤 2 遍。

9. 用无菌纱布覆盖创口,纱布厚度至少达到 4 层,纱布边缘超过创口边缘约 3cm。

10．用线剪拆除引流管口缝线，用镊子夹住引流管缓缓抽出，观察引流管是否完整，再用镊子夹一棉球在引流管口区域按压，使引流管口内残留液体尽量排出。如为负压吸引管，先解除负压，然后再拔除引流管。

11．用无菌纱布覆盖引流管口，纱布厚度至少达到4层。

12．贴胶布固定，胶布方向与肢体或躯干长轴垂直，胶布长度适宜。

13．协助患者整理衣物，交代拔管后注意事项。

14．污染的敷料、拔除的引流管和拆除的缝线放入医疗垃圾桶内（黄色塑料袋或塑料桶）。

15．操作结束，再次洗手。

表 2-23 换药和拔除引流管评分标准

项目（分）	内容和评分细则	满分	得分	备注
操作前准备（20）	核对患者信息	4		
	屏风遮挡，保护患者隐私（口述）	4		
	操作者戴口罩和帽子	4		
	操作前洗手（七步法）	4		
	打开换药包，将换药和拆线所需的棉球、纱布、拆线剪放在无菌的换药盘内	4		
操作过程（60）	区分换药盘和镊子，一侧用于盛放和钳取无菌物品，一侧用于盛放和钳取污染物品，两者不交叉使用	6		
	由外向里揭除胶布，用手以平行的方向逐渐揭除创口的外层敷料，不可向上拉，也不可从伤口一侧拉向另一侧，取下的敷料内面向上放在换药盘内	6		
	一只镊子可直接接触创口，另一只镊子只专门用于传递无菌物品，两把镊子无混用，用镊子轻轻揭去内层敷料	6		
	用75%酒精或碘伏棉球由内向外消毒伤口和引流管口周围皮肤2遍	6		
	用无菌纱布覆盖创口，纱布厚度至少达到4层，纱布边缘超过创口边缘约3cm	6		
	用线剪拆除引流管口缝线，用镊子夹住引流管缓缓抽出，观察引流管是否完整，再用镊子夹一棉球在引流管口区域按压，使引流管口内残留液体尽量排出	6		
	碘伏棉球复消引流管口周围皮肤1遍，用无菌纱布覆盖引流管口	6		
	贴胶布固定，胶布方向与肢体或躯干长轴垂直	6		
	协助患者整理衣物	6		
	污染敷料和拆除的缝线放入医疗垃圾桶内（黄色塑料袋或塑料桶）	6		
其他（20）	严格遵守无菌操作，操作准确、熟练	20		
合计	100分	最后得分		裁判签名

【模拟试题】

1. 患者女,23岁。因"左侧乳腺包块"行包块切除术,术后2d。请为患者换药。

2. 患者男,41岁。因"左侧胫骨骨折"行"左侧胫骨切开复位内固定"术,术后12d。既往有糖尿病史。查体:左侧下肢创口愈合良好。请对患者的创口进行适当处置。

3. 患者男,45岁。因"胆总管结石"行"胆总管切开取石、T管引流术",术后12d。行T管造影,显示胆总管通畅。请对患者的创口和引流管进行适当处置。

(王 宁 吴学东)

第四节 清 创 术

【目的要求】

1. 掌握 清创术的操作流程。

2. 熟悉 清创术的原则。

【知识扩展】

1. 清创术(debridement) 是指根据伤口情况,通过手术的方法,使污染伤口变为清洁伤口,促进伤口愈合的措施。清创术的目的是将污染伤口变成清洁伤口,为组织愈合创造良好条件。

2. 伤口的分类 ①清洁伤口:用"Ⅰ"代表,指未受细菌污染的伤口。通常见于甲状腺切除、疝修补、脾脏切除等手术切口,经过正确处理,一般能达到一期愈合;②可能污染伤口:用"Ⅱ"代表,指可能带有细菌的伤口。通常见于上消化道、呼吸道、泌尿道的手术,经过正确处理,一般能避免切口感染;③污染伤口:用"Ⅲ"代表,指邻近感染区或直接暴露于感染区的切口和外伤性伤口,污染程度不同,通常见于炎症状态下的阑尾切除术、腹腔脓肿切开引流、浅表脓肿切开引流和开放性损伤等情况,创口发生感染概率高。

3. 伤口愈合分级 ①甲级愈合,指创缘对合整齐,无红肿反应,如期愈合;②乙级愈合,指创口出现红肿炎症反应,或有血肿、积液等,但未化脓;③丙级愈合,指创口明显红肿,有脓性分泌物,皮下形成脓肿。

4. 创口愈合记录 "伤口分类"+"伤口愈合分级",如"Ⅰ/甲"指清洁伤口愈合优良;"Ⅱ/乙"指可能污染伤口愈合缺陷。

5. 清创前物品准备 清创常用物品为生理盐水、缝线、无菌手术包(包括刀柄、镊子、持针器、止血钳、手术剪)、一次性洞巾、肥皂液、3%过氧化氢溶液、纱布、毛刷、5ml注射器、无菌手套、手术刀片、碘伏、缝针、利多卡因、止血带、绷带、引流条。

【操作流程】

1. 医患沟通,告知患者清创术的必要性和常见并发症,取得患方知情同意。

2. 操作前认真核对患者信息,注意保护患者隐私。

3. 操作者戴帽子和口罩(头发、鼻孔不能外露),洗手。

4. 戴手套 选取适合操作者型号的手套,无菌打开内包装,拿取手套口向外翻折的部分,不能触碰手套外面,辨清左、右侧手套,右手对准手套,五指插入戴好,已戴手套的右手除拇指外,其余四指插入左手手套翻折部的内侧面,左手插入手套。

5. 取无菌纱布,完全覆盖创口,用无菌毛刷蘸取肥皂水,仔细刷洗创口周围皮肤,范围距创口约 30cm，后用生理盐水冲尽肥皂水，防止刷洗液和冲洗液流入伤口，重复 3 遍。

6．移去覆盖创口的无菌纱布，用大量生理盐水冲洗创口，后用 3% 过氧化氢溶液冲洗创口，再用生理盐水冲洗创口。

7．用无菌纱布将创口周围皮肤擦拭干净，更换手套。

8．用碘伏棉球消毒创口周围皮肤 2～3 遍，避免消毒剂流入创口，铺无菌洞巾。

9．用 2% 利多卡因溶液沿创口外周（距创缘约 1～2cm），作局部浸润麻醉。

10．待麻醉生效后，仔细检查伤口，是否有活动性出血，是否有肌肉、神经、肌腱、血管、骨骼的损伤。用组织剪或手术刀修剪创缘皮肤，仔细止血，去除异物和失活、污染严重的组织（组织水肿，无弹性、色紫黑、无光泽，切开时断面不流血），用 3% 过氧化氢溶液冲洗创口，再用生理盐水冲洗。

11．移去所用的洞巾敷料等，更换手套，重新消毒铺巾，并更换已用过的手术器械。

12．逐层缝合创口，根据创口情况决定是否放置引流物，如创口污染严重，可考虑留置生理盐水纱条或橡皮片引流，如创面渗血，可考虑填塞凡士林纱布。

13．开放性创口如满足一期缝合的指征（伤后 6～8h 以内的创口；伤后 8～12h 以内污染较轻的创口；伤后 24～48h 内头面部创口），清创后给予缝合；如不能满足一期缝合指征，则只清创不缝合，覆盖敷料，胶布固定。

14．协助患者整理好衣物，交代术后注意事项。

15．对医疗垃圾进行分类处置。

16．操作完成，再次洗手。

【评分标准】

见表 2-24。

表 2-24　清创术评分标准

项目（分）	内容和评分细则	满分	得分	备注
操作前准备（20）	核对患者信息；并向患者交代清创术的必要性和并发症，签署手术同意书（口述）	5		
	屏风遮挡，保护患者隐私（口述）	5		
	操作者戴口罩和帽子，操作前洗手	5		
	物品准备，并按无菌要求打开手术包；相关无菌物品放入手术包内	5		
操作过程（70分）	戴手套，取无菌纱布，完全覆盖创口	6		
	用肥皂水仔细刷洗创口周围皮肤，范围距创口约 30cm，后用生理盐水冲净肥皂水，防止刷洗液和冲洗液流入伤口，重复 3 遍	6		
	移去覆盖创口的无菌纱布，用大量生理盐水冲洗创口，后用 3% 过氧化氢溶液冲洗创口，再用生理盐水冲洗创口	6		
	用无菌纱布拭干创口，查看有无活动性出血、异物，有无合并神经、血管、肌腱损伤	6		
	更换手套，用碘伏棉球消毒创口周围皮肤 2～3 遍，避免消毒剂流入创口，铺无菌洞巾	6		
	用 2% 利多卡因溶液沿创口外周（距创缘约 1～2cm），作局部浸润麻醉	6		

续表

项目(分)	内容和评分细则	满分	得分	备注
操作过程 (70分)	待麻醉生效后,用组织剪或手术刀修剪创缘皮肤,仔细止血,去除异物和失活、污染严重的组织	6		
	用3%过氧化氢溶液及生理盐水冲洗创口	6		
	移去所用的洞巾和敷料,更换手套,重新消毒铺巾	6		
	开放性创口如满足一期缝合的指征(伤后6～8h以内的创口;伤后8～12h以内污染较轻的创口;伤后24～48h内头面部创口),清创后给予缝合;如不能满足一期缝合指征,则只清创不缝合,覆盖敷料,胶布固定	10		
	协助患者整理衣物,交代术后注意事项,医疗垃圾规范处置	6		
其他(10分)	严格无菌操作,操作准确、熟练	10		
合计	100分	最后得分		裁判签名

【模拟试题】

1. 患者男,46岁,左前臂锐器伤伴流血2h就诊。查体:生命体征平稳,神志清楚,左前臂可见一长约3cm伤口。请对患者的伤口进行处理(在模型上完成操作)。

2. 患者女,23岁,车祸伤后1h入院。查体:面部有长约4cm伤口,内有玻璃碎屑。请对患者的伤口进行处理。

（王　宁　吴学东）

第五节　体表肿块切除

【目的要求】

掌握　常见体表肿物切除的适应证和方法。

【知识扩展】

体表肿物是外科的常见病、多发病,是来源于皮肤、皮肤附件、皮下组织等浅表软组织的肿物。体表肿物主要包括脂肪瘤、皮脂腺瘤、纤维瘤、神经纤维瘤、血管瘤、色素痣等,其治疗方法以手术切除为主。

【操作流程】

浅表脂肪瘤切除术

1. 适应证　表浅脂肪瘤影响功能、劳动和美观者可考虑手术。

2. 操作方法

(1)术前准备:清洗局部皮肤,备皮。

(2)麻醉的选择:采取局部浸润麻醉(主要是1%～2%的利多卡因,用量5～10ml,极量20ml,无高血压者可以加入2～5滴肾上腺素以减少局部出血)。

(3)手术步骤:手术切除可分为切除法和挤切法。

1)切除术具体步骤包括:在局部浸润麻醉下,在脂肪瘤表面,沿其长轴做直切口,直达脂肪瘤的包膜,沿脂肪瘤包膜用示指或止血钳行钝性分离。脂肪瘤多呈分叶状,形态不规则,应注意完整地分离出具有包膜的脂肪瘤组织,用组织钳提起瘤体分离基底,切除肿瘤,彻底结扎止血后,逐层缝合皮下组织、皮肤。

2)挤切法。四肢或其他部位皮下组织较疏松的小脂肪瘤(一般≤7cm),肿瘤又与周围组织无慢性炎症粘连者,用挤切法切除肿瘤。先以左手拇指、示指及中指捏起肿瘤,全层切开肿瘤表面皮肤,用力均匀地挤捏,肿瘤即可自行滑出皮肤切口,再切除之,逐层缝合皮下组织、皮肤。

(4)术后处理:切口敷料要妥善包扎,根据身体不同部位按期拆线(一般头面颈部在4~5d拆线,下腹部、会阴部6~7d,胸部、上腹部、背部、臀部7~9d,四肢10~12d,减张缝线14d,年老、营养不良患者可延迟拆线时间,有时可以采用间断拆线)。

(5)注意事项:脂肪瘤手术注意事项包括:①肿瘤血运较为丰富,术中术后出血较多,术中要彻底止血,消灭无效腔,术后加压包扎,引流通畅,防止血肿及渗出液的积聚,较大的脂肪瘤切除后应予以留置橡皮条引流。②面部的皮下脂肪瘤可采用类似整容手术的手术方法。③多发性对称性脂肪瘤无完整包膜,且常沿周围组织结构间隙生长,不易切净,故手术仅强调达到美容效果,不以完全切除为目的。

(6)并发症及处理

1)脂肪液化。脂肪瘤,特别是背部脂肪瘤,手术切除肿瘤后会造成局部皮肤张力大,皮下脂肪层组织血运差,易形成脂肪液化。处理:术中应予以彻底止血,消灭无效腔,必要时留置引流管,并且缝合、打结动作轻柔,减少脂肪组织割伤;术后如出现脂肪液化,应予以拆除部分或全部缝线并加强引流,应用高渗盐水清洗腔隙,并用高渗盐水纱条填入引流,以加快肉芽组织生长和组织修复的作用。

2)切口感染。脂肪瘤切除术后可能引起切口感染。处理:术前治疗原发病,如糖尿病患者控制血糖至<10mmol/L,最好能达到<8mmol/L。术中严格无菌操作;严密缝合,不留无效腔。术后一旦发现切口感染,感染部位切口早期敞开,清除各种积液、积脓及坏死组织,用碘伏纱条覆盖创面,每日切口换药,更换引流条,再行二期缝合切口。

(7)其他体表肿物的手术治疗原则

1)皮脂腺囊肿又称粉瘤或皮脂腺瘤,是一种皮脂分泌物潴留淤积性疾病。以病损部的黑头粉刺和囊肿感染为主要表现,偶见发生癌变。治疗原则:手术中可在与囊肿相连的皮肤,尤其是见到导管开口时,沿着皮纹方向设计梭形的皮肤切口,连同囊肿一起摘除。分离时应特别小心,囊壁很薄,应当尽量完整地摘除。如果残留囊壁,则易于复发。如果术前有红、肿、热、痛等炎症表现,则应首先控制炎症,后期再安排手术。

2)色素痣是由色素细胞错构并聚集所形成的赘生或色斑。手术切除适应证包括:①经常受摩擦部位,如足底、手掌、外生殖器部位,或带有色素晕者;②有碍面容,切除后可以改善外貌者;③患者有恶变恐惧症,经解释无效者;④凡有以下恶变信号的痣,应立即切除,切勿延误:痣骤然增大;颜色加深或不均匀;痣边界变模糊,色素呈放射状扩展;痣周围出现色素环、色素小点或卫星小痣;痣上原有毛发,而毛发脱落者;局部有轻微刺痒、灼热、疼痛;表面易出血、结痂或溃疡。手术可在局麻下进行,切除时应包括周围正常皮肤,怀疑恶变的需要切除周围正常皮肤3cm,并将全层皮肤切除。切下组织送病理检查。

3)神经纤维瘤。神经纤维瘤是一种常见的良性肿瘤,生长速度较慢,但也可阶段性加速生长,如青春期和妊娠期,可累及神经、肌肉、骨骼、器官和皮肤。神经纤维瘤目前的治疗以病理组织切除、改善局部形态、减轻瘤体负荷为主。术中将肿瘤与其起源的神经干一并游离出来,将病变神经及肿瘤完整切除,近端神经断端应置于血液供应丰富的组织内,以防术后疼痛。如肿瘤发源于粗大的神经干,如尺、桡、正中神经等,则应注意手术时勿将其损伤,如有损伤,需作神经缝合。

4)血管瘤。是先天性毛细血管增生扩张的良性肿瘤,多在出生时或出生后不久发生,少数在儿童期或成人期开始发病。手术治疗原则:尽可能切除病灶,以免复发,切除病灶后的创面应以能拉拢缝合,且不引起局部器官移位及功能障碍为宜。对于创面较大的头面部、手部及其他重要的创面,可进行全厚皮或中厚皮移植、修复。

5)关于是否需要行病理检查的问题。原则上切除包块均需要行病理检查明确性质。乡镇卫生院因条件有限,未开展病理检查。所有行包块切除患者,均应做好沟通记录,务必督促其将所切除组织送上级医院行病理检查,特别是性质不明、怀疑有恶变倾向者,不能存侥幸心理。

【评分标准】

见表2-25。

表2-25 体表肿物切除评分标准

项目(分)	内容和评分细则	满分	得分	备注
术前准备(10)	全面询问病史,做全身检查,确定肿物的大小,以利选择修复的方法	5		
	检查出血时间和凝血时间,了解患者凝血功能	5		
麻醉(10)	局部浸润麻醉,麻醉剂剂量合适,范围合理,完成后测试麻醉效果	10		
手术过程(40)	常规消毒术野,铺巾	5		
	设计手术切口。根据病变情况选择尽可能平行于皮肤纹理或顺体表轮廓的切口	5		
	沿皮纹切开肿块的表面皮肤。用弯止血钳沿瘤体包膜分离肿瘤,钳夹及结扎所有见到的血管。用组织钳提起肿物,切除肿瘤。止血后,分层缝合切口	5		
	严格遵守无菌、无痛、无创、无张力缝合等操作原则	5		
	肿物要彻底切除,切口选择尽可能隐蔽	5		
	止血彻底,保持术野清晰	5		
	创缘皮肤对合整齐,防止皮下无效腔(死腔)	5		
	加压包扎固定	5		
术后处理(10)	定时更换敷料,检查创面	5		
	根据手术部位确定拆除缝线时间	5		
总体评价(30)	严格无菌操作,手术操作手法熟练,术中止血彻底,肿物切除彻底,皮肤创缘对合整齐,切口敷料要妥善包扎	30		
合计	100分	最后得分		裁判签名

(陈奕明 杨继武)

第六节　骨折的外固定

一、石膏固定术

【目的要求】

1. 掌握　石膏固定术的基本流程。

2. 熟悉　各部位石膏固定的具体要求。

3. 了解　不同石膏种类的使用方法。

【知识扩展】

(一)概念

石膏绷带(plaster bandage)是常用的外固定材料,是将无水碳酸钙粉末撒在特制的稀孔绷带上,吸水后具有很强的塑型性,能在短时间内逐渐结晶变硬。

(二)适应证

1. 小夹板难以固定的某些部位的骨折,如脊柱骨折。

2. 开放性骨折经清创术后创口尚未愈合者。

3. 某些骨关节行关节融合术者(如关节结核行融合术)。

4. 畸形矫正术后,维持矫正位置。

5. 治疗化脓性骨髓炎、关节炎者,固定患肢,减轻疼痛。

6. 肌腱、血管、神经以及韧带需要高保护固定。

(三)禁忌证

1. 确诊或可疑伤口有厌氧菌感染者。

2. 全身情况差,心、肺、肾功能不全或患有进行性腹腔积液者。

3. 孕妇忌做腹部石膏。

4. 年龄过大体力虚弱者,忌用巨型石膏。

5. 新生儿、婴幼儿不宜长期石膏固定。

(四)优缺点

1. 优点　能够根据肢体的形状塑形,易于达到三点固定的治疗原则,固定确实,护理方便,便于长途运送。

2. 缺点　沉重、透气性及 X 射线透光性差,固定时一般需超过骨折部的上、下关节,可导致关节僵硬。

(五)用法

石膏绷带固定范围:石膏对患部的固定有一定范围,其原则是将患部上、下两个邻近的关节一起固定,一般使用衬垫石膏(保护骨隆突部的皮肤和其他软组织不被压伤导致褥疮)。将石膏绷带卷平放在温水,待无气泡时取出,手握两端,轻轻挤去水分,即可使用。

(六)常用石膏固定类型

1. 石膏托　按需要将石膏绷带折叠成需要长度的石膏条,置于伤肢的一侧(通常是背侧或后侧),用绷带卷包缠,达到固定的目的。上肢一般 8~12 层,下肢一般 10~14 层,其宽度应包围肢体周径的 2/3 为宜。

2.石膏夹板 按石膏托的方法制作两条石膏带,分别置贴于被固定肢体的伸侧及屈侧,用手抹平贴合肢体,绑带包缠。多用于骨关节损伤后肢体肿胀时,便于调整松紧,以防影响肢体血运。

3.石膏管型 是将石膏条带置于伤肢屈伸两侧,再用石膏绑带包缠固定肢体。有时为防止肢体肿胀导致血液循环障碍,在石膏管型塑性后尚未干硬时,于肢体前方纵行剖开,称石膏管型的剖缝。

4.躯干石膏 是采用石膏条带与石膏绑带相结合形成一个整体包缠固定躯干的方法。如:头颈胸石膏、石膏背心、髋人字石膏等。

(七)注意事项

1.保持平整。切勿扭转,防皱褶。

2.塑捏成型。使其干硬后符合肢体轮廓。下肢如同紧身衣裤,足部应注意足弓的塑型。

3.应将手指、足趾露出,以便观察肢体的血液循环、感觉和运动功能等,同时有利功能锻炼。

4.石膏绑带包扎完毕抹光后,应在石膏上注明包石膏的日期和类型,如有创口,需要标明位置或直接开窗。

5.密切观察肢体远端的血液循环、感觉和运动。如有剧痛、麻木、血运障碍应及时将石膏绑带纵行剖开,以免发生缺血性肌挛缩或肢体坏死。

6.衬垫 石膏无弹性,如不垫以衬垫,就易引起组织压伤。一般而言石膏覆盖的部位都应覆以衬垫,在骨隆突处及软组织稀少处尤应加厚。常用衬垫有棉织套筒、棉纸、棉絮垫等。石膏绷带固定前,应在骨骼隆起部位先垫棉纸或棉垫。

7.鼓励患者积极功能锻炼,防骨质疏松和肌挛缩。

(八)并发症

1.压迫性溃疡 石膏塑型不好、衬垫不当可引起压迫性溃疡,尤以骨隆起部位,如踝、足跟、髂前上棘、骶骨部等处最易发生。故于骨隆起部位必须加衬垫。

2.缺血性肌挛缩或肢体坏死。石膏过紧可能引起静脉血与淋巴回流受阻,使肢体淤血、肿胀,而导致血循环障碍不断加剧。如此恶性循环,若不及时剖开石膏减压处理,即可产生缺血性肌挛缩或肢体坏死。

3.神经损伤 以腓总神经、尺神经、桡神经较易发生受压损伤,故行石膏固定时,腓骨头、颈部与肘后及后上方均应加衬垫。

4.过敏性皮炎 极少数患者包石膏后出现过敏性皮炎,痒、水泡或更严重的过敏反应,不宜应用石膏固定。

【操作流程】

(一)评估

1.核对医嘱 患者床号、姓名、诊断。

2.既往史和相关因素

(1)一般情况:年龄、目前的病情、治疗护理、患者的意识、合作能力及相关的影像学检查。

(2)受伤情况:了解受伤的原因、部位、时间、体位、方式等。

3．身体及心理状况

（1）局部情况：石膏固定部位及边缘皮肤有无伤口、感染、温度及颜色的改变。

（2）全身及心理状况：患者的意识、生命体征，有无焦虑、恐惧等情况。

4．评估环境　环境宽敞、明亮、清洁、舒适、安全，屏风遮挡，温度、湿度适宜。

5．评估物品　根据病情、年龄、固定部位选择固定的种类及合适的石膏固定，用物准备齐全，摆放符合操作要求。

（二）计划

1．操作者自身准备　着装整齐、洗手、戴口罩。

2．用物准备　石膏材料、棉垫、手套、普通绷带若干卷、石膏剪等。

（三）实施（以石膏管型为例）

1．备齐用物，推至床旁，核对患者床号、姓名。

2．清洁固定部位肢体于功能位，多毛者剃尽毛发并洗净，有伤口者予以换药病并包扎固定。

3．将固定肢体套上弹力护套，确保超过固定边界 3～5cm，接着裹上一层衬垫，注意保护骨性突出，需要抗湿或抗潮的部位，可使用合成的防水骨科衬垫。

4．打开石膏绷带卷，戴上手套，防止石膏或树脂贴在皮肤上而引起过敏，将绷带在水中浸 2～5s，挤 2～4 次以加速凝固。

5．确保肢体位置正确，右手握住石膏绷带卷，左手将石膏绷带卷的开端部位敷贴在患者肢体上，两手交替，右手将石膏绷带卷围绕肢体迅速包扎，从肢体近侧向远侧，缠绕绷带时每圈卷有下一圈的一半，在踝、肘、膝关节以"8"字缠绕，使绷带保持平整；与肢体外形贴敷，在缠绕最后一层时，将弹力护套顶端反折，确保树脂石膏没有夹角和硬的边缘，避免发生皮肤损伤。

6．在最外层暂时用绷带加固，可使用厚的棉或纱布绷带。

7．自然风干约 5～10min，待石膏干燥硬固后用记号笔在石膏外注明打石膏日期及预定拆石膏的日期，有伤口可将其位置标明或将开窗位置标示出来。

8．耐心倾听患者主诉，避免压疮的发生。

9．石膏拆除前指导患者行肌肉舒缩锻炼防止肌肉萎缩。

10．石膏拆除后指导患者行关节屈伸运动防止关节僵硬。

（四）评价

1．操作熟练、动作轻稳、患者合作。

2．石膏固定有效，松紧适宜，肢端血运良好。

3．无并发症发生，如肌肉萎缩、关节僵硬、下肢静脉血栓、皮肤损伤、压疮、石膏综合征等。

4．患者能掌握功能锻炼和康复知识。

（五）注意事项

1．石膏固定后伤肢必须抬高 5～7d 以减轻肢体肿胀。肿胀消退后伤肢即可自由活动。

2．石膏固定应该将手指、足趾露出，方便观察手指或足趾血循环、感觉和运动情况，如发现手指或足趾肿胀明显，疼痛剧烈，颜色变紫、变青、变白，感觉麻木或有运动障碍时，应立即紧急处理，切勿延误，以免造成不可挽救的残疾。

3. 寒冷季节石膏绷带的肢体要注意保暖,但不能热敷、不能烤火,以免引起肢体远端肿胀造成血液循环障碍。

4. 石膏如有松动或破坏,失去固定作用时要及时更换石膏或用其他固定。

5. 必须将石膏固定后的注意事项向伤、病员和其家属交代清楚,最好能印成文字说明交给患者和家属,避免并发症的发生。

【评分标准】

见表 2-26。

表 2-26　石膏固定评分标准

项目(分)	内容及评分标准		满分	得分
诊断(10)	右桡骨远端骨折		10	
准备(15)	石膏的选用:合适规格的石膏(小号或者中号)		2	
	石膏长度	以患肢或健肢的比例测定石膏长度(大于实际长度10%)	2	
		背侧:掌指关节至前臂中上段	4	
		掌侧:前臂掌横纹至前臂中上段	4	
	石膏层数:8～12层		3	
操作过程(45)	石膏放温水内,待气泡出尽,手捏两端,轻轻挤去水分		4	
	以手掌或手指均匀用力将石膏铺平后托放在前臂掌侧及背侧,不能以指尖按压石膏		8	
	绷带缠绕	绷带由远端向近端缠绕	6	
		每层绷带覆盖上一层的1/3或1/2	6	
		绷带缠绕过程中不能拉紧再绷	6	
		绷带缠绕过程中不能翻转	6	
	患肢抬高		6	
	石膏上注明操作日期		3	
操作结果(20)	腕关节固定于掌屈尺偏位		5	
	石膏松紧度合适		5	
	患肢手指、肘关节屈伸无明显受限		5	
	拆除石膏见石膏内无明显突起压迫组织 石膏的选用:合适规格的石膏(小号或者中号) 石膏长度:以患肢或健肢比例测定石膏长度(大于实际长度10%)		5	
人文关怀(10)	术前告知患者操作目的		1	
	术中询问患者舒适感		1	
	术后医嘱	注意患肢血运,如感患肢肿痛、青紫、麻木、速来院就诊	2	
		石膏松动来院就诊	2	
		抬高患肢	2	
		适当功能锻炼	1	
	操作完成后整理患者衣物		4	
合计	100分	最后得分	裁判签名	

127

【模拟试题】

1. 李某,女,60岁。跌伤致右腕疼痛、活动受限3h,考虑右桡骨远端骨折,拟行手法复位石膏固定术。

2. 赵某,男,32岁。跌伤致左小腿肿胀、疼痛、活动受限5h,考虑左胫骨远端骨折,拟行手法复位石膏固定术。

3. 张某,女,42岁。跌伤致右膝肿胀、疼痛、活动受限6h,考虑右髌骨骨折,拟行石膏固定术。

二、小夹板固定术

【目的要求】

1. 掌握 小夹板固定术的流程。

2. 熟悉 各部位小夹板固定的要求。

3. 了解 不同的小夹板种类。

【知识扩展】

(一)概念

用扎带或绷带把木板、竹板、硬纸或塑料制成的夹板固定在骨折已复位的肢体上,以利于骨折断端在相对静止的条件下愈合,同时配合以循序渐进的功能锻炼,促进骨折愈合和恢复肢体功能的一种治疗方法,又称夹缚疗法。

(二)器材

主要是夹板、压垫和扎带。

1. 夹板 要求具有可塑性、有一定强度和弹性三种性能。其材料有柳木、杉树皮、竹片、塑料板、三合板、马粪纸、工业硬纸等。但用于股骨部位则需再加其他夹板双重固定。夹板的规格、长度视骨折的部位不同,分不超关节和超关节夹板两种。不超关节夹板长度以不超过骨折处上、下两个关节为准,超关节夹板用于关节附近或关节内骨折,超过该关节。夹板宽度可按肢体形状分为大致相等的四块或两宽两窄的四块,包扎时夹板间留有0.5~1.0cm的空隙。夹板两端和边缘要呈圆角钝边。木制、竹制或塑料板的一面衬以毛毡并用棉织套包裹夹板。树皮类夹板,两端应锤成向上翘起的刷状软边,使用时下衬棉花垫。三合板或硬纸类夹板应用时也要衬棉花垫。

2. 压垫 安放在夹板内,增加局部的固定力量,或补充夹板塑形上的不足,使固定力更好地作用到固定的部位。常选用质地柔软、能吸潮、透气、维持一定形态、对皮肤无刺激性的材料制作,如毛头纸、棉花、毡垫等,按需要折叠或剪裁成不同形状和大小备用。常用压垫的种类有平垫、梯形垫、塔形垫、空心垫、合骨垫、分骨垫等。压垫的面积要足够大,过小易在局部形成压迫性溃疡。

3. 扎带 常用1cm左右宽的纱带,其长度以能在夹板外环绕两周并打结为度,也可用绷带。

(三)适应证

1. 四肢管状骨闭合骨折,不全骨折和稳定性骨折。

2. 作为股骨、胫骨不稳定性骨折的辅助固定手段,需要结合持续骨牵引复位。

3. 骨折拆除石膏或内固定后,但尚不坚固,需要短时间外固定保护。

【操作流程】

（一）评估环境及告知

安全环顾四周（顺序：左、上、右、下，双上肢自然打开），评估现场，环境是否安全并报告（周围环境安全），表明身份："您好！我是医生，现在由我为您包扎固定，请您配合，不要紧张！"

（二）物品准备

药膏、绷带、压垫、夹板、扎带、剪刀。

（三）认真检查伤员伤情

检查并报告伤情：左桡骨远端闭合性骨折，骨折呈"银叉、枪刺样"畸形，为柯莱斯（Colles）骨折。

（四）骨折整复

口述：骨折复位。指导两名助手维持复位。

（五）敷药包扎

要点：①膏药：放置桡背侧。②包扎：绷带缠绕自腕关节开始，缠绕膏药两周后，向上缠绕至前臂上1/3位置（约于所选夹板等长）。③松紧度："以能插进小手指为宜"（口述＋动作）。

（六）放置压垫

要点：压垫放置位置及顺序。

口述：①"骨折远端、桡背侧"；②"骨折近端、桡掌侧"；③"桡侧骨折端"；④"尺侧远端"。

（七）放置夹板

要点：夹板位置及顺序

口述："1号板：远端至第Ⅱ、Ⅲ、Ⅳ掌骨底部""2号板：远端至腕关节""3号板：远端至第Ⅰ掌骨底部""4号板：远端至尺骨小头术者放置夹板时，助手帮助扶持"。

（八）绑扎带

扎带捆绑3～4道。扎带打结在1、3号夹板缝隙处，打活结。

（九）调节扎带松紧度

上下活动以不超过1cm为宜。术者口述＋动作："扎带上下活动1cm"。

（十）修剪扎带长度

尾端留出2cm为宜。术者口述："扎带尾端2cm"。

（十一）悬挂

采用绷带双悬挂法。要点：截取两段适宜长度绷带，一根置于远端扎带处，另一根于近端扎带处，指导患者将患肢置于胸前，两绷带绕于颈后打结，打活结。口述："请将患肢置于胸前，屈肘90度。"

（十二）观察末梢血液循环

要点：拇指按压指甲以观察甲床毛细血管反应时间，一般在3～5s；示、中指指腹触顶患者指腹，以感觉指腹张力大小。口述："末梢血运良好，指腹张力适中"，操作时以检查拇指为例即可。

（十三）指导患者

指导患者做掌指关节、指间关节、肘关节功能锻炼。术者口述："请注意做掌指关节、指间关节、肘关节屈伸锻炼"。

临床注意事项：①注意患肢的肢端血供情况，观察肢端皮温、颜色、感觉、肿胀程度、手指或足趾主动活动等有无异常。若发现有血供障碍，立即放松绷带，如未好转，应拆开绷带，重新包扎，以免处理延误导致缺血性肌挛缩、神经麻痹或肢体坏死。肢体血供障碍最早的症状是剧烈疼痛，切勿与骨折疼痛混淆，造成疏忽延误。骨折疼痛局限于骨折断端周围，血供障碍引起的疼痛是夹板固定远侧肢体的波动性疼痛，必须认真分析，正确区分，采取及时、正确的处理。②小夹板内固定垫接触部位、小夹板两端或骨骼隆突部位出现疼痛，注意观察，必要时拆开检查，及时调整。③注意经常调整小夹板的松紧度。患肢肿胀消退后，小夹板也将松动，应每天检查横带的松紧度，及时调整。④复位后1周、2周、4周、8周、12周定期作X线透视或摄片检查，了解骨折对位与愈合情况，若有移位及时复位处理。

【评分标准】

见表2-27。

表2-27　小夹板固定评分标准

项目（分）	内容和评分细则	满分	得分	备注
准备（10）	1. 向患者讲明操作目的及简要过程 2. 物品准备：绷带、棉纸、夹板、扎带、剪刀	10		沟通不完善扣5分，准备物品少一样扣2分
操作流程质量标准（90）	检查患者并报告伤情：左桡骨远端闭合性骨折，骨折呈"银叉、枪刺样"畸形，局部淤青、压痛、骨擦感，X线示：为柯莱斯（Colles）骨折	5		未检查扣5分，漏述一项扣2分
	骨折整复（操作并口述）：持续牵引，腕屈尺偏位，指导两名助手维持复位；棉纸、绷带内衬包扎保护皮肤	10		操作方法欠缺或不到位扣5分，漏述一项扣2分
	放置夹板位置及顺序（操作并口述）：1号板（骨折远端、桡背侧）：远端至第Ⅱ、Ⅲ、Ⅳ掌骨底部；2号板（骨折近端、桡掌侧）：远端至腕关节；3号板（桡侧骨折端）：远端至第Ⅰ掌骨底部；4号板（尺侧远端）：远端至尺骨小头；术者放置夹板时，助手帮助扶持	25		操作不符合要求扣每项5分，漏述一项扣2分
	绑扎带（操作并口述）：扎带捆绑4道，扎带打结在1、3号夹板缝隙处，打活结； 调节扎带松紧度（操作并口述）：上下活动以不超过1cm为宜。修剪扎带长度：尾端留出2cm为宜	15		操作不符合要求扣每项5分，漏述一项扣2分
	悬挂 绷带双悬挂法：截取两段适宜长度绷带，一根置于远端扎带处，另一根置于近端扎带处，患肢置于胸前，屈肘90°，两绷带绕于颈后打结，打活结	5		操作不符合要求或者口述要点漏述，一项扣2分
	观察末梢血液循环：拇指按压指甲以观察甲床毛细血管反应时间，一般在3～5s；示、中指指腹触顶患者指腹，以感觉指腹张力大小。口述："末梢血运良好，指腹张力适中！"	20		操作不符合要求或者口述要点漏述，一项扣5分
	指导功能锻炼，交代注意事项及复查安排：协助患者做掌指关节、指间关节、肘关节屈伸活动，嘱患者观察患肢感觉、血运及肿胀情况，定期复查X线片、调整夹板	10		操作不符合要求或者口述要点漏述，一项扣3分
合计	100分	最后得分		裁判签名

【模拟试题】

1. 刘某,女性,75 岁。跌伤致左腕疼痛、活动受限 3h,考虑左桡骨远端骨折,拟行手法复位后小夹板固定。

2. 李某,女,42 岁。跌伤致右前臂肿胀、疼痛、活动受限 6h,考虑右尺桡骨中段骨折,拟手法复位后小夹板固定。

三、皮牵引术

【目的要求】

1. 掌握 皮牵引术的流程。

2. 熟悉 各部位皮牵引术的要求。

3. 了解 不同牵引套的使用。

【知识扩展】

(一)概念

牵引治疗(traction)是骨科常用的治疗方法,利用持续、适当的牵引力作用,通过反作用力达到缓解软组织紧张、骨折复位固定、炎症部位制动、预防矫正畸形以及减轻疼痛的目的。皮肤牵引(skin traction)是借助胶布贴或海绵内衬牵引带包压于患肢,利用与皮肤之间的摩擦力,使牵引力通过皮肤、肌肉、骨骼,进行复位、维持固定。

(二)目的

牵引可达到复位与固定的双重目的。

1. 使骨折复位,尤其是矫正骨折短缩移位,通过调整牵引角度,也可矫正成角和旋转移位。

2. 稳定骨折断端,有止痛和便于骨折愈合的作用。

3. 使脱位的关节复位,并可防止再脱位。

4. 使患肢相对固定,防止病理性骨折。

5. 肢体制动,减少局部刺激,减小了局部炎症扩散。

6. 矫正和预防关节屈曲挛缩畸形。

7. 解除肌肉痉挛,改善静脉血液回流,消除肢体肿胀。

8. 使关节置于功能位,便于关节活动,防止肌肉萎缩。

9. 便于患者的护理。

(三)适应证

1. 小儿股骨骨折。

2. 年老体弱者的股骨骨折,在夹板固定的同时辅以患肢皮牵引。

3. 手术前后维持固定,如股骨头骨折、股骨颈骨折、股骨转子间骨折、人工关节置换术后等。

(四)并发症

1. 足下垂

2. 深静脉血栓

3. 压疮

4. 便秘

131

5. 坠积性肺炎

（五）注意事项

1. 最大牵引重量一般为 5kg，具体因人而异。

2. 保持对抗牵引力。枕颌带牵引时，应抬高床头；下肢牵引时，抬高床尾 15~25cm。

3. 枕颌带牵引时应注意避免牵引带压迫气管导致呼吸困难、窒息。

4. 定时巡视观察牵引套有无松脱，扩张板位置是否正确，若出现移位，及时调整。

5. 抬高患肢，防止水肿。

6. 保护骨突处部位皮肤，避免损伤，谨防牵引部位以外的皮肤损伤和压疮。

（六）健康教育

1. 引导教育患者正确表达疼痛等不适症状。

2. 提高患者对于并发症预防的意识和配合技巧。

3. 牵引重锤保持悬空，不可随意增减或移去牵引重量，不可随意放松牵引绳，以免影响牵引效果。

【操作流程】

皮牵引操作考核流程见图 2-28。

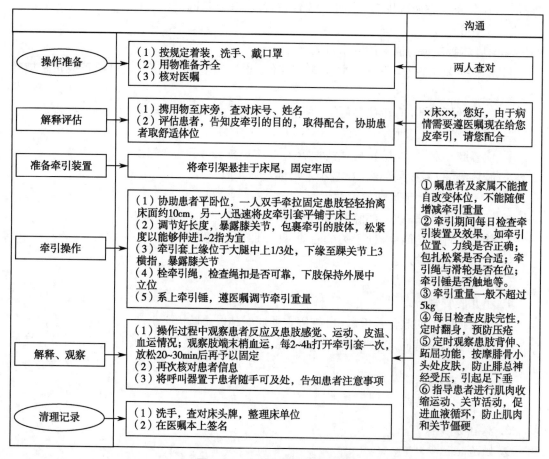

图 2-28　皮牵引操作考核流程

【评分标准】

见表2-28。

表2-28 皮牵引评分标准

项目（分）	内容	评分细则	评分等级		
			A	B	C
仪表（5）	按要求着装	仪表端庄，服装整洁	5	3	1
准备（7）	物品准备：牵引架、滑轮、重锤、牵引套1副、牵引绳、速干手消毒液等 环境：整洁、安静	备齐用物，放置合理	5	3	1
	洗手、戴口罩	方法正确	2	1	0
操作过程（80）	双人核对医嘱，明确目的	操作前后核对正确	5	3	1
	评估患者：患者病情、意识状态、心理状态、自理程度、合作程度； 患者全身情况； 患者患肢局部皮肤情况、手术部位、伤口情况、患肢感觉、运动、皮温、血运	评估患者正确	10	7	3
	向患者解释操作方法及配合指导	与患者交流语言恰当	5	3	1
	洗手，检查用物	检查用物正确	8	5	3
	携物至床旁，核对	操作前后核对正确	3	2	1
	牵引架固定牢固，牵引套位置合适，松紧适宜	牵引架固定，牵引套位置及松紧适宜	8	5	3
	协助患者平卧位，牵引重量正确，定时放松	卧位正确，牵引重量适宜，定时放松	10	7	3
	操作过程中观察患者反应、皮肤及患肢情况，倾听患者主诉	注意患者病情变化	8	5	3
	患肢处于功能位	患肢处于功能位	5	3	1
	协助患者取舒适体位，将呼叫器放置患者伸手可及之处	与患者交流语言恰当	5	3	1
	核对患者信息	操作前后核对正确	3	2	1
	告知患者注意事项	告知内容准确、全面，与患者交流语言恰当	10	7	3
操作后（8）	整理用物	处理用物方法正确，仪器归位，消毒方法正确，处于备用状态	5	3	1
	洗手、记录、签字	顺序正确，记录规范、签名清楚	3	2	1
	操作时间　　　min	超时终止操作			
合计	100分　最后得分		裁判签名		

【模拟试题】

1. 患者赵某某，男，68岁。入院诊断"右股骨颈骨折"，行右下肢皮牵引，重量4kg，遵医嘱观察牵引有效性及末梢血运感觉活动情况。

2. 患者王某某，女，6岁。入院诊断"左股骨干骨折"，为肢体制动、纠正患肢畸形、缓解疼痛，行左下肢皮牵引，重量2kg，遵医嘱观察牵引有效性及末梢血运感觉活动情况。

3. 患者徐某某，男，72岁。入院诊断"左股骨转子间骨折"，为肢体制动、纠正患肢畸形、缓解疼痛，行左下肢皮牵引，重量5kg，遵医嘱观察牵引有效性及末梢血运感觉活动情况。

（李　超　李绍波）

第七节　关节腔穿刺术

【目的要求】

1. 掌握　膝关节关节腔穿刺术适应证及禁忌证；膝关节腔穿刺术的操作流程，严格无菌操作。

2. 熟悉　其他关节腔穿刺术（肩关节、肘关节、髋关节、踝关节）。

3. 了解　关节液常规及生化指标及临床意义。

【知识扩展】

1. 关节腔穿刺术（joint aspiration）是骨科常用的基本诊疗技术，它以空心针刺入关节腔，抽出关节内容物（关节积液、关节积血、关节积脓），达到关节腔减压，关节内容物化验检查，以明确诊断，同时进行关节腔注入药物治疗等。

2. 关节腔穿刺术的适应证

（1）四肢关节肿胀，需行关节腔穿刺抽液检查或引流，或注射药物进行治疗。

（2）需行关节腔造影术者。

3. 关节腔穿刺术禁忌证

（1）穿刺部位局部皮肤有破溃、严重皮疹或感染。

（2）严重凝血机制障碍，如血友病等。

【操作流程】

1. 医生准备

（1）做好皮肤准备，确定穿刺进针部位并标记。

（2）准备14～18号针头、注射器及无菌试管。

（3）准备消毒用品、无菌敷料及无菌手套。

（4）局麻药、急救药品及治疗用药。

2. 医患沟通　对患者说明穿刺的目的，简要介绍关节穿刺的操作方法及流程，消除患者恐惧心理，取得患者的积极配合，并签署《知情同意书》。

3. 关节腔穿刺操作　术者戴好口罩帽子，洗手并进行手消毒，常规穿刺区皮肤消毒，戴无菌手套，铺无菌巾，于穿刺点行局部麻醉，用穿刺针于穿刺点垂直皮肤进针，缓慢向关节腔推进，进入关节腔时常有落空感，回抽抽出积液送检，尽量吸尽积液。若需注入药物治疗时，抽尽积液后，将治疗药物注入关节腔。拔针后针眼处无菌敷料覆盖，关节外加压包扎。

4. 书写术后记录 术后记录包括：记录穿刺时间及部位，麻醉方式麻醉药物及用量，抽出关节液的量、颜色及性状，关节液送检项目，关节腔注射药品及量，术中术后患者的反应，术后医嘱（治疗及注意事项）。

5. 关节腔穿刺术注意事项

（1）关节腔穿刺是一种直接进入关节腔的有创操作，必须严格遵守无菌原则，在清洁的专用治疗室或手术室内进行。

（2）穿刺需在距离关节腔较近的皮肤处进行，宜用较粗的针头（一般14～18号针头）穿刺，便于抽吸关节液及冲洗关节腔，注意避开关节周围重要组织器官及血管神经；穿刺时边进针边抽吸，进入关节腔时会有落空感或有液体抽或注射器内负压减小。

（3）抽关节积液后关节腔出血者，穿刺后需行关节外加压包扎。

（4）施行关节穿刺时，动作不可粗暴，避免关节软骨损伤；若向关节腔注射药物时，要先确认针头在关节腔，再注药，若注射过程中阻力大，可能针头在软组织内，不可强行推注，调整针头位置后再推药。

（5）使用药物（包括局麻药及治疗药物）时，应注意观察患者有无药物过敏反应，穿刺后观察15～20min。

（6）穿刺液应常规行关节液常规、关节液生化、细菌涂片培养及药物敏感试验，以协助临床诊断及治疗。

6. 其他关节的穿刺要点

（1）肩关节穿刺术：患者一般取坐位，可行前侧入路或后侧入路进行穿刺。①前侧入路：患者上臂轻度外展外旋，肘关节屈曲，于肩胛骨喙突与肱骨小结节连线的中点向后外方刺入；②后侧入路：患肢内收内旋，交叉于胸前，找到患侧肩峰后外侧角，于其下2cm、内侧1cm处，向喙突尖刺入。

（2）肘关节穿刺术：患者取坐位，可行外侧入路或后侧入路进行穿刺。①外侧入路：患肘轻度屈曲，反复旋转前臂，找到桡骨小头，紧贴桡骨小头近侧进针，刺入肱桡关节；②后侧入路：患肘屈曲45°～90°，紧邻尺骨鹰嘴尖端近侧进针，穿过肱三头肌腱，向前下方刺入关节腔。

（3）腕关节腔穿刺术：患者取坐位，可行桡侧入路或尺侧入路进行穿刺。①桡侧入路：患腕轻度屈腕尺偏，找到桡骨茎突，紧邻其远侧垂直进针穿入关节腔；②尺侧入路：患腕轻度屈腕尺偏，找到尺骨茎突，紧邻其尖端远侧垂直进针，穿入关节腔。

（4）髋关节腔穿刺术：患者取仰卧位，可行前侧入路或外侧入路进行关节腔穿刺。①患者平卧位，于患侧腹股沟韧带中点下外各2.5cm处进针，即股动脉稍外侧垂直进针刺入关节腔；②患者平卧，下肢轻度内收，从股骨大转子尖端上缘，平行于股骨颈前上方，将穿刺针刺入关节腔。

（5）踝关节腔穿刺术：患者取仰卧位，可行前内侧入路、经内踝入路、经外踝入路进行关节腔穿刺。①前内侧入路：患者踝关节轻度跖屈，在胫距关节线上，胫前肌腱内侧，将穿刺针向外后方刺入关节腔；②经外踝入路：找到外踝尖，在其前方约5mm，将穿刺针向内向后向上刺入关节腔；③经内踝入路：找到内踝尖，在其前方约5mm进针，将穿刺针向外向上向后刺入关节腔。

【评分标准】

见表 2-29。

表 2-29　膝关节腔穿刺术操作评分标准

项目(分)	内容和评分细则	满分	得分
操作前准备 (10)	着装整洁,戴口罩帽子	2	
	与患者沟通,介绍自己及将要进行的操作,签手术同意书	2	
	准备用物:手套 1 双,络合碘 1 瓶,5ml 注射器 1 具,20ml 注射器 1 具,14～18 号穿刺针 1 枚,2% 利多卡因 100mg,无菌试管 4 具,无菌洞巾 1 块,无菌弯盘 1 套,无菌纱布 4 块,无菌棉垫 1 块,绷带 2 卷,胶布 1 卷	2	
	核对患者姓名、性别、年龄,手术同意书	1	
	询问麻醉药物过敏史	1	
	测量患者血压、脉搏	1	
	核对患者血常规、凝血功能	1	
定位(15)	患者仰卧,对患膝行浮髌试验检查	5	
	确定进针点并标记(髌骨内上、内下、外上、外下,髌骨缘旁开 1cm)	10	
消毒铺巾 (10)	以穿刺点为中心,络合碘消毒皮肤,直径大于 15cm	4	
	戴无菌手套	4	
	铺无菌铺洞巾	2	
麻醉(10)	核对局麻药,抽吸 2～3ml	5	
	于进针点逐层浸润麻醉	5	
穿刺抽液 (25)	一手固定穿刺部位皮肤,另一手用 20ml 注射器接穿刺针经穿刺点穿刺,方向为平行额状面,对向斜对角	9	
	缓慢进针,有落空感时抽出关节液,穿刺不成功可适当调整进针方向	7	
	抽取关节液并注入无菌试管送检(常规、生化、涂片、细菌培养及药敏等)	9	
术后处理 (15)	拔针后按压,再次消毒穿刺点	4	
	无菌纱布覆盖穿刺点,胶布固定,若抽液量大,需加压包扎	4	
	术后测血压、脉搏,观察患者反应	3	
	交代术后注意事项	4	
总体评价 (15)	无菌观念	5	
	人文关怀	5	
	熟练程度	5	
合计	100 分	最后得分		裁判签名	

注:单项未完成扣单项分,违反无菌原则扣整个大项全分。

【模拟试题】

1. 患者女,21 岁,跌伤左膝部伴胀痛活动受限 2d。查体:左下肢无畸形,左膝关节肿胀,活动受限,左下肢末梢循环、感觉好,左膝浮髌试验(+)。X 线片提示"左膝关节骨质未见明显骨折"。为缓解疼痛及明确诊断,请给患者行左膝关节穿刺。

2. 患者男,8 岁,右膝关节肿痛伴发热 3d,体温最高 39.7℃。查体:右下肢无畸形,右膝关节肿胀,局部发红,压痛,皮温高,活动受限,末梢循环好,右膝浮髌试验(+)。血常规提示: RBC $4.20×10^{12}$/L, HGB 110g/L, WBC $17.00×10^9$/L, NEUT 92%。X 线片提示:右膝关节骨质未见异常,关节肿胀,关节腔积液。为明确诊断,请给患者行右膝关节腔穿刺。

3. 患者女,54 岁,右膝反复肿痛活动受限 2 年,关节肿痛行走活动后加重,休息后减轻。查体:右膝关节肿胀,皮温不高,活动正常,浮髌试验(+)。X 线片提示:右膝关节退行性改变。诊断:右膝骨性关节炎。请给患者右膝注射玻璃酸钠治疗。

(李 红)

第八节 脊柱外伤的搬运

【目的要求】
1. 掌握 颈椎外伤、胸腰椎外伤的搬运方法。
2. 熟悉 颈椎、胸腰椎骨折的并发症。
3. 了解 颈椎、胸腰椎骨折的治疗。

【知识扩展】
脊柱由 32 或 33 块椎骨(颈椎 7 块,胸椎 12 块,腰椎 5 块,骶椎 5 块融合成骶骨、3～4 块尾椎融合成尾骨)借韧带、关节突关节及椎间盘连接而成,椎骨分为椎体和附件两部分。脊柱骨折(fracture of the spine)、脱位(dislocation)是临床十分常见的脊柱外伤。

脊柱骨折包括颈椎、胸椎、胸腰段及腰椎骨折,约占全身骨折的 5%～6%。胸腰段脊柱(T_{10}～L_2)位于胸腰椎生理弧度的交汇处,是应力集中之处,因此该处容易发生骨折,60%～70% 的脊柱骨折发生在该处。

颈椎骨折按照患者受伤时颈椎所处的位置(前屈、直立或后伸)分为屈曲型损伤、垂直压缩型损伤、过伸损伤、齿状突骨折四种类型。胸腰椎骨折依据骨折形态可分为压缩骨折、爆裂骨折、Chance 骨折、骨折 - 脱位四种类型。应依据不同的类型选择不同的治疗方法,包括保守治疗和手术治疗。

脊柱骨折者从受伤现场运送至医院内的急救搬运方式至关重要。一人抬头,一人抬脚或搂抱的搬运方法十分危险,因这些方法会增加脊柱的弯曲,可能将碎骨片向后挤入椎管内,加重脊髓损伤。

脊髓损伤是脊柱骨折的严重并发症,由于椎体的移位或碎骨片突入椎管内,使脊髓或马尾神经产生不同程度的损伤。胸腰段损伤使下肢的感觉与运动产生障碍,称为截瘫,而颈段脊髓损伤后,双上肢也有神经功能障碍,称为四肢瘫痪。脊髓损伤的治疗原则是合适的固定、防止因损伤部位的移位而产生脊髓的再损伤。

【操作流程】
1. 操作前准备
(1)安全评估:评估现场环境的安全性,保证伤员及救护人员安全。
(2)伤情评估:呼叫及轻拍伤员,评判意识状态,①如果伤员无意识,快速判断(10s 内)伤员的循环(触摸大动脉,一般为颈动脉)及呼吸状态(观察胸廓起伏),如有必要立即开始基础生命支持(basic life support);②如果伤员意识清醒,生命体征平稳,应快速进行全身检查,排除其他损伤;③如伤员合并其他部位的开放性损伤,应该现场作适当包扎处理;④如伤员合并四肢骨折,应该现场作适当固定处理。
(3)沟通交流:与意识清醒伤员直接沟通交流(与意识不清醒伤员的亲属或陪护人员沟

通交流），将搬运中的注意事项详细告知，取得伤员的配合。

（4）用物准备：硬质担架、颈托、固定带、沙袋、敷料、绷带等。

2．操作步骤

（1）颈椎损伤搬运

1）摆正体位、安放担架：四肢伸直，双上肢置于伤员身旁，如果伤员体位不是仰卧位，应该先调整为仰卧位，翻身过程中注意保持伤员脊柱为一轴线。硬质担架放在伤者一侧，左右侧均可。

2）颈托固定：用颈托或自制简易颈托固定颈部后再搬运。

3）协同搬运：一般四人操作，一人在伤员的头侧，双肘置于伤员头部两侧，双手置于伤员肩部，固定头颈部。另三人在同一侧，分别位于伤员的肩部、腰部、膝踝部，单膝跪地，双手掌从伤员背下伸到伤员肢体背侧至对侧，四人同时用力，保持伤员脊柱为一轴线，平稳地抬起伤者，放于硬质担架上，一般位于头侧人员为指挥者。

4）固定伤员：用沙袋或者折好的衣物置于颈部两侧，固定颈部。用固定带或绷带固定伤员的额部、肩部及胸部、骨盆、膝部、踝部。

5）快速转运：平稳抬起硬质担架，对伤员进行快速转运。

（2）胸、腰椎损伤搬运

1）摆正体位、安放担架：四肢伸直，双上肢置于伤员身旁，如果伤员体位不是仰卧位，应该先调整为仰卧位，翻身过程中注意保持伤员脊柱为一轴线。硬质担架放在伤者一侧，左右侧均可。

2）协同搬运：一般四人操作，一人在伤员的头侧，适当固定头颈部。另三人在同一侧，分别位于伤员的肩部、腰部、膝踝部，单膝跪地，双手掌从伤员背下伸到伤员肢体背侧至对侧，四人同时用力，保持伤员脊柱为一轴线，平稳地抬起伤者，放于硬质担架上，一般位于头侧人员为指挥者。

3）固定伤员：用沙袋或者折好的衣物置于颈部两侧，固定颈部。用固定带或绷带固定伤员的额部、肩部及胸部、骨盆、膝部、踝部。

4）快速转运：平稳抬起硬质担架，对伤员进行快速转运。

3．转运途中注意事项

（1）转运过程中要时刻注意保持脊柱处于伸直位，严禁屈曲及扭转。

（2）注意观察伤员的呼吸、口唇肢体末端循环情况及瞳孔变化，发现异常应该及时寻找原因并采取相应措施。

（3）有条件应对伤员进行心电监护、血压、血氧饱和度等监测。

【评分标准】

见表 2-30、表 2-31。

表 2-30　颈椎外伤搬运评分标准

项目（分）	具体内容和评分细则		满分	得分	备注
操作前准备（30）	安全评估：现场环境安全性，保证伤员及救护人员安全		5		
	伤情评估	呼叫及轻拍伤员，评判意识状态	3		

项目（分）		具体内容和评分细则	满分	得分	备注
操作前准备（30）	伤情评估	①如伤员无意识，快速判断（10s 内）伤员的循环（触摸大动脉，一般为颈动脉）及呼吸状态（观察胸廓起伏），如有必要立即开始基础生命支持（basic life support）	3		
		②如伤员意识清醒，生命体征平稳，应快速进行全身检查，排除其他损伤	3		
		③如伤员合并其他部位的开放性损伤，应该现场作适当包扎处理	3		
		④如伤员合并四肢骨折，应该现场作适当固定处理	3		
	沟通交流：与意识清醒伤员直接沟通交流（与意识不清醒伤员的亲属或陪护人员沟通交流），将搬运中的注意事项详细告知，取得伤员的配合		5		
	用物准备：硬质担架、颈托、固定带、沙袋、敷料、绷带等		5		
搬运（55）	摆正体位、安放担架：四肢伸直，双上肢置于伤员身旁，如果伤员体位不是仰卧位，应该先调整为仰卧位，翻身过程中注意保持伤员脊柱为一轴线。硬质担架放在伤者一侧，左右侧均可		10		
	颈托固定：用颈托或自制简易颈托固定颈部后再搬运		5		
	一人位于伤者头侧，双肘置于伤员头部两侧，双手置于伤员肩部，固定头颈部		5		
	三人在同一侧，分别位于伤员的肩部、腰部、膝踝部，单膝跪地，双手掌从伤员背下伸到伤员肢体背侧至对侧		10		
	四人同时用力，保持伤员脊柱为一轴线，平稳地抬起伤者，放于硬质担架上，一般位于头侧人员为指挥者		10		
	固定伤员：用沙袋或者折好的衣物置于颈部两侧固定颈部，用固定带或绷带固定伤员的额部、肩部及胸部、骨盆、膝部、踝部		10		
	平稳抬起硬质担架，对伤者进行转运		5		
整体评估（15）	搬运过程中动作要轻柔，以防止伤员躯干屈曲或扭转		5		
	搬运过程工作分配得当，配合协调		5		
	人文关怀		5		
总分	100 分	最后得分		裁判签名	

表 2-31　胸腰椎外伤搬运评分标准

项目（分）		具体内容和评分细则	满分	得分	备注
操作前准备（30）		安全评估：现场环境安全性，保证伤员及救护人员安全	5		
	伤情评估	呼叫及轻拍伤员，评判意识状态	3		
		①如伤员无意识，快速判断（10s 内）伤员的循环（触摸大动脉，一般为颈动脉）及呼吸状态（观察胸廓起伏），如有必要立即开始基础生命支持（basic life support）	3		
		②如伤员意识清醒，生命体征平稳，应快速进行全身检查，排除其他损伤	3		

续表

项目（分）		具体内容和评分细则	满分	得分	备注
操作前准备（30）	伤情评估	③如伤员合并其他部位的开放性损伤，应该现场作适当包扎处理	3		
		④如伤员合并四肢骨折，应该现场作适当固定处理	3		
	沟通交流：与意识清醒伤员直接沟通交流（与意识不清醒伤员的亲属或陪护人员沟通交流），将搬运中的注意事项详细告知，取得伤员的配合		5		
	用物准备：硬质担架、颈托、固定带、沙袋、敷料、绷带等		5		
搬运（55）	摆正体位、安放担架：四肢伸直，双上肢置于伤员身旁，如果伤员体位不是仰卧位，应该先调整为仰卧位，翻身过程中注意保持伤员脊柱为一轴线。硬质担架放在伤者一侧，左右侧均可		10		
	一人位于伤者头侧，适当固定头颈部		5		
	三人在同一侧，分别位于伤员的肩部、腰部、膝踝部，单膝跪地，双手掌从伤员背下伸到伤员肢体背侧至对侧		10		
	四人同时用力，保持伤员脊柱为一轴线，平稳地抬起伤者，放于硬质担架上，一般位于头侧人员为指挥者		10		
	固定伤员：用沙袋或者折好的衣物置于颈部两侧固定颈部，用固定带或绷带固定伤员的额部、肩部及胸部、骨盆、膝部、踝部		10		
	平稳抬起硬质担架，对伤者进行转运		5		
整体评估（15）	搬运过程中动作要轻柔，以防止伤员躯干屈曲或扭转		5		
	搬运过程工作分配得当，配合协调		5		
	人文关怀		5		
总分	100分	最后得分		裁判签名	

【模拟试题】

1．患者，男，35岁。在建筑工地施工时不慎从高约10米处坠下平躺于地面，感觉颈部疼痛，四肢麻木。作为急救队员到达现场后请对伤员进行搬运到救护车的操作。

2．患者，男，29岁。因车祸外伤3h就诊，感觉腰部疼痛，行走困难，下肢麻木，拟行CT及MRI检查，请对伤员进行搬运操作。

3．患者，女，因家庭纠纷从自家二楼窗台跳下，俯卧于地面。自觉颈部疼痛，四肢麻木，双下肢活动不能。作为急救队员到达现场后请对伤员进行搬动转运到医院的操作。

（李绍波　杨开舜）

第九节　乳腺检查、乳腺肿物切除

一、乳腺检查

【目的要求】

1．掌握　乳腺专科查体的标准方法。

2．熟悉　乳腺常见肿块的特点和诊断方法。

【知识扩展】

1. 常见乳腺肿块的特点

（1）乳腺纤维腺瘤：青春发育期女性多见；肿块可多发或单发，肿块质地中等、边界清楚、表面光滑、活动度好、无触压痛。

（2）乳腺炎：局部皮肤可有红肿，部分患者可伴有发热症状。炎性肿块边界欠清楚、活动度差、压痛明显，形成脓肿时可触及波动感。

（3）乳腺癌：肿块边界欠清楚、活动度差、质地硬、无压痛；可伴有皮肤橘皮样改变、酒窝征或乳头内陷改变。

2. 常用的乳腺辅助检查方法

（1）B 超：目前比较常用的检查方法，可检查乳腺腺体的结构，发现乳腺内的肿块，对囊肿的敏感性高；对乳腺肿块进行分类评估（提示恶性度的可能性大小）。

（2）乳腺钼靶 X 线检查：常用于 40 岁以上女性乳腺癌的筛查，对乳腺腺体比较致密者敏感性高，主要观察腺体内的钙化灶、特别是沙粒状的钙化灶，对早期乳腺癌的辅助诊断有重要意义。

【操作流程】

1. 着装整洁、拉帘，注意保护患者隐私，男性检查者需要有第三者陪同。

2. 介绍自己及将要进行的检查，取得患者合作。

3. 洗手 / 手消毒，暖手，协助患者取坐位或者仰卧位，充分暴露检查部位。

4. 站于患者右侧，先视诊检查双侧乳腺形状大小是否对称；皮肤有无局限性隆起或凹陷、瘢痕，皮肤有无发红、水肿，有无酒窝征，有无橘皮样外观，有无浅表静脉扩张；两侧乳头是否在同一水平，乳头有无内陷、偏移，乳头、乳晕有无糜烂、渗液、结痂。

5. 触诊检查乳腺 用手指掌面触诊，用力适度，顺序遵循外上→外下→内下→内上→中央区，先健侧再患侧。

6. 触诊内容 肿块部位、数目、大小、质地、边界、表面是否光滑、活动度检查、能否推动（包括与胸大肌 / 前锯肌关系检查），肿块与皮肤是否有粘连，挤压肿块有无乳头溢液，有无触痛。

7. 触诊乳头 检查是否有溢液，溢液性状，单孔 / 多孔溢液。

8. 腋窝淋巴结触诊 检查者面对患者，右手扪查患者左腋，左手扪查患者右腋，嘱患者举起检查侧上肢，检查者手伸入腋窝至最高位，手指掌侧面对着患者胸壁，再让患者放下上肢，搁置在检查者的前臂上，依次扪查腋顶、腋前壁、腋后壁（背阔肌前内侧），检查腋窝淋巴结位置、数目、大小、质地、边界、活动度、有无压痛、有无融合。

9. 锁骨上淋巴结触诊 请受检者稍耸肩或者头稍低，或偏向检查侧，使皮肤和肌肉松弛，用示指、中指的指腹紧贴检查部位，进行滑动触诊，触诊锁骨上淋巴结，由浅部逐渐触摸至锁骨后深部，检查锁骨上淋巴结位置、数目、大小、质地、边界、活动度，有无压痛，有无融合。

10. 向患者说明检查的结果。

11. 注意事项

（1）注意保护患者隐私，特别是男医生检查女患者时一定要有女医护人员在场。

（2）注意触诊的手法和顺序，不能有遗漏。

（3）触及异常肿块时要进行局部详细触诊了解肿块的特点。

（4）淋巴结触诊时要注意体位和手法，让患者充分放松。

【评分标准】

见表 2-32。

表 2-32 乳腺专科检查操作评分标准

项目（分）			内容和评分细则	满分	得分	备注
准备（6）			着装整洁、拉帘等保护患者隐私的动作	1		
			介绍自己及将要进行的检查，取得合作	1		
			洗手暖手	1		
			协助患者取坐位或者仰卧位，正确暴露检查部位	2		
			站在患者右侧	1		
乳腺查体（90）	视诊（24）		双乳形状大小是否对称	3		
			皮肤有无局限性隆起或凹陷、瘢痕	3		
			皮肤有无发红、水肿	3		
			有无酒窝征	2		
			有无橘皮样外观	3		
			有无浅表静脉扩张	2		
			两侧乳头是否在同一水平	2		
			乳头有无内陷、偏移	3		
			乳头、乳晕有无糜烂、渗液、结痂	3		
	触诊（66）		触诊手法：用手指掌面触诊，用力不宜过大	5		
		触诊顺序	外上→外下→内下→内上→中央区	3		
			先健侧再患侧	2		
		乳房肿块	肿块部位	3		
			肿块数目	3		
			肿块大小	3		
			肿块质地	3		
			肿块边界	3		
			肿块表面是否光滑	3		
			肿块活动度检查，能否推动（包括与胸大肌/前锯肌关系检查）	3		
			肿块与皮肤是否有粘连	3		
			挤压肿块有无乳头溢液，有无触痛	3		
		乳头	是否有溢液，溢液性状，单孔/多孔溢液	3		
		腋窝淋巴结	面对患者，右手扪查患者左腋，左手扪查患者右腋	2		
			嘱患者举起检查侧上肢，检查者手伸入腋窝至最高位，手指掌侧面对着患者胸壁	2		
			再让患者放下上肢，搁置在检查者的前臂上	1		
			依次扪查腋顶、腋前壁、腋后壁（背阔肌前内侧）	4		
			腋窝淋巴结位置、数目、大小、质地、边界、活动度、有无压痛、有无融合	4		

续表

项目（分）			内容和评分细则	满分	得分	备注
乳腺查体（90）	触诊（66）	锁骨上淋巴结	请受检者稍耸肩或者头稍低，或偏向检查侧，使皮肤和肌肉松弛	1		
			用示指、中指的指腹紧贴检查部位，进行滑动触诊	1		
			触诊锁骨上淋巴结，由浅部逐渐触摸至锁骨后深部	2		
			锁骨上淋巴结位置、数目、大小、质地、边界、活动度，有无压痛，有无融合	4		
		报告准确度，言语清晰，条理清楚		5		
人文关怀（4）		与患者沟通、解释，告知患者结果		4		
合计	100分	最后得分			裁判签名	

【模拟试题】

1．患者女，19岁。发现右乳包块1年余。请为患者做乳腺专科查体。

2．患者女，38岁。发现右乳包块3月余。请为患者做乳腺专科查体。

3．患者女，30岁。反复经前期双乳疼痛3月余。请为患者做乳腺专科查体。

二、乳腺肿块切除术

【目的要求】

掌握 乳腺肿块切除术的适应证和禁忌证；乳腺肿块切除术的目的和操作方法。

【知识扩展】

1．乳腺肿块切除术目的 明确肿块性质，切除病变组织。

2．乳腺肿块切除术适应证 ①临床体检发现乳房内肿块；②钼靶X线发现可疑微小钙化或致密块影；③超声检查发现实质肿块；④乳头溢液患者经乳管镜检查发现可疑病灶；⑤穿刺病理活检明确为恶性病变，拟行保乳手术者。

3．乳腺肿块切除术禁忌证 ①全身出血性疾病患者；②肿块合并周围皮肤感染情况者。

【操作流程】

1．与患者及家属沟通，签署手术同意书及授权委托书，告知可能的并发症，如术中术后出血、伤口感染、如病理病检结果为恶性需进一步综合治疗、麻醉药物过敏、心脑血管意外、麻醉意外、其他不可预料的意外等。

2．准备用物 乳腺区段切除包（小号带容量标识不锈钢杯、治疗盘、治疗碗、无菌洞巾、尖/圆刀片、刀柄、组织钳、小血管钳、有齿镊、组织剪、线剪、3-0号线、4-0号线、中圆针、三角针、持针器、纱布）。消毒用品：碘伏或碘酒、酒精。其他：5ml或10ml注射器一具、无菌标本瓶一个、无菌手套若干（6.5码、7.0码、7.5码）、生理盐水、5%甲醛溶液、胶带、洗手液等。

3．操作步骤

（1）与患者沟通：介绍自己，核对患者姓名、性别、住院号、手术部位。

（2）查看钼靶片和超声检查等报告，再次确认进行的手术及手术部位无误。

（3）外科洗手（必要时穿手术衣）、戴无菌手套。

（4）手术区域皮肤消毒、铺巾。

（5）麻醉：局部浸润麻醉或区域阻滞。配麻药（0.5%～1.0%利多卡因，抽生理盐水和麻药时注意核对药品和浓度），沿切口线及周围阻滞，注意注药前回抽注射器活塞，查看有无血液进入针筒（避免针头刺入血管，麻药直接注入血管）。

（6）手术步骤：①切开皮肤、皮下组织；组织钳将一侧皮缘提起。②剪刀锐性或血管钳钝性分离，提起肿块，连带包膜完整切除肿块。③术野逐层止血，探查有无肿块残留或多发肿块，缝合切口。注意恶性病变需行切缘病理检查并放置标记夹。④盖无菌敷料，加压包扎。

4. 操作后处理

（1）标本送检（快速冰冻或石蜡切片）。

（2）告知患者术后注意事项。

5. 操作注意事项

（1）术前核对患者病历、超声、钼靶等资料，严防左、右侧手术错误。

（2）严格无菌操作。

（3）注意无瘤技术，乳腺腺瘤、有明确包膜的囊肿等可在其与正常乳腺的间隙中用剪刀作锐性与钝性分离。病变处与正常组织无明显界限者应将肿瘤组织及其周围0.5～1cm内的正常组织一并切除。若穿刺已确诊为恶性行肿块切除者，应采取锐性分离，保留一定的安全切缘。

（4）乳腺切口选择要注意美观、隐蔽。

（5）术中注意观察患者反应，有无心悸、胸闷、气促等麻醉药过敏反应及疼痛不适。

（6）术后注意观察有无疼痛、出血、伤口感染等，并作出相应处理。告知患者适时换药拆线，追问病理结果，指导后续综合治疗。

【评分标准】

见表2-33。

表2-33 乳腺肿块切除术操作评分标准

项目（分）	内容和评分细则	满分	得分	备注
准备（15）	术前备皮	2		
	核对患者姓名、性别、年龄	2		
	核对相关检查并再次确认手术部位	2		
	签署手术同意书及授权委托书，交代术中注意事项（口述）	2		
	确定手术耐受性（核对凝血功能和血常规检查）（口述）	2		
	切口设计并标记	3		
	检查准备物品（器械包消毒日期等）	2		
消毒（10）	手卫生，戴无菌手套	2		
	消毒顺序	2		
	消毒范围（消毒2～3次，消毒不留空隙，每次范围小于前一次，末次范围大于洞巾口直径）	3		
	铺无菌洞巾	1		
	熟练度	2		

续表

项目（分）	内容和评分细则	满分	得分	备注
麻醉（8）	核对麻药，0.5%～1%利多卡因局部浸润、区域阻滞	2		
	与皮肤成45°进针	1		
	注射麻药前排气、回抽	2		
	边退针边推注麻药	1		
	测试麻醉效果	2		
手术步骤（47）	切开皮肤、皮下组织	4		
	用组织钳将一侧皮缘提起	4		
	沿肿块周围作锐性或钝性分离	4		
	先游离肿块的两侧，后分离基底部	5		
	游离过程中避免损伤肿块	3		
	无瘤技术，术中少挤压、注意安全切缘	5		
	切开标本检查，初步判断良恶性，切开标本的器械不再使用	4		
	术野检查止血	3		
	探查有无残留病变	3		
	消毒皮肤，缝合切口，必要时放置引流条（口述）	4		
	覆盖纱布，胶布固定	3		
	操作熟练度	5		
术后处理（10）	手术物品处理（锐器、垃圾分类）	5		
	标本处理（送检快速冰冻或石蜡切片，病理单及标本袋信息核对）	3		
	交代术后注意事项	2		
总体评价（10）	无菌观念	5		
	人文关怀	5		
合计	100分　　最后得分		裁判签名	

【模拟试题】

1．患者女，19岁。发现右乳包块1年余。乳腺查体：右乳外上象限近乳晕区可触及2cm×1cm包块，质地中等、活动度好、边界清楚、无压痛。B超示：右乳包块（纤维腺瘤可能）。请为患者作合适的处置。

2．患者女，38岁。发现右乳包块3月余。乳腺查体：右乳外上象限近乳晕区可触及1cm×1cm包块，质地硬、活动度一般、边界欠清楚、无压痛。B超示：右乳包块（乳腺癌可能）。为明确包块性质，请为患者作包块切除活检。

三、乳腺脓肿切开引流术

【目的要求】

掌握　乳腺脓肿切开引流术的适应证和禁忌证；乳腺脓肿切开引流术的操作方法和原则。

【知识扩展】

1．急性乳腺炎是哺乳期常见的乳腺炎症，多数急性乳腺炎易形成脓肿，需行乳腺脓肿切开引流术。

2．判断乳腺炎是否有脓肿形成除依靠常规乳腺体检外，还可行 B 超检查明确；必要的时候还可以行诊断性穿刺抽出脓液明确诊断。

3．行乳腺脓肿切开引流术前需排除患者是否有手术禁忌证存在，如全身性出血疾病、乳腺炎早期尚未形成脓肿、抗生素治疗有效、炎症有吸收消退趋势。

【操作流程】

1．操作前准备

（1）乳腺脓肿切开引流术的适应证：①急性乳腺炎已局限形成脓肿者；②表浅脓肿，表面有波动感；③深部脓肿，诊断性穿刺可抽吸出脓液或 B 超提示局部有脓肿存在者。

（2）乳腺脓肿切开引流术的禁忌证：①有全身出血性疾病者；②化脓性炎症早期尚未形成脓肿者；③抗生素治疗有效，炎症有吸收消退趋势者。

（3）术前准备：①测量生命体征，全面评估患者是否能耐受麻醉和手术；②再次根据 B 超以及诊断性穿刺等检查，明确脓肿部位；③监测血常规和凝血全套，排除全身出血性疾病；④向家属及患者解释手术操作的必要性、目的和危险性，取得患者及家属同意并签署手术同意书。

（4）材料准备：①脓肿切开包（内含无菌杯、棉球、治疗碗、洞巾、巾钳、尖刀片、刀柄、止血钳、有齿镊、组织剪、线剪、持针器、三角针、3/0 号线、纱布若干、弯盘等）。②10ml 注射器 2 具、2% 利多卡因注射液、引流片、胶带、3% 过氧化氢溶液、生理盐水 50ml，无菌手套。

（5）术者与患者沟通：介绍自己，核对姓名、性别、床号等。同时嘱咐患者操作前注意事项（保持体位，术中不适应及时报告医生）

2．操作步骤

（1）根据脓肿部位协助患者摆好体位，暴露手术部位，标记切口。

（2）消毒铺巾：①术者洗手、戴无菌手套，消毒杯内放置棉球，倒入消毒液；②消毒区域（自内向外进行皮肤消毒，消毒范围直径约 15cm）；③按无菌要求打开脓肿切开引流包，铺洞巾，注意洞巾中心对准手术中心。

（3）麻醉：采用 0.5%～1.0% 利多卡因局部浸润麻醉，但应注意注射药物应从远处逐渐向脓腔附近推进，避免针头接触感染区域。

（4）切开排脓：①于脓肿中央（波动感最明显处）用尖刀刺入，见脓液流出表示已刺入脓腔，然后用刀向上反挑放射状扩大切口，即可排出脓液。②注射器抽吸部分脓液置入培养管中，留取送细菌培养和药敏试验。③排尽脓液，以手指伸入脓腔，探查其大小、位置以及形态，据此考虑是否需延长切口。脓腔内有纤维隔膜将其分隔为多个小房者，应用手指钝性分离，使变为单一大脓腔，以利引流。术中切忌动作粗暴而损伤血管导致大出血，或挤压脓肿，造成感染扩散。④3% 过氧化氢溶液、生理盐水反复冲洗脓腔至冲洗液清亮。⑤放置盐水纱条或引流条引流，引流物不宜填塞过紧，以免引流不畅。⑥外层无菌敷料覆盖，胶布固定。

3．操作后处理

（1）医疗垃圾分类处理（锐器、感染性废物）。

（2）帮助患者恢复体位，整理衣物，做好术后注意事项宣教。

（3）术后根据引流液多少决定换药频率，如敷料外层浸湿应立即更换，如没有浸湿早期应每天换药,以后根据引流情况可逐渐延长换药间隔。

(4)术后根据脓液培养结果或药敏实验结果决定抗生素类型。

(5)注意全身情况治疗。

4.操作后注意事项

(1)浅表脓肿切口应在波动最明显处;而深部脓肿切开引流前应先行穿刺抽脓,并应以穿刺抽出脓液的针为引导切开脓肿。

(2)乳腺脓肿切开引流的切口选择要以乳头为中心的放射状切口,要足够大,其位置应低,便于引流,必要时可考虑对口引流。

(3)脓肿切开引流应遵循无菌操作原则,防止混合感染。

(4)凡切开引流之脓腔均应放置引流物,并详细记录所用引流物的数量,必要时引流物应用缝线与皮肤妥善固定,防止其坠入脓腔,造成异物存留,影响伤口愈合。

(5)穿刺或切开引流,均应取少量脓液作细菌培养和药敏试验。

(6)如伤口渗血较多,不应盲目止血,凡士林纱布等引流物加压填塞可起到止血作用。

【评分标准】

见表2-34。

表2-34　乳腺脓肿切开引流术操作评分标准

项目(分)	内容和评分细则	满分	得分	备注
操作前准备 (25)	核对患者信息;并向患者及家属交代脓肿切开引流术的必要性和危险性,签署手术同意书,并请家属回避	5		未提出签署手术同意书总分上扣2分
	屏风遮挡,检查者为男性,必须有女护士在场(口述)	5		未提出此项总分上扣2分
	向患者解释配合方法,体位;根据相关资料进行脓肿部位确定并标记切口	5		
	操作前洗手(七步法)	5		
	物品准备,并按无菌要求打开手术包;相关无菌用物放入手术包内	5		严重违反无菌原则以下均不得分
操作过程 (65)	以手术切口为中心,由内向外消毒皮肤,直径大于15cm	5		
	消毒,铺洞巾,戴手套	5		遵循相应原则,违反原则适当扣分
	核对麻醉药(2%利多卡因)并抽吸2~5ml,逐层浸润麻醉,麻醉顺序由远端向脓腔附近推进	5		
	正确选择尖刀片,于脓肿中央用尖刀片刺入	5		刀片选择错误该项不得分
	反挑轮辐放射状扩大切口	5		若切口未遵循轮辐放射状扩大总分上扣1分
	注射器抽取脓液放置于培养管内待检验	5		
	手指探查脓腔,游离分隔,排尽脓液	5		
	生理盐水、过氧化氢溶液等反复冲洗脓腔至引出液基本清亮	5		

续表

项目（分）	内容和评分细则	满分	得分	备注
操作过程 （65）	放置引流物	5		引流物放置应较松散；过紧密该项不得分
	无菌敷料覆盖，撤除洞巾，脱手套、胶布固定	5		戴手套贴胶布固定总分上扣2分
	培养管标记	5		
	协助患者恢复体位，整理衣物，交代术后注意事项	5		
	垃圾分类放置	5		
整体评价 （10）	人文关怀	5		
	无菌观念	5		
合计	100 分	最后得分		裁判签名

【模拟试题】

1. 患者女，28 岁。哺乳期，右侧乳房外侧红、肿、热、痛 2d，逐步加重，并伴有畏寒、发热，体温 38.6℃。

问题 1：请写出可能的诊断，并写出进一步检查的项目。

问题 2：B 超示：右乳腺外上象限脓肿，约 7cm×5cm 大小，内可见液性暗区。要求：请为患者做脓肿切开引流术。

2. 患者女，30 岁。哺乳期，右侧乳房外侧红、肿、热、痛 2d，逐步加重，并伴有畏寒、发热，体温 38.6℃。查体右侧乳腺外上象限可触及约 6cm×4cm 大小肿块，压痛明显，表面波动感；B 超示：右乳腺外上象限脓肿，约 6cm×4cm 大小，内可见液性暗区。请为患者作合适的操作进行处理。

（李爱民）

第十节　胸腔闭式引流术及拔管

一、胸腔闭式引流术

【目的要求】

掌握　胸腔闭式引流术的目的、适应证和禁忌证；胸腔闭式引流术的操作流程和注意事项。

【知识扩展】

（一）胸膜腔的解剖生理特点是密闭、负压，以维持正常的呼吸循环功能。当胸膜腔的这个解剖生理状态被破坏（例如：开放、积气、积液），就会对呼吸和循环产生不同程度的影响，严重者甚至危及生命。

（二）气胸的相关知识

临床一般将气胸分为闭合性气胸、开放性气胸、张力性气胸。

1. 闭合性气胸　少量气胸，肺组织压缩<30%，可予以观察，一般 1～2 周多可自行吸

收；中量气胸，肺组织压缩 30%～50%，可进行胸腔穿刺术；大量气胸，肺组织压>50%，应及时进行胸腔闭式引流术。

2．开放性气胸　将开放性气胸立即变为闭合性气胸，赢得挽救生命的时间，并迅速转送至医院，按闭合性气胸处理。

3．张力性气胸　①院前或院内急救：粗针头穿刺胸膜腔减压，并外接单向活瓣装置；紧急时可在针柄部外接剪有小口的柔软塑料袋、气球或指套等，使胸腔内高压气体易于排出，而外界空气不能进入胸腔。②进一步处理：紧急进行胸腔闭式引流术，闭式引流管可接负压吸引装置，以利气体排出，促进肺复张。使用抗生素预防感染。漏气停止 24h，X 线检查证实肺已复张，方可拔管。持续漏气而肺难以复张，需警惕大的支气管甚至气管损伤，考虑开胸探查或电视胸腔镜手术探查。

（三）血胸的相关知识

积血的来源一般可分为：①肺损伤。②肋间血管及胸廓内血管的损伤。③心脏大血管的损伤。对于成人而言，少量血胸积血量≤0.5L，中量血胸积血量 0.5～1.0L，大量血胸积血量>1L。处理原则：①少量血胸：严密观察，必要时行胸腔穿刺术。②中量血胸：行胸腔穿刺术或必要时胸腔闭式引流术。③大量血胸：行胸腔闭式引流术，必要时开胸探查或电视胸腔镜手术探查。几种特殊类型血胸的定义、临床表现及处理如下。

1．进行性血胸　持续大量出血所致胸膜腔积血称为进行性血胸。临床表现：①持续脉搏加快、血压降低或虽经补充血容量血压仍不稳定。②胸腔闭式引流量每小时超过 200ml 或>5ml/kg），持续 3h。③血红蛋白量、红细胞计数和血细胞比容进行性下降，引流胸腔积血的血红蛋白量和红细胞计数与周围血相接近，且迅速凝固。处理：当上述征象存在时，表明存在胸膜腔进行性出血，需及早进行开胸手术探查。

2．凝固性血胸　当胸膜腔迅速积聚大量血液，超过肺、心包和膈肌运动所起的去纤维蛋白作用时，胸腔积血发生凝固，形成凝固性血胸。处理：伤情稳定后尽早手术，清除血块并剥除胸膜、肺表面凝血块和机化形成的包膜。

3．感染性血胸和脓血胸　经伤口或肺破裂口侵入的细菌，在积血中迅速滋生繁殖，引起感染性血胸，最终导致脓血胸。临床表现：①有畏寒、高热等感染的全身表现。②抽出胸腔积血 1ml，加入 5ml 蒸馏水，无感染呈淡红透明状，出现混浊或絮状物提示感染。③胸腔积血无感染时红细胞、白细胞计数比例应与周围血相似，即 500∶1，感染时白细胞计数明显增加，比例达 100∶1，可确定为感染性血胸。④积血涂片和细菌培养发现致病菌有助于诊断，并可依此选择有效的抗生素。处理：及时进行胸腔引流，排尽感染性积血或积脓；如效果不佳或肺复张不良，需行开胸手术清除感染性积血，同时剥离脓性纤维膜。

4．迟发性血胸　少数伤者，因肋骨断端活动刺破肋间血管或血管破裂处凝血块脱落，发生延迟出现的胸腔内积血，称为迟发性血胸。临床表现：受伤当时未表现，而在伤后数天出现血胸的临床征象。处理：根据血胸的严重程度，进行相应处理。

（四）胸腔闭式引流术的目的

充分引流胸腔内积气、积液，恢复胸腔内负压，促进肺复张，恢复正常的呼吸和循环功能。

（五）适应证

1．中、大量自发性气胸，开放性气胸，张力性气胸，血气胸（中等量以上）。

2. 气胸经胸膜腔穿刺术抽气后肺不能复张者。

3. 气胸合并胸腔内感染，疑有早期脓胸者。

4. 血胸（中等量以上）、乳糜胸。

5. 大量胸腔积液或持续胸腔积液需彻底引流，以便诊断和治疗。

6. 急性或慢性脓胸，胸腔内仍有脓液未能排出者。

7. 伴支气管胸膜瘘或食管胸膜瘘的脓胸或脓气胸。

8. 开放胸部手术、心脏手术或胸腔镜手术后。

9. 在机械通气治疗中出现气胸，但仍须进行机械辅助呼吸者。

10. 恶性肿瘤胸膜转移或顽固性气胸患者，需胸腔内注药行抗肿瘤或胸膜固定术。

（六）禁忌证

1. 对有凝血功能障碍或重症血小板减少有出血倾向者，或正在接受抗凝治疗者。

2. 肝性胸腔积液，持续引流将导致大量蛋白质和电解质丢失，手术要慎重。

3. 结核性脓胸。

【操作流程】

1. 明确患者行胸腔闭式引流术的目的、适应证，排外禁忌证。明确患者需要选择的胸腔闭式引流术种类：①经肋间插管法：经肋间插入胸腔引流管，操作简单，引流效果较好，是最常用的胸腔闭式引流方法。②肋间细管插管法（中心静脉导管）：一般用于排出胸内积液、积气或抢救时应用。因管径较细，操作简单，快速，安全有效，创伤小，患者痛苦小，临床上正越来越多地应用。但其对排出较黏稠的液体（如急性出血）导致的胸腔积血、脓液等有一定困难。③经肋床插管法：此法切除一小段肋骨，经肋床插管，可插入较粗的引流管，并能通过手指或器械分离胸内感染分隔。因此，适用于脓液较黏稠的具有感染分隔的脓胸病例，并可长时间带管。但其缺点是损伤较大，手术较复杂，目前临床上已较少应用。

2. 与患者和家属沟通，签署胸腔闭式引流手术同意书，告知可能的并发症：麻醉意外、心脑血管意外、出血、感染、损伤周围组织血管神经、胸膜反应、复张性肺水肿、引流不畅或皮下积气积液、其他意外。

3. 用物准备 胸腔闭式引流包、无菌手套、消毒用品、5ml 或 10ml 注射器、2% 利多卡因针、无菌生理盐水 1 000ml、一次性胸腔闭式引流瓶、引流管（气胸选择 18-22F 引流管，液胸或血胸选择 28-32F 引流管，脓胸选择 32-36F 引流管）、胶带等。

4. 操作步骤

（1）与患者沟通：介绍自己，核对姓名、性别、床号等，同时嘱咐患者操作前注意事项，排空膀胱等。

（2）再次确认患者的病情、体征：测量脉搏和血压，再次进行胸部重点查体，查看 X 线片和检查报告，确认操作无误。洗手、戴好口罩帽子。

（3）选择合适的体位，确定置管部位：①患者体位：气胸患者可取坐位或斜坡仰卧位。胸腔积液患者可取健侧半卧位或斜坡仰卧位。②置管部位选择：气胸选择患侧锁骨中线第 2 肋间；血胸选择患侧腋中线与腋后线间第 6 或 7 肋间。

（4）消毒铺巾：在置管部位，自内向外进行皮肤消毒，消毒范围直径 15cm，消毒 3 次。打开胸腔闭式引流包，戴无菌手套，检查包内器械，注意消毒日期，铺盖无菌巾。

（5）麻醉：局部浸润麻醉，以注射器抽取 2% 利多卡因 5～10ml，在穿刺点肋骨上缘作自皮肤到壁胸膜的局部浸润麻醉，进针过程中注意回抽，进入胸膜腔后可有气体或积液抽出，退针少许，将剩余药物注入，麻醉胸膜。稍后检测麻醉效果。

（6）置管过程：①切开：选择尖刀片，沿麻醉部位做一平行肋间的切口，长度为 1～2cm。②分离：术者以血管钳平行肋间，交替分离胸壁各层组织，直至刺入胸膜腔，此时可有液体溢出或气体喷出。③置管：经分离的间隙置入胸腔引流管。④验证置管准确，助手协助把引流管连接引流瓶，观察水柱波动情况及引流情况。确认引流管在胸腔，并保证引流管侧孔深入胸膜腔内 2～3cm。⑤缝合固定：缝合固定引流管，再次消毒，纱布敷盖，胶布固定。

5. 操作后处理

（1）手术完成后嘱患者静卧休息，并嘱咐患者相关引流管注意事项。

（2）术后再次复测患者脉搏及血压，并观察术后反应，注意有无并发症，如复张性肺水肿等。

（3）必要时及时复查 X 线胸片，明确病情变化。

6. 操作注意事项

（1）术前仔细阅读胸部 X 线片等资料，严防弄错患侧。

（2）严格无菌操作。

（3）应避免在腋后线第 8 肋间以下操作，避免穿透膈肌损伤腹腔脏器。

（4）操作中应密切观察患者的反应，如有头晕、面色苍白、出汗、心悸、胸部压榨感或剧痛、昏厥等胸膜过敏反应现象时，应立即停止操作，并皮下注射 0.1% 肾上腺素 0.3～0.5ml，或进行其他对症处理。

（5）复张性肺水肿：肺长时间萎陷时，大量排除积气、积液，肺快速复张，可导致复张性肺水肿，患者可突然出现气促、咳泡沫痰等表现。因此置管后排放积气、积液不可过快。如发生上述情况，应适当夹闭引流管、限制液体入量、利尿，必要时予以小剂量激素治疗。

（6）术后严密观察引流情况：如大量漏气或进行性引流增多，必要时需进一步剖胸探查或行电视胸腔镜手术探查。

【评分标准】

见表 2-35。

表 2-35 开放性气胸胸腔闭式引流术操作评分标准

项目（分）	内容和评分细则	满分	得分	备注
操作前准备（25）	核对患者信息，安慰患者，并给吸氧等简单处理	5		口述吸氧，未口述吸氧扣 0.5 分
	开放性气胸首先提出封闭创口处理	5		若未提出首先封闭创口，总分上扣 20 分
	提出相关检查（血常规、凝血功能、HIV 等术前检查）；提出签手术同意书	5		未提出签手术同意书扣 2 分
	准备用物并检查用物是否在有效期	5		
	通过叩诊或者听诊再次确认引流位置，并标记右锁骨中线第二肋间为引流切口	5		引流位置错误扣 2 分

续表

项目(分)	内容和评分细则	满分	得分	备注
胸腔闭式引流术（65）	洗手（口述七步洗手法）、戴手套	5		操作前未戴口罩帽子，总分上扣1分
	消毒（标准：消毒顺序由内至外，消毒范围切口周围15cm，消毒不少于2遍，第二遍消毒范围不超过第一遍）	5		若严重违反无菌原则以下均不得分
	铺洞巾	5		
	1%～2%利多卡因局部浸润麻醉	5		注射局麻药前未回抽此项不得分
	局部浸润麻醉时进入胸腔回抽确认抽出气体或者带负压注射器刺入胸腔抽出气体确认置管位置无误	10		
	切开皮肤、钝性分离皮下、肌层直至进入胸膜腔	5		
	置入胸腔闭式引流管、接胸腔闭式引流瓶	10		若置管时末端未夹闭或者未连接引流瓶即打开夹闭钳扣2分
	验证置管深度正确（气泡引出或者水柱波动良好）	5		
	缝合固定引流管（缝线可于切开皮肤后先预留）	5		若提前预留缝线，但操作未完成至此步，此项可得0.5分
	覆盖敷料、胶布固定；交代注意事项（引流瓶位置尽量低于引流点以下，加强咳嗽/深呼吸运动促进肺复张）	5		未交代引流瓶位置高度注意事项，该项不得分
	医疗垃圾分类处理（生活垃圾和医疗垃圾、锐器分类放置）	5		
总体评价（10）	无菌观念	5		
	人文关怀	5		
合计	100分	最后得分		裁判签名

【模拟试题】

1. 患者男，19岁。突发胸闷、左胸痛1d。查体：气管右偏，左胸饱满、肋间隙增宽，叩诊呈鼓音，听诊呼吸音消失。胸部X线片：左侧气胸（肺压缩约80%）。请为患者做合适的处置。

2. 患者男，38岁。车祸伤后呼吸困难3h。患者初步诊断为：①双侧创伤性湿肺并呼吸衰竭；②左侧气胸（肺压缩40%）。后进入ICU进行呼吸机辅助呼吸治疗，ICU医师担心患者气胸问题，请你会诊并为患者作合适的处置。

3. 患者男，48岁。车祸伤后左胸痛伴呼吸困难8h。查体：血压120/68mmHg、心率100次/min、呼吸19次/min；气管右偏，左胸廓挤压试验阳性，左胸饱满，左胸第4肋以下叩浊音，上肺呼吸音粗，腋前线第四肋以下呼吸音消失。胸部X线片：左侧第4、5、6、7肋骨骨折，左肺挫伤，左侧胸腔中等量积液。请为患者作合适的处置。

二、胸腔闭式引流管拔除

【目的要求】

掌握 胸腔闭式引流管的拔除的目的、适应证、禁忌证；胸腔闭式引流管拔除的操作流程和注意事项。

【知识扩展】

（一）胸腔闭式引流管拔除的目的

胸腔积液、积气引流干净，肺复张完全后，拔除引流管，恢复胸膜腔负压环境。

（二）适应证

胸腔闭式引流管针对不同的情况置入，主要是引流气体与液体，当其观察、治疗目的达到后，即可拔除。一般需要满足以下三条：

1. 气体引流 引流管通畅，无活动性漏气（嘱患者咳嗽，有液面波动，但无气体逸出）。

2. 液体引流 每日液体引流量小于200ml，颜色清亮。

3. X线胸片显示 胸腔积气或积液已完全排出，肺复张良好，无明显积气与积液。

4. 特殊情况的胸腔闭式引流管拔管还需满足以下条件

（1）脓胸：胸腔内感染已控制，引流量少于20ml。

（2）食管胸膜瘘、支气管胸膜瘘引起的脓胸，须经造影检查证实瘘口已闭合，且症状、体征消失。

（3）机械通气患者气胸，已停机械通气，且气胸完全吸收。

（三）禁忌证

1. 引流不完全 胸腔积气或积液未完全排出，肺复张不全。

2. 每日引流量较大或颜色较深（乳糜、浓血色、混浊等）。

3. 漏气 咳嗽时仍有大量气泡逸出。

4. 胸腔内感染未控制。

5. 造影检查支气管胸膜瘘未愈合，或症状体征未消失。

6. 造影检查食管胸膜瘘未愈合，或检查已愈合但尚未恢复进食。

7. 仍需要机械通气的气胸或血气胸患者。

【操作流程】

1. 操作前准备

（1）明确拔管目的、适应证，排外禁忌证。

（2）与患者和家属沟通。

（3）用物准备：换药包、无菌剪刀、消毒用品、凡士林纱布、无菌敷料、胶带等。

2. 操作步骤

（1）与患者沟通：介绍自己，核对患者姓名、性别、床号等，同时嘱咐患者操作前注意事项（体位、拔管过程中不适及时告知等）。

（2）再次确认患者的病情、体征：必要时测量脉搏和血压，再次胸部重点查体，查看X线片和检查报告，确认操作无误。洗手、戴好口罩和帽子，打开换药包，确认消毒有效期。

（3）选择合适的体位：仰卧位或斜坡仰卧位，胸腔积液患者可取健侧半卧位或斜坡仰卧位。

（4）去除敷料，消毒并剪除引流管固定线：去除引流管处敷料后，在置管部位，自内向外进行皮肤消毒，消毒范围直径10cm，并注意引流管消毒，应消毒引流管距皮肤5～6cm。消毒2次后剪除引流管固定线，之后再进行1次消毒。

（5）拔管：少许转动引流管后，取2～3块无菌纱布加4～6层凡士林纱布，嘱患者深吸气时屏气，拔除胸腔引流管，同时迅速封闭引流管口。若原有预留缝线者打结封闭引流口加固。

（6）固定：胶布固定。

3．操作后处理　听诊肺部呼吸音，观察患者有无病情变化，告知拔管后注意事项。

4．操作注意事项

（1）严格无菌操作。

（2）操作中应密切观察患者的反应。

（3）拔管后注意观察病情变化，必要时及时复查X线胸片。

【评分标准】

见表2-36。

表2-36　胸腔闭式引流管拔除操作评分标准

项目（分）	内容和评分细则	满分	得分	备注
操作前准备（20）	介绍自己并核对患者信息	5		
	告知操作目的及可能出现的情况；胸部叩诊或听诊或X线片确认决定是否拔管；协助摆好体位	10		
	物品准备：检查物品有效期，取物遵循无菌原则；使用治疗车转运，物品摆放合理	5		
操作过程（70）	暴露引流管口，揭去敷料：手揭外层，镊子揭内层；敷料放在弯盘内	10		
	观察引流管口情况	5		
	消毒引流口及引流管：两次；由内向外；范围引流口外至少5cm	10		
	剪断固定引流管的缝线	5		
	再次消毒一次	5		
	拔管：少许转动引流管；取2～3块无菌纱布加4～6层凡士林纱布，嘱患者深吸气时屏气，拔除胸腔引流管，同时迅速封闭引流管口	15		若未使用凡士林纱布封闭引流口，总分中扣除5分
	胶布固定：胶布的粘贴方向应与肢体或躯干长轴垂直敷料的宽度占黏贴胶布长度的2/3；上下端的胶布距敷料的边缘约0.5cm	5		
	整理患者衣物，再次胸部叩诊或听诊观察患者有无异常；垃圾分类处理	5		未观察患者情况，此项不得分
	操作过程中，两把镊子不接触混用（一把接触伤口，一把传递取用和传递无菌物品）	5		每违反一次在总分中扣0.5分，扣完为止
	手卫生，操作前后均需进行	5		每违反一次在总分中扣0.5分，扣完为止

项目（分）	内容和评分细则	满分	得分	备注
总体评价（10）	操作过程中要询问患者是否疼痛，保护患者隐私，体现出人文关怀	5		
	动作轻柔，操作熟练	5		
	取用物大于 2 次，扣 0.5 分 / 次，总分扣完为止			
合计	100 分	最后得分		裁判签名

【模拟试题】

1. 患者男，19 岁。左侧气胸行胸腔闭式引流术后第 3 天。咳嗽时未见气泡排出，负压波动弱。查体：患侧呼吸音稍弱。复查胸部 X 线片：左肺复张好，胸内未见明显积气积液。请为患者作合适的处置。

2. 患者女，42 岁。右肺癌根治术后第 4 天，胸腔闭式引流管引流量 60ml/24h，淡黄色，清亮。X 线胸片：术后改变，胸内无明显积气积液。请为患者作合适处置。

（李爱民）

第十一节　耻骨上膀胱穿刺造瘘

【目的要求】

1. 掌握　耻骨上膀胱穿刺造瘘步骤及注意事项。

2. 熟悉　耻骨上膀胱穿刺造瘘适应证及禁忌证。

3. 了解　耻骨上膀胱穿刺造瘘并发症。

【知识扩展】

1. 膀胱造瘘术　包括有开放耻骨上膀胱造瘘和耻骨上穿刺膀胱造瘘术，用于永久性或暂时性尿流改道。

2. 暂时性尿流改道　为了缓解尿路梗阻对肾功能的不利影响、尿路组织的愈合以及因下尿路梗阻致急性尿潴留又无法留置导尿管而需暂时改变尿流排出通道的操作。

3. 耻骨上膀胱穿刺造瘘术适应证

（1）暂时性耻骨上膀胱穿刺造瘘适应证

1）梗阻性膀胱排空障碍所致的尿潴留，如前列腺增生症、尿道狭窄、尿道结石等致导尿管不能置入等。

2）阴茎和尿道损伤等。

3）术后为了尿路上皮愈合：如尿道吻合成形或膀胱修补术后等。

（2）永久性膀胱造瘘术的适应证

1）神经源性膀胱功能障碍，难以长期留置尿管等。

2）下尿路梗阻伴有严重疾病不能耐受手术者。

3）因疾病行全下尿路切除者。

4. 耻骨上膀胱穿刺造瘘术禁忌证

（1）造瘘术前难以使膀胱充盈。

（2）既往盆腔术史致腹膜返折位置过低者。

（3）严重凝血功能障碍或出血性疾病者。

（4）膀胱容量过少者（如膀胱挛缩）。

5. 耻骨上膀胱穿刺造瘘术并发症及处理

（1）穿刺后出血：常因穿刺戳卡损伤膀胱前静脉丛或膀胱壁血管所致。一般渗血压迫戳卡区域即可，必要时适当应用药物或者手术处理止血。

（2）膀胱壁内黏膜血管出血：多为穿刺造瘘后引流过快膀胱腔内压力骤降所致，一般不用特殊处理。

（3）膀胱痉挛和刺激症状：多由造瘘管刺激膀胱三角区及底部致膀胱壁无抑制收缩造成。可予以膀胱内注入普鲁卡因低压冲洗膀胱缓解症状。

（4）腹腔或盆腔内脏器损伤：多发生在既往下腹部或盆腔手术史者，注意穿刺部位与方法，掌握适应证与禁忌证。

6. 膀胱 Trocar（图 2-29）

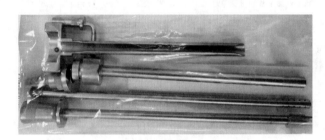

图 2-29　膀胱 Trocar

【操作流程】

1. 核对患者姓名、住院号/门诊治疗号等，交代操作前注意事项。

2. 取仰卧位，耻骨上两横指邻近周围 15cm 区域用 0.5% 碘伏消毒，戴手套，铺巾，检查器械用品。

3. 穿刺前准备　于耻骨联合上方叩诊判断膀胱充盈程度。

4. 麻醉　在耻骨联合上约两横指处确定穿刺点，用 1% 利多卡因作局部麻醉达膀胱前壁。

5. 穿刺　用带针注射器于局麻点与腹壁成 45° 角倾斜向下、向后刺入膀胱。进入膀胱有空虚感且回抽有尿液引出。拔出细针，测量皮肤至膀胱深度。再用尖刀于穿刺处作 0.5cm 皮肤切口，直达腹直肌前鞘，用膀胱 Trocar 沿上述穿刺方向刺入膀胱，有尿液溢出后拔出针芯，自外套管置入适当口径导尿管，确定气囊位于膀胱内后注入 10ml 盐水，回退使尿管气囊位于较高位置，尿管接引流袋。

6. 缝合切口并覆盖敷料，胶布固定。

（1）操作后处理：静卧休息，监测生命体征。

（2）观察术后反应，注意并发症，如血尿、肠道损伤等。

7. 操作注意事项

（1）熟悉并掌握适应证及禁忌证。

（2）穿刺前需确定膀胱充盈程度，必要时用超声辅助核实或监测下操作。

（3）穿刺点忌过高，以免误刺入腹腔。

（4）穿刺针不宜过深，以免误伤肠管。

（5）抽吸尿液时扶好注射器针头以减少膀胱损伤。

（6）保持引流通畅，避免尿液溢出。

【评分标准】

见表2-37。

表2-37　耻骨上膀胱穿刺造瘘术评分标准

项目（分）	具体内容及评分细则	满分	得分	备注
准备（16分）	核对患者姓名、就诊号（住院号）	4		
	操作前衣帽、口罩整齐，洗手正确	5		
	用物准备齐全，准备物品于操作车后平移到患者床旁，站于患者右侧，退下患者裤子至膝盖处，协助患者屈膝仰卧位，暴露局部区域，铺垫巾于患者臀下	7		
操作过程（64分）	判断膀胱充盈程度（耻骨上行叩诊），暴露穿刺部位并标记	6		
	打开缝合包外层，操作者戴无菌手套按无菌原则准备物品	5		
	消毒：以穿刺点为中心，消毒范围约15～20cm，铺无菌孔巾	5		
	检查清创缝合包器械是否齐备，检查尿管气囊，持针器及手术缝线准备	5		
	检查导尿管是否通畅，球囊是否漏气（向水囊注水后抽空），润滑导尿管前端并连接集尿袋	4		
	切口定位：正中线耻骨联合上方两横指或3cm处	5		
	嘱患者放松，麻醉，双人核对麻药，在穿刺部位注射麻药，由浅入深。可垂直刺入膀胱回抽尿液以确认穿刺部位	8		
	切口：穿刺部位用尖手术刀片横向或纵向切开皮肤、皮下组织，直至腹直肌前鞘	8		
	穿刺置入膀胱造瘘Trocar：一手持膀胱Trocar由切口垂直缓慢进入，另一手在下方保护。通过腹直肌鞘后有明显落空感。拔出Trocar芯，见尿液流出，此时将造瘘尿管向Trocar套腔内送入，并接引流袋	8		
	固定造瘘尿管：皮肤切口缝合一针并固定尿管，无菌纱布覆盖；观察尿液颜色，切口有无渗血	6		
	术后交代注意事项，物品基本复原、废物废料销毁、丢弃到正确位置	4		
无菌原则（20分）	操作熟练，稳重，操作顺序有条理、不慌乱，有无菌意识，操作过程中严重违反无菌原则，5分/次，扣完为止	20		
共计		100		

【模拟试题】

1. 患者男，31岁，10h前因于工地上被墙倒塌砸伤，感下腹胀痛，小便难以自解，见尿道外口少量溢血。查体：耻骨上膀胱区充盈，压痛明显，叩呈浊音。B超提示：耻骨后少量血肿,膀胱腔内尿液约 450ml。请给予进一步的临床处理。(说明:家属要求接诊医生尽快给予处理,暂无转院意愿。请选择合适操作措施进行处理并需持续监测尿量。)

2.患者男,70 岁,既往前列腺增生 10 年,口服药物治疗。1 天前饮酒后出现小便不能自解,下腹部胀痛,于急诊室试行导尿失败。请给出进一步的处理方案并实施。

3.患者男,40 岁,车祸致脊髓损伤 1 天,排尿功能丧失。入院后予留置导尿管。1 周后膀胱功能仍未恢复,患者发热,体温 39℃。查体:左侧阴囊红肿,睾丸、附睾肿大,双下肢感觉及运动功能未恢复。血常规白细胞增高,凝血功能无异常。彩超:左侧附睾炎。请给出进一步的处理方案并实施。

(杨　立)

第十二节　烧伤创面处理

【目的要求】

1.掌握　烧伤早期处置和局部创面的处理方法;烧伤面积的估算和烧伤深度的判断。

2.了解　烧伤的补液治疗。

【知识扩展】

（一）烧伤

烧伤(burn)是致热源(热力或间接热力)作用于人体所引起的局部或全身组织的损伤,损伤程度与热力的温度和作用时间呈正比。烧伤是日常生活、生产劳动和战争中常见的损伤,其致死率、致残率、毁容率高。

（二）烧伤面积

烧伤面积(burn area)是指皮肤烧伤区域占全身体表面积(total body surface area,TBSA)的百分数。

（三）烧伤评估要点

烧伤的严重程度受多种因素的影响,其中尤以烧伤面积和深度最重要,是判断烧伤严重程度的基本指标。需要评估的要点有以下几个方面:

1.伤员年龄,伤前健康情况。

2.烧伤原因。

3.烧伤部位。

4.烧伤面积的评估　成年男性:头面颈部占 9%,其中头部 3%,面部 3%,颈部 3%;双上肢占 18%,其中双上臂 7%,双前臂 6%,双手 5%;躯干占 27%,其中躯干前面 13%,躯干后面 13%,会阴 1%;双下肢占 46%,其中双臀 5%,双大腿 21%,双小腿 13%,双足 7%。成年女性由于骨盆较大及双足较小,烧伤面积计算:双臀及双足各为 6%。儿童头大,下肢小,可按下法计算:头面颈部面积 =[9+(12- 年龄)]%,双下肢面积 =[46-(12- 年龄)]%。

5.烧伤深度的评估　临床常用三度四分法。Ⅰ度烧伤:仅伤及表皮,局部呈现红肿,3～5 天好转痊愈,脱屑而不留瘢痕。Ⅱ度烧伤:深达真皮,局部出现水疱。其中,浅Ⅱ度:仅伤及表皮生发层及真皮乳头层。因渗出较多,水疱较饱满,破裂后创面渗液明显,创面基底肿胀发红,有剧痛,皮温增高。若无感染等并发症,约 2 周可痊愈,愈后不留瘢痕。短期内可有色素沉着,皮肤功能良好。深Ⅱ度:伤及真皮层,尚残留皮肤附件,变质的表层组织稍厚,水疱较小或较扁等,感觉稍迟钝,皮温也可稍低。去表皮后创面基底深红或红白相间,或可见网状栓塞血管,表面渗液少,但底部肿胀明显。若无感染,3~4 周可痊愈,愈后留有瘢痕。Ⅲ度烧伤:伤及皮肤全层,甚至可深达皮下组织、肌肉和骨骼等。皮肤坏死,脱水后可形成焦痂,创面无水疱,蜡白或焦黄,或可见树枝状栓塞血管,触之如皮革,甚至已炭化。感觉消失,皮温低。自然愈合甚缓慢,需待焦痂脱落,肉芽生长而后形成瘢痕。不仅丧失皮肤功能,而且常致功能部位畸形。

6. 是否有中毒及合并伤。

7. 烧伤严重性分度 ①轻度烧伤:Ⅱ°烧伤面积 10% 以下。②中度烧伤:Ⅱ°烧伤面积 11%~30%,或Ⅲ°烧伤面积不足 10%。③重度烧伤:烧伤总面积 31%~50%;或Ⅲ°烧伤面积 11%~20%;或Ⅱ°、Ⅲ°烧伤面积虽不到上述百分比,但已发生休克等并发症、呼吸道烧伤或有较重的复合伤。④特重烧伤:烧伤总面积 50% 以上;或Ⅲ°烧伤 20% 以上;或存在较重的吸入性损伤、复合伤等。(注:儿童的严重程度在成人基础上烧伤面积减半。)

8. 伤后处理是否及时正确。

【操作流程】

(一)操作前准备

1. 烧伤早期患者一般情况及周围环境评估:周围环境是否安全,患者生命体征是否平稳。

2. 适当镇静,酌情止痛。

3. 判断患者烧伤深度,必要时需要对创面进行清洗后辨认。

4. 根据患者烧伤面积及深度,给予患者烧伤液体治疗。

5. 针对不同的烧伤创面,进行烧伤局部创面的处理,并告知家属及患者预后。

6. 准备用物 血压计、氧气袋、面罩、清创包、敷料包、手套、注射器、生理盐水、2% 利多卡因注射液、输液器、0.5% 碘伏溶液、无菌巾单、换药包、剪刀、覆盖创面的特殊敷料、大量纱布、棉垫、绷带等。

(二)操作步骤

1. 早期脱离现场 尽快扑灭火焰,脱去着火或沸液浸渍的衣物;及时冷疗降温。

2. 烧伤的早期处理 ①了解病史及患者相关资料(年龄、体重等)。②进行简单创面清洁处理以判断伤情。③估计烧伤面积和深度。④测量患者血压、脉搏、呼吸和体温。⑤检查有无复合伤、中毒及吸入性损伤。⑥补液(建立静脉通道)。⑦电击伤患者需抗炎和抗破伤风治疗。⑧酌情适当镇痛。

3. 轻度烧伤创面初期处理 剃除创面及附近毛发,用生理盐水或碘伏溶液冲洗创面,完整水疱应抽出疱液,疱皮予以保留,已剥脱的深Ⅱ度的创面疱皮应予以清除。①包扎疗法:适用于浅Ⅱ度以及浅的、烧伤面积较小的患者。②暴露疗法:适用于深Ⅱ度至Ⅲ度、烧伤面积较大的患者。

4. 中、重度烧伤的早期处理

(1)建立静脉通道:根据烧伤面积(Ⅱ度、Ⅲ度)和体重拟定休克期补液计划(详见烧伤的液体治疗)。

(2)留置导尿(注意有无血红蛋白尿或血尿)。

(3)呼吸困难者予以吸氧或气管切开。

（4）完善相关检查：血、尿、便常规、血型、电解质、肝肾功能等。

（5）根据病情采取包扎或暴露疗法，对环形、缩窄性焦痂，痂下张力较高者，应尽早行焦痂切开减张术。

5. 烧伤的液体治疗

（1）液体治疗

补液公式：伤后第一个 24h，每 1% 烧伤面积（Ⅱ度、Ⅲ度）每 kg 体重应补胶体和电解质液共 1.5ml（小儿 2.0ml）。胶体（血浆）和电解质液（平衡盐液）的比例为 0.5∶1，广泛深度烧伤者与小儿烧伤其比例可改为 0.75∶0.75，另加以基础水分 2 000ml（小儿另按年龄、体重计算）。总量的一半应于伤后 8h 内输入，剩余的一半分为两个 1/4 应于后两个 8h 输完。第二个 24h，胶体和电解质液为第一个 24h 的一半，水分补充仍为 2 000ml。

根据上述补液公式估计液体量，应根据患者情况观察诸如尿量 [不低于 1ml/（kg·h）]、精神状态、皮肤黏膜色泽、血压和心率、血液浓缩等指标。有条件者可测量中心静脉压、心输出量等，随时调整输液量。

（2）延迟复苏

1）第一个 24h，每 1% 烧伤面积（Ⅱ度、Ⅲ度）每 kg 体重应补胶体和电解质液共 2.6ml（胶体与电解质之比为 1∶1，各为 1.3ml），另加基础水分 2 000ml。复苏前 2h 将第一个 24h 液体总量的 1/2 快速补入，另 1/2 于余下的时间均匀补入。

2）第二个 24h，每 1% 烧伤面积（Ⅱ度、Ⅲ度）每 kg 体重应补胶体和电解质液共 1ml（胶体与电解质之比为 1∶1，各为 0.5ml），另加基础水分 2 000ml。24h 内均匀补入。

（三）操作后处理

1. 应注意患者的生命体征变化，可监测患者的中心静脉压等，及时调整输液速度及治疗药物。

2. 抬高患肢。

3. 密切观察患肢末端血运。

4. 烧伤局部创面处理后，应注意观察创面的渗血、渗液情况，注意创面及创周皮肤炎症情况，及时更换敷料，达到手术条件的要及时手术。

（四）操作注意事项

1. 操作过程中应密切监测患者的生命体征，若生命体征不稳定应暂停操作。

2. 尽量在短时间内完成操作。

3. 创面行简单清创即可，无须彻底清创。

4. 烧伤创面处理时要严格执行无菌操作技术，凡接触伤口的物品，均须无菌。

5. 防止污染及交叉感染，各种无菌敷料从容器内取出后，不得放回，污染的敷料须放入弯盘或污物桶内，不得随便乱丢。

6. 动作轻柔，肢体包扎应松紧适宜。

7. 头面颈部及会阴部适宜半裸露处理。

8. 操作时还需要注意处理伤口的先后顺序。对于需要手术切开减张的患者，应早期切开减张，避免进一步坏死。

9. 烧伤患者的液体治疗非常重要，但血流动力学监测同样重要，在补液的时候需要时刻注意患者的血流动力学状况。

【评分标准】

见表 2-38。

表 2-38 烧伤局部处理评分标准

项目(分)	内容和评分细则	满分(分)	得分(分)	备注
早期脱离现场(4)	尽快扑灭火焰、脱去着火或沸液浸渍的衣服	2		
	及时冷疗	2		
早期处理(12)	了解病史及患者相关资料(年龄、体重等)	2		
	测量患者血压、脉搏、呼吸和体温	4		
	检查有无复合伤、中毒或吸入性损伤	2		
	抗炎和抗破伤风	2		
	镇痛	2		
伤情判断(11)	进行简单创面清洁处理以判断伤情	5		
	估计烧伤面积和深度	6		
补液(20)	根据患者病情、创面深度及面积补液	20		
创面处理(40)	烧伤创面处理,包括清洗和消毒	5		
	根据病情采取包扎或暴露疗法,对环形、缩窄性焦痂,痂下张力较高者,应尽早行焦痂切开减张术	35		
包扎(3)	纱布覆盖,包扎伤口	3		
人文关怀(5)	操作时态度认真,随时询问患者感受,沟通时有礼貌	5		
无菌原则(5)	严格无菌操作,熟练、有条理、不慌乱,每次违反扣1分	5		
合计	100 分	最后得分		裁判签名

【模拟试题】

1. 患儿男,6 岁。烧伤 4h。诉面颈和胸部剧烈疼痛,呼吸困难,口渴。查体:脉搏 130 次 /min,呼吸 28 次 /min,血压 80/60mmHg,面色苍白,四肢湿冷,烦躁不安,声音嘶哑,肺部听诊可闻及喘鸣音。整个面颈部、胸腹背和会阴部稍肿胀,触痛明显,皮肤可见大小不等的水疱,部分水疱破溃,创面潮红,两上肢除右手背外均烧伤,创面苍白,触痛迟钝,双下肢及臀部正常。

尿常规:正常。血气分析:正常。X 线胸片:正常。

要求 1:请给出患儿目前的诊断。

要求 2:请计算患儿第一天的补液量。

要求 3:目前患儿主要的治疗措施有哪些,并予以处理。

2. 患者女,20 岁。开水烫伤左足 2h。查体:体温 36.8℃,脉搏 90 次 /min,呼吸 18 次 /min,血压 108/68mmHg。左足全部被开水烫伤,创面有多个较大水疱,部分创面上可见小颗粒状沙土样异物,部分水疱皮破溃,表皮外翻、脱落,可见创面基底潮红,皮温稍高,痛触觉敏感。左足各趾末梢血运正常。

要求:请说出该患者的诊断及一般处理措施,并对创面进行清创、包扎。

(汪 洋)

第十三节 颅脑损伤处理

【目的要求】

1. 掌握 颅脑损伤的理论知识及病情检查操作。
2. 熟悉 颅脑损伤的院前急救和院内分诊治疗。
3. 了解 颅脑损伤的药物治疗及手术指征。

【知识扩展】

颅脑损伤(brain trauma)是暴力直接或间接作用于头部引起的损伤,可分为颅和脑两部分损伤,颅部包括头皮、颅骨,脑部是泛指颅腔内容物而言,即脑组织、脑血管及脑脊液。

颅脑损伤的发生与发展过程主要取决于两个基本条件,即致伤的因素和损伤的性质。前者指机械性致伤因素,如暴力作用方式、力的大小、速度、方向及次数等;后者则为各不同组织和结构在接受暴力之后,所造成的病理损伤及病理生理变化,故致伤因素不同,所致损伤的程度和性质也各异。

由于致伤物体的物理性质不一致、头部受力的强度和部位不固定、颅脑各部组织的结构与密度不相同,因此,所造成的头皮、颅骨和脑损伤的情况亦有所差异。颅部与脑部的损伤可以同时并存,也可以各自单独发生。

受颅脑解剖生理的影响,头部受伤后所引起的病理过程也有其特殊性。当暴力作用于头部时,头皮、颅骨作为表面屏障首先对抗外力,如果暴力强度较小,仅引起头皮或颅骨的损伤,而脑部可以无损伤或损伤较轻微;若暴力超过了表面屏障的致伤阈,则头皮、颅骨和脑组织将同时受损;若暴力是通过身体其他部位间接作用于头部时,则只引起脑组织的损伤,而头皮和颅骨往往完好无损。不仅如此,遭受暴力作用而致伤的脑组织,除了发生原发性损伤之外,在受损组织的周围,还将引起不同程度和不同范围的脑缺血、出血、水肿及变性等一系列继发性损伤。而后,或继续加重、恶化,累及全脑甚至全身;或经一定时间逐渐吸收、消退和修复。

(一)急性颅脑损伤的现场急救处理

1. 初步检查

(1)头部伤情:有无头皮血肿、裂伤、头皮大面积撕脱、活动性出血、脑脊液漏、脑组织溢出、颅骨骨折。

(2)生命体征

1)呼吸功能:观察有无发绀、呼吸急促、缺氧、呼吸暂停、窒息情况。

2)循环功能:有无脉搏细速、过缓或不齐、低血压、休克等征象。

(3)其他部位的严重损伤:如胸腹部及肢体的损伤。

2. 伤情判断 除呼吸循环功能外,在颅脑损伤现场的伤情判断目前主要是采用临床分级结合格拉斯哥昏迷评分法(Glasgow Coma Scale,GCS)(表2-39),将颅脑损伤分为3级。

3. 现场抢救 正确和及时的现场抢救是颅脑损伤患者救治成功的关键。急救人员应在快速、简洁地了解患者的受伤时间、地点、原因及过程后,立即对头部和全身情况进行认真的检查,再结合病史及初步检查情况作出病情判断后随即开始现场急救。现场急救的重点是呼吸与循环功能的支持,及时纠正呼吸暂停,维持血压的稳定。现场急救顺序为:

表 2-39 格拉斯哥昏迷评分法

检查项目	患者反应		评分
睁眼反应	任何刺激不睁眼		1分□
	疼痛刺激时睁眼		2分□
	语言刺激时睁眼		3分□
	自己睁眼		4分□
言语反应	无语言		1分□
	难以理解		2分□
	能理解,不连贯		3分□
	对话含糊		4分□
	正常		5分□
非偏瘫侧运动反应	对任何疼痛无运动反应		1分□
	痛刺激时有伸展反应		2分□
	痛刺激时有屈曲反应		3分□
	痛刺激有逃避反应		4分□
	痛刺激时能拨开医生的手		5分□
	正常(执行指令)		6分□
评分时间		评分分数	

注:总分15分,轻:13~15分,中:9~12分,重:3~8分。

（1）保持呼吸道通畅：急性颅脑损伤的患者因意识障碍失去主动清除分泌物的能力,呕吐物、血液或脑脊液误吸造成呼吸困难,甚至窒息。故应立即清除口、鼻腔的分泌物,将头部偏向一侧或尽量后仰,必要时现场气管内插管或气管切开,以保持呼吸道的通畅,若出现呼吸暂停或通气不足,应连接简易呼吸器辅助呼吸。

（2）制止活动性外出血：头皮血运极丰富,单纯头皮裂伤有时即可引致死性外出血,开放性颅脑损伤可累及头皮的大、小动脉,颅骨骨折可伤及颅内静脉窦,颅脑损伤合并有其他部位的损伤均可造成大出血引起失血性休克,导致循环功能衰竭。因此制止活动性外出血,维持血流动力学稳定极为重要。现场急救处理包括：

1）对可见的搏动性出血可用止血钳将血管夹闭。

2）对头皮裂伤的广泛出血可用绷带加压包扎暂时控制出血。在条件不允许时,可用粗丝线将头皮全层紧密缝合,到达医院后进一步处理。

3）静脉窦出血现场处理比较困难,情况允许时,将伤员头抬高或以半坐位转送到医院再做进一步处理。

4）对已暴露脑组织的开放性创面出血可用明胶海绵贴附再用干纱布覆盖,包扎不宜过紧,以免加重脑组织损伤。

（3）维持有效的循环功能：单纯颅脑损伤的患者很少出现休克,往往是因为合并其他脏器的损伤、骨折、头皮裂伤等造成内出血或外出血而致失血性休克。急性颅脑损伤时,为防止脑水肿而不宜补充大量液体。因此,及时、有效地控制出血,输血是防治休克,避免循环功能衰竭的有效方法。

（4）局部创面的处理：以防止伤口污染、减少或制止出血为原则,可在简单清除创面的异物后用生理盐水冲洗后给予无菌敷料覆盖包扎,并及早应用抗生素和破伤风抗毒素。

(5)防治脑疝:患者出现昏迷和瞳孔不等大,是颅脑损伤严重的表现。瞳孔扩大侧通常是颅内血肿侧,应静推或快速静脉滴注(15~30min 内)20% 甘露醇注射液 250ml,静推呋塞米 40mg 后立即转送医院或重症监护室。

(二)转送

1. 转送前的准备

(1)强调"急""快""救"的原则。

(2)确保抢救器材齐全和功能完好,抢救药品充足。

(3)转送前对病情做正确的评估,对病情变化应有足够的认识,制定应急措施。

(4)与目的地医院保持联系,将病情和抢救信息提前告知,以便目的地医院提前做好抢救准备。

2. 在转送过程中应遵循的原则

(1)对有休克或呼吸困难者应就地就近抢救,待病情稳定后再转送,切忌仓促搬动和远距离转送。

(2)转送过程中,为防止昏迷患者误吸呕吐物、血液、脑脊液引起窒息,应将头转向一侧,对确认无颈椎骨折者可托起颈部,另一只手压前额使之尽量后仰。必要时先行气管插管后再转送,并注意途中随时清理口腔和呼吸道的分泌物。

(3)对于烦躁不安者,可予以四肢约束,在引起烦躁的病因未解除前,慎用镇静剂。

(4)四肢和脊柱有骨折的患者应用硬板担架运送,在转送前应做适当固定,以免在搬运过程中加重损伤。

(5)陪送的医护人员在转送过程中应密切注意患者的呼吸、脉搏及意识的变化,情况紧急时随时停车抢救处理。

(6)到达目的医院后,陪送的医护人员应向接收单位的医护人员详细介绍受伤时间、原因、阳性体征、初步诊断、现场和途中的病情变化以及处理措施。

(三)急诊室处理

1. 处理原则:先救命后治病,特别是在伤员集中送达时,应分轻重缓急。

2. 开通颅脑损伤绿色通道:在患者到达急诊科后 20min 以内需完成以下任务。

(1)接诊护士:当患者到达急诊科时,急诊接诊护士对病情作出初步判断,疑有脑疝形成时立即通知神经外科医生,同时通知检验科、血库、理发室等有关单位。

(2)神经外科急诊值班医生:迅速完成病史采集和体征检查,书写病历并根据患者的病情迅速下达医嘱。

(3)护士在通知医生及有关科室后,完成测血压、脉搏、呼吸频率及建立静脉通道,在建立静脉通道时留取足够的血液标本分别送检验科、血库查血常规、血型及交叉配血、电解质、肾功能、血糖等。当有休克体征时,应尽快建立深静脉通道并进行心电、血压、血氧饱和度及中心静脉压监测,深静脉通道应首选锁骨下静脉,因其粗大(15~20mm)且不会因血容量不足而塌陷,一般情况下不需要剃毛备皮可节约时间。

(4)检验科:当接到标本后立即检测,并将结果报告医生。

(5)血库:确定血型并交叉配血准备血液。

(6)理发员:5min 内完成理发任务。

（7）护士遵医嘱对有颅内高压患者快速输入 20% 甘露醇 250～500ml 以降颅内压；通知放射科或 CT 室作好检查准备；通知麻醉科和手术室做好手术准备。若系三无患者（无家属及亲友、无姓名、无单位），则应通知医院有关部门。

3. 神经外科急诊值班医生任务 神经外科急诊值班医生应为本科毕业并从事神经外科工作三年以上的医生担任，同时应具备胸心外科、普外科、骨科、麻醉科等相关科室的基本知识，能迅速完成气管插管，掌握胸、腹腔及深静脉穿刺等技术。在颅脑损伤的急诊抢救中担负着组织者和领导者，其任务包括：

（1）采集临床信息：简明扼要地将受伤时间、原因、外力作用的部位、伤后的意识改变、瞳孔的变化、有无呕吐、误吸，曾做何种急救处理，既往的重要病史等。

（2）专科体格检查和损伤分级

1）头部外伤情况：有无活动性出血、颅骨骨折、脑脊液漏。

2）胸腹部有无压痛、出血、呼吸困难。

3）脊柱、四肢有无骨折。

4）神经系统症状：包括神志、瞳孔、眼球位置、肢体活动、锥体束征等。

5）综合以上检查作出损伤分级。

（3）在 10～20min 内完成采集病史、体征、书写病历并根据患者的病情迅速下达医嘱，决定患者的去向。

4. 急诊处理要求

（1）轻型（Ⅰ级）

1）留急诊室观察 24h。

2）观察意识、瞳孔、生命体征及神经系体征变化。

3）颅骨 X 线摄片，必要时 CT 检查。

4）对症处理。

5）向家属交代有迟发性颅内血肿可能。

（2）中型（Ⅱ级）

1）意识清楚者留急诊室或住院观察 48～72h，有意识障碍者必须住院。

2）观察意识、瞳孔、生命体征及神经系体征变化。

3）颅骨 X 线摄片，头部 CT 检查。

4）对症处理。

5）有病情变化时头部 CT 复查，做好随时手术的准备工作。

（3）重型（Ⅲ级）

1）须住院或重症监护病房。

2）观察意识、瞳孔、生命体征及神经系体征变化。

3）选用头部 CT 监测、颅内压监测或脑诱发电位监测。

4）积极处理高热、躁动、癫痫等，有颅内压增高表现者，给予脱水等治疗，维持良好的周围循环和脑灌注压。

5）注重昏迷的护理与治疗，首先保证呼吸道通畅。

6）有手术指征者尽早手术，已有脑疝时，先予以 20% 甘露醇 250ml 及呋塞米 40mg 静脉推注，立即手术。

【操作流程】

1. 初步伤情检查及判断，检查患者头部外伤伤口，生命体征，意识情况（GCS 评分）。

2. 在评估伤情后判断是否需要现场急救，主要是呼吸循环的支持（具体操作和内容同 CRP）。

3. 头部伤口现场止血　搏动性动脉出血，血管钳夹闭；创面小渗血可控制伤口采用纱布加压包扎止血；大面积渗血窗口且现场条件有限，时间紧迫时需快速全层缝合头皮创面，再纱布加压包扎，待转院或手术时再次拆开手术处理。

4. 创面处理及药物治疗　条件合适或行颅脑手术前对创口行清创处理，预防性抗感染药物，破伤风抗毒素针，脑组织开放者早期使用抗癫痫药物（丙戊酸钠针）。

5. 颅内高压的处理，动态观察意识瞳孔变化，可使用甘露醇降颅压治疗，并注意记录使用次数及尿量，维持液体平衡及尽早复查病情及电解质。

6. 转送患者，注意颅颈联合损伤患者的搬动，烦躁患者慎用镇静剂，以免影响观察、遮盖病情变化。

7. 院内完善检查及病情诊断后，对患者进行分级诊疗，对不同病情的患者进行观察，转科或手术治疗。合理分流，积极复查。

【评分标准】

见表 2-40。

表 2-40　颅脑外伤评分标准

项目（分）	内容和评分细则	满分	得分	备注
院前急救 （55）	检查患者伤口，生命体征，瞳孔，意识	5		
	GCS 评分三项内容	15		
	呼吸，循环系统的支持	6		
	伤口止血处理，搏动性出血的操作	4		
	大面积渗血伤口的全层缝合	10		
	纱布加压包扎	5		
	抗生素，破伤风，丙戊酸钠，甘露醇等急救药物的正确使用	5		
	正确转运患者	5		
院内处理 （30）	完善检查，头颅 CT，血常规，电解质	10		
	评估病情，分级诊疗，制定治疗方案	10		
	院内沟通，术前备皮，备血，辅助检查完善，为危重患者开通绿色通道	10		
急救思路 （15）	操作流畅，各环节合理衔接，分级恰当，危重患者处理流畅迅速	20		
合计	100 分	最后得分		裁判签名

【模拟试题】

患者男，28 岁。车祸外伤后 1h。查体：意识清醒，轻度烦躁，对答正确，遵嘱运动，左侧额颞部开放头皮裂伤，伤口内有淤泥，颞部有搏动出血，患者诉头颈部疼痛，且四肢麻木无力。

1. 请对患者颅脑外伤部分进行院前病情评估，急救及合理转运。

2. 患者入院后意识障碍加重，小便失禁，左侧瞳孔 4mm，对光反射迟钝，右侧瞳孔 3mm，对光反射灵敏，刺痛不睁眼，言语含糊不清，刺痛屈曲。请对该患者下一步诊治列出方案及进行必要的查体。

（缪　铮）

第三章
妇产科基本实践技能

第一节　妇科检查

【目的要求】

1．掌握　阴道窥器的使用方法及盆腔检查的常用方法（双合诊）。

2．熟悉　盆腔检查的其他检查方法（三合诊、肛腹诊）。

3．了解　外阴、阴道、宫颈、子宫、附件及其他宫旁组织的情况，达到协助诊断女性生殖系统疾病及鉴别与之相关的其他器官、系统疾病的目的。

【知识扩展】

1．子宫前倾（anteversion）　宫体朝向耻骨。

2．子宫后倾（retroversion）　宫体朝向骶骨。

3．子宫前屈（anteflexion）　宫体与宫颈间的纵轴形成的角度朝前方。

4．子宫后屈（retroflexion）　宫体与宫颈间的纵轴形成的角度朝后方。

5．妇科检查的适应证　对怀疑有妇产科疾病或需要排除妇产科疾患的患者，以及行常规妇科检查的人员需做盆腔检查。检查前必须询问被检查者是否有性生活史，对没有性生活史的患者一般不进行阴道内诊，但对高度怀疑恶性病变者，需征得患者或家属同意并签字后再行阴道检查。

6．器械准备

（1）一次性臀部垫单。

（2）无菌手套、一次性检查手套。

（3）阴道窥器、玻片、干试管、棉拭子、消毒液、液状石蜡或肥皂水、生理盐水、涂片固定液、10%氢氧化钾等。

（4）如需进行宫颈癌筛查，准备好细胞学检查及HPV检查所需的物品。

1）液基细胞学检查：需准备TCT或LCT小瓶、宫颈取材毛刷。

2）HPV检查：需准备标本保存小瓶、宫颈取材毛刷。

（5）检查单、标记笔、试管架。

7．患者准备

（1）除尿失禁或盆腔脏器严重脱垂患者外，检查前应排空膀胱。如有排尿困难，必要时导尿后检查。对于长期便秘者，也可灌肠后检查。

（2）为避免交叉感染，每位患者应在臀部下放置一块一次性消毒单，使用后将其放入医疗垃圾桶内。

8. 检查者准备

（1）检查者在检查前应充分了解患者的既往史及月经婚育史，做到态度和蔼、操作轻柔；应告知患者妇科检查的必要性和可能引起的不适，使之不必紧张。

（2）检查前检查者进行手消毒。

【操作流程】

基本要求：患者取膀胱截石位，臀部紧邻检查床，头部稍高，双手臂自然放置床两侧，腹部放松，检查者面向患者，站立在其两腿之间。如患者病情危重不能搬动时，也可在病床上检查，检查者站立在病床的右侧。对怀疑有盆腔内病变的腹壁肥厚、高度紧张不合作或未婚患者，必要时可麻醉下行盆腔检查。

（一）外阴检查

1. 观察　外阴发育、阴毛分布和多少、有无畸形，观察外阴皮肤颜色、有无溃疡、肿物、增厚、变薄或萎缩、有无手术瘢痕。

2. 手消毒，戴无菌手套或一次性检查手套后，用一只手分开大小阴唇，暴露尿道口及阴道口，观察大小阴唇的颜色，黏膜是否光滑，有无新生物，尿道口及阴道口有无畸形和新生物，处女膜是否完整，有无闭锁或突出。

3. 对老年患者或可疑子宫脱垂的患者，应嘱患者屏气后观察阴道前后壁有无膨出、子宫有无脱垂，令患者咳嗽或屏气时观察患者有无尿液流出，了解有无压力性尿失禁。

4. 以一手的拇指与示指及中指触摸一侧前庭大腺部位，了解有无前庭大腺囊肿及其大小、质地、有无触痛，并挤压观察腺体开口处是否有异常分泌物溢出，检查一侧后再检查另一侧；同时触摸其他外阴部皮肤及黏膜的质地、有无触痛；了解视诊时发现的肿物大小、质地、边界是否清晰、是否活动、有无压痛。

（二）窥阴器检查

根据患者年龄及阴道的松紧度选择合适大小的窥阴器。无性生活者除病情需要，经本人同意并签字，否则禁做窥阴器检查。

1. 戴一次性检查手套后，左手分开大小阴唇，暴露好阴道口，右手持窥阴器，先将其前后两叶闭合，避开尿道口周围的敏感区，倾斜45°沿阴道侧后壁缓缓插入阴道，边推进边将窥器两叶转正并逐渐张开，旋转时观察阴道前、侧、后壁黏膜，最终暴露宫颈，固定窥阴器。检查者应注意观察阴道黏膜颜色、皱襞多少、有无赘生物、瘢痕、溃疡以及有无畸形、穹隆有无变浅、是否饱满。

2. 注意阴道分泌物的量、颜色及气味，如需留取标本，应在检查前准备好相应物品。根据检查要求进行阴道分泌物的留取。

阴道分泌物检查

1）形态学检查（悬滴法）：取干燥玻片1张，其上滴1滴生理盐水（检查假丝酵母菌时可用10%氢氧化钾），用刮板或棉拭子于阴道侧壁上1/3取阴道分泌物，轻轻混入生理盐水中，在显微镜下观察。

2）功能学检查：取干燥玻片1张（或干燥试管1个），用棉拭子于阴道侧壁上1/3取阴道分泌物，将分泌物均匀涂抹在玻片上（或将棉拭子放入试管送实验室），根据不同的检查目的固定、染色及显微镜下观察。

3. 检查宫颈　观察宫颈的大小、颜色、外口形状。注意有无糜烂样改变、出血、裂伤、颈管黏膜外翻、潴留囊肿、溃疡及新生物。初诊患者或一年内未进行宫颈防癌检查或有可疑宫颈病变者，需要进行宫颈细胞学检查和/或人乳头瘤病毒（HPV）检查。

（1）宫颈细胞学检查——涂片液基细胞学（liquid-based cytology），薄层液基细胞学检查（thinprep cytologic test，TCT）

1）取一个装有细胞保存液的小瓶，在其表面标注患者信息。

2）勿用干棉球等擦拭宫颈表面，用专用毛刷伸入宫颈管约1cm，以宫颈外口为中心，旋转360°～720°后取出，将毛刷头浸泡至保存液中，盖好瓶盖送检。

（2）人乳头瘤病毒（human papilloma virus，HPV）检查

1）取一个HPV检查专用小瓶，在其表面标注患者信息。

2）用干棉球擦净宫颈分泌物，用专用毛刷伸入宫颈管中，旋转3～5周后取出，将毛刷放入专用小瓶中，在瓶口水平折断毛刷杆，盖好瓶盖送检。

4．检查完毕后，稍退出窥阴器至宫颈下方后，再使两叶闭合，旋转45°后轻轻取出。

（三）双合诊

检查者一手戴好无菌手套（如有阴道流血或一个月内有宫腔操作或流产史者需行外阴消毒），示指、中指涂润滑剂后缓慢插入阴道，另一手掌心向下手指平放在患者腹部平脐处，阴道内手指向上向前方抬举宫颈，腹部手指往下往后按压腹壁，并逐渐向耻骨联合部位移动，两手相互协调配合并随患者呼吸动作配合检查。如患者年龄较大或有阴道狭窄，可用单指（示指）进行检查。目的在于扪清阴道、宫颈、宫体、双附件、子宫韧带和宫旁结缔组织以及盆腔内其他器官和组织有无异常。

1．检查阴道　了解阴道松紧度、通畅度和深度，注意有无畸形（特别注意有无双阴道、阴道横隔、纵隔及斜隔等）、瘢痕、结节或肿块和触痛。如有结节或赘生物应注意其位置、颜色、质地、活动度及与周围组织的关系。手指触及后穹隆时患者感觉疼痛为后穹隆触痛。

2．检查宫颈　了解宫颈大小、形状、硬度及宫颈外口情况，注意宫颈位置、有无子宫脱垂、接触性出血。如有阴道畸形者注意有无双宫颈等畸形。当向上或两侧活动宫颈，患者感觉疼痛时为宫颈举痛（或摇摆痛）。

3．检查子宫及附件　检查者一手的示指及中指（阴道狭窄者可仅用示指）放入阴道，另一手在腹部配合检查称为双合诊。

（1）检查子宫：检查者的阴道内手指放在宫颈后方向上向前方抬举宫颈，另一手以四指指腹自腹部平脐处向下向后随患者呼吸按压腹壁，并逐渐向耻骨联合部移动，通过内、外手指同时分别抬举和按压，相互协调，即可扪清子宫的位置、大小、形状、硬度、活动度、表面情况以及有无压痛。多数妇女的子宫位置呈前倾略前屈位。如双合诊不能清楚地扪及宫体或可疑子宫内膜异位症、恶性病变者，应三合诊检查。

（2）检查附件：在触清子宫后，阴道内手指由宫颈后方移至一侧穹隆部，尽可能往上向盆腔深部扪触；同时另一手从同侧脐旁开始，由上向下逐渐移动按压腹壁，与阴道内手指相互对合，以触摸该侧附件处有无增厚、肿块或压痛。对触到的肿块，应查清其位置、大小、形状、质地或硬度、活动度、边界和表面情况、与子宫的关系以及有无压痛等。一侧检查完毕后同样的方法检查另一侧。正常输卵管不能触及。正常卵巢偶可扪及，约为3cm×2cm×1cm大小，可活动，触之略有酸胀感。

（3）检查完毕轻轻退出检查的示、中指，检查手套指尖有无血迹。整理用物，手消，记

录检查结果。

4．三合诊 指腹部、阴道、直肠联合检查，是双合诊检查的补充。以一手示指放入阴道，中指放入直肠以替代双合诊时阴道内的两指，其余检查步骤与双合诊检查时相同。三合诊的目的在于弥补双合诊的不足，通过三合诊可进一步了解后倾或后屈子宫的大小，发现子宫后壁、子宫直肠凹陷、宫骶韧带和盆腔后部病变及与其邻近器官的关系，扪清主韧带及宫旁情况以估计盆腔内病变范围，特别是癌肿与盆壁间的关系，以及扪诊阴道直肠隔、骶骨前方或直肠内有无病变等。

5．肛腹指诊（肛诊） 未婚或阴道闭锁、阴道狭窄等不能进行阴道检查者，行直肠-腹部检查即肛查。检查者戴无菌检查手套后示指蘸取润滑剂，轻轻按摩肛门周围，嘱患者像解大便样屏气的同时轻轻进入直肠，配合患者呼吸以直肠内的示指与腹部上的手配合检查，了解子宫及附件的情况（方法同双合诊）。

（四）注意事项

1．对于无性生活的女性禁作双合诊、三合诊及阴道窥阴器检查，如病情所致确需进行如上检查时，须经患者及其家属同意，并签署同意书后进行。

2．对于病情危重者，除非必须立即进行妇科检查以确定诊断，应待病情稳定后再进行盆腔检查。

3．男医师对患者进行妇科检查时必须有一名女医务人员在场，以消除患者的紧张情绪，减少不必要的误会。

4．对于有阴道流血的患者，如确需妇科检查，应行外阴消毒后进行，以减少感染的发生。

【评分标准】

见表3-1。

表3-1 阴道分泌物检查+TCT+妇科检查评分标准

项目（分）	内容和评分细则	满分	得分	备注
操作前准备（4）	1．自我介绍，核对患者信息。介绍将要进行的操作。（各1分）	3		
	2．环境有屏风、温度适宜（口述），男生操作需女性人员在场（女生直接得分）	1		
操作过程（92）	1．患者排空膀胱，垫好臀下巾，取膀胱截石位（口述）	3		
	2．调好照明灯，手消（口述）。戴手套，打开一次性阴道窥器	4		
	3．检查外阴情况，口述检查结果（内容全面）（操作规范）	10		
	4．放置窥器：一手拿窥器，蘸润滑剂后放置阴道窥器。口述观察到的阴道、阴道分泌物及宫颈情况（内容全面）（操作规范）	15		
	5．阴道分泌物检查：固定窥器，用无菌小棉签在阴道侧壁上1/3取阴道分泌物，装入干净试管，送检	10		
	6．薄层液基细胞学检查：取一个装有细胞保存液的小瓶，标注患者信息（2分），用特制的毛刷深入宫颈管约1cm，刷取宫颈上皮，将毛刷头浸泡至保存液中送检（8分）	10		

续表

项目（分）	内容和评分细则	满分	得分	备注
操作过程（92）	7. 取出窥器：拧松窥阴器固定螺丝，稍退出窥阴器至宫颈下方后，使两叶闭合，旋转45°后轻轻取出	10		
	8. 双合诊：换检查手套（换检查的一只），蘸润滑剂后行双合诊检查了解阴道、后穹隆、子宫颈、子宫、附件情况，口述检查情况。（内容全面）（操作规范）	25		
	9. 检查完毕，轻轻退出检查的示、中指。检查手套指尖有无血迹（口述）	2		
	10. 脱下手套，协助患者整理衣物，嘱患者将标本送检，手消（口述），记录检查结果（口述）	3		
操作后处理（4）	结束操作后整理用物（1分），交代检查结果（1分）	2		
	操作熟练，稳重，注意患者感受；操作顺序有条理、不慌乱，有无菌意识	2		
合计	100分 最后得分		裁判签名	

【模拟试题】

1. 患者徐某，女，26岁，已婚。因"同房后出血"来妇科门诊就诊。请为患者行相应检查。

2. 患者李某，女，35岁，2-0-1-2。因"阴道分泌物异味3天"来妇科门诊就诊，既往未行宫颈癌筛查。请为患者行相应检查。

3. 患者张某，女，40岁。因"发现子宫肌瘤3年"要求行子宫肌瘤剔除术。请为患者行术前相应的妇科检查。

（史纪芳 朱任坚）

第二节 产科检查

【目的要求】

1. 掌握 孕期定期检查的主要内容、腹部检查、胎心听诊及四步触诊方法。

2. 熟悉 妊娠子宫大小、胎产式、胎先露、胎方位及先露是否衔接的判断。

3. 了解 产前检查的程序与孕期保健。

【知识扩展】

1. 胎产式（fetal lie） 指胎体纵轴与母体纵轴的关系。

2. 胎先露（fetal presentation） 指最先进入骨盆入口的胎儿部分。纵产式有头先露和臀先露，横产式为肩先露。

3. 胎方位（fetal position） 指胎儿先露部的指示点与母体骨盆的关系。

4. 适应证 孕中、晚期孕妇（通常在24周后）。

5. 禁忌证 无绝对禁忌证，但对子宫敏感、晚期先兆流产或先兆早产者检查时务必轻柔，并且需避开宫缩时间，尽量减少检查的时间和次数，对孕足月已经有宫缩者，应在宫缩间歇期检查。

6. 妊娠子宫的大小（表 3-2）

表 3-2 不同孕龄的子宫高度和子宫长度

妊娠周数	手测宫底高度	尺测耻上子宫长度 /cm
12 周末	耻骨联合上 2～3 横指	
16 周末	脐耻之间	
20 周末	脐下 1 横指	18（15.3～21.4）
24 周末	脐上 1 横指	24（22.0～25.1）
28 周末	脐上 3 横指	26（22.4～29.0）
32 周末	脐与剑突之间	29（25.3～32.0）
36 周末	剑突下 2 横指	32（29.8～34.5）
40 周末	脐与剑突之间或略高	33（30.0～35.3）

7. 操作前准备

（1）物品准备：血压计、体重秤、软尺、一次性臀巾、多普勒胎心监测器（或胎心听筒）、手消液。

（2）检查者准备：清洁双手。

【操作流程】

（一）询问病史（重点询问末次月经、自觉症状）；查阅孕期保健手册、复习孕期情况；核对孕周

（二）测量血压及体重，判断结果

（三）产科检查

1. 腹部检查　孕妇排尿后仰卧在检查床上，头部稍垫高，暴露腹部，双腿略屈曲，稍分开，使腹部放松。检查者站在孕妇的右侧。

（1）视诊：注意腹形及大小。腹部有无妊娠纹、手术瘢痕及水肿等。

（2）触诊：检查者行手消后进行。

1）测量子宫长度及腹围：①子宫长度的测量：用软尺一端固定于耻骨联合上缘的中点，一端至子宫底的数值。②腹围的测量：用软尺平脐绕腹一周的数值。

2）四步触诊：在做前三步触诊时，检查者面向孕妇头端；做第四步触诊时，检查者面向孕妇足端。

第一步：检查者将左手置于宫底部，了解宫底与脐或剑突的距离，估计胎儿大小与妊娠月份是否相符；然后两手置于宫底部，以两手指指腹相对交替轻推，判断在宫底部的胎儿部分，若为胎头则硬且有浮球感，若为胎臀则柔软而宽且形态不规则。

第二步：检查者两手掌分别置于孕妇腹部左右侧，一手固定，另一手轻轻深按检查，两手交替进行检查。触到平坦饱满部分为胎背，并确定胎背朝向，向前、向侧方或向后。触到可变形的高低不平部分为胎儿肢体，有时能感到胎儿肢体活动。

第三步：检查者右手拇指与其他 4 指分开，置于耻骨联合上方握住胎先露部，进一步查清是胎头或胎臀，左右推动以确定是否衔接。若胎先露部仍可以移动，表示尚未衔接入盆；若不能被推动，则表示已衔接。

第四步：检查者左右手分别置于胎先露部的两侧，交替轻轻按压，进一步核实胎先露部

的诊断是否正确;并向骨盆入口方向深按,以确定胎先露部入盆的程度。先露为胎头时,一手能顺利进入骨盆入口,另一手则被胎头隆起部阻挡,该隆起部为胎头隆突。枕先露时,胎头隆突为额骨,与胎儿肢体同侧;面先露时,胎头隆突为枕骨,与胎背同侧。

(3)听诊:胎心在靠近胎背上方的孕妇腹壁上听得最清楚。枕先露时,胎心在脐右(左)下方;臀先露时,胎心在脐右(左)上方;肩先露时,胎心在靠近脐部下方听得最清楚。听诊部位取决于先露部和其下降程度。正常胎心率为110～160次/min。

2. 骨盆出口横径(坐骨结节间径)及耻骨弓角度的测量

(1)体位:孕妇仰卧位在检查床上,头部稍垫高,臀下垫一次性垫巾,脱开一边裤腿,双腿向腹部弯曲,双手抱膝,向两侧外上方充分展开。检查者面向孕妇立于两腿之间。

(2)测量方法:检查者戴薄膜手套或检查手套。

1)骨盆出口横径(坐骨结节间径)的测量:使用出口测量尺测量两坐骨结节内侧缘的距离,正常值为8.5～9.5cm。若此值<8cm,应加测骨盆出口后矢状径。两者之和>15cm时,表明骨盆出口狭窄不明显。

2)耻骨弓角度的测量:用左右手拇指指尖斜着对拢,放置在耻骨联合下缘中点,左右两拇指平放在耻骨降支上,测量两拇指间角度,为耻骨弓角度。正常值为90°,小于80°为异常。此角度反映骨盆出口横径的宽度。

【评分标准】

见表3-3。

表3-3 产前检查＋骨盆出口横径测量操作评分标准

项目(分)	内容和评分细则	满分	得分	备注
操作前准备(4)	1. 自我介绍,核对患者信息。介绍将要进行的操作(各1分)	3		
	2. 环境有屏风,男选手操作需女性人员在场(女选手直接得分)	1		
操作过程(89)	1. 询问末次月经(3分)及自觉症状(3分),核对孕周(2分)。嘱患者排空膀胱(2分)(口述)	10		
	2. 一般检查:测血压,体重	4		
	3. 协助孕妇摆放体位:孕妇取仰卧位,头部稍垫高,露出腹部,双腿略屈曲稍分开,使腹肌放松(2分)。检查者站在右侧进行检查(2分)。手消(1分)(口述)	5		
	4. 视诊:腹形及大小、有无妊娠纹、手术瘢痕及水肿。口述检查内容及结果	2		
	5. 测量宫高及腹围 (1)测量宫高(cm):测量手法正确,口述检查结果	4		
	(2)测量腹围(cm):测量手法正确,口述检查结果	4		
	6. 四步触诊 (1)第一步:检查手法正确,口述检查内容及结果	10		
	(2)第二步:检查手法正确,口述检查内容及结果	10		
	(3)第三步:检查手法正确,口述检查内容及结果	10		
	(4)第四步:检查手法正确,口述检查内容及结果	10		
	7. 胎心听诊:听诊部位正确,口述正常值	5		

续表

项目(分)	内容和评分细则	满分	得分	备注
操作过程 (89)	8. 骨盆出口横径测量:孕妇臀下垫一次性垫巾,取仰卧位,脱开一边裤腿,两腿向腹部弯曲,双手抱膝,向两侧外上方充分展开(2分)。检查者面向孕妇立于两腿之间(1分)(口述)。检查者戴手套(2分)	5		
	(1)测量坐骨结节间径:测量手法正确,口述检查结果(正常 8.5~9.5cm)	5		
	(2)测量耻骨弓角度:测量手法正确,口述检查结果(正常为90°)	5		
操作后处理 (7)	协助孕妇取舒适的体位,整理用物(2分),交代孕妇注意事项(3分)。(自数胎动、不适随诊,定时产检)	5		
	操作熟练,稳重,注意患者感受;操作顺序有条理、不慌乱	2		
合计	100分　　　　最后得分		裁判签名	

【模拟试题】

1. 王某,女,26 岁。因"停经 34W+4d,常规行孕期检查"就诊于产科门诊,请行常规产科检查及骨盆出口测量。

2. 张某,女,32 岁。因"停经 36W+2d,瘢痕子宫"就诊于产科门诊,请行常规产科检查及骨盆出口测量。

3. 夏某,女,28 岁。因"停经 38W+2d,乏力 2d"就诊于产科门诊,请行常规产科检查及骨盆出口测量。

(史纪芳　朱任坚)

第三节　宫内节育器的放置术、取出术

一、宫内节育器放置术

【目的要求】

1. 掌握　宫内节育器放置术的操作方法。

2. 熟悉　宫内节育器放置术的适应证、禁忌证及注意事项。

3. 了解　宫内节育器的避孕原理及副作用。

【知识扩展】

宫内节育器(intrauterine device,IUD)放置术是用于育龄妇女节育的手术方法。

1. 适应证

(1)育龄妇女自愿要求放置而无禁忌证。

(2)某些疾病的辅助治疗:如宫腔粘连分离术后、排卵障碍相关的异常子宫出血及子宫腺肌症等的保守治疗等。

(3)紧急避孕:性交后 5 日内放置。

2. 禁忌证

(1)严重全身性疾病,如心力衰竭、肝肾功能不全、凝血功能障碍等。

（2）急慢性生殖道炎症，如急、慢性盆腔炎是绝对禁忌证；阴道炎等治疗前不宜放置。

（3）妊娠或可疑妊娠。

（4）生殖器官肿瘤，根据情况考虑可否放置。

（5）生殖道畸形、子宫畸形。

（6）宫颈内口松弛、重度陈旧性宫颈裂伤或严重子宫脱垂。

（7）月经过多、过频或不规则阴道流血，根据情况考虑可否放置。

（8）宫腔深度不足 5.5cm 者。

（9）人工流产后出血过多或疑有妊娠组织残留者。

（10）顺产或剖宫产胎盘娩出后，有潜在感染或出血可能者。

（11）严重痛经者，根据情况考虑可否放置。

【操作前准备】

（一）全面了解患者病史，特别是妊娠分娩史；全面体格检查及相关检查（血常规、白带常规、妇科彩超等）；排除禁忌证后向患者解释操作过程、风险、需要配合的事项，签署知情同意书；嘱患者排空膀胱后进入手术室，注意患者隐私保护及室温适宜。

（二）准备合适型号和类型的宫内节育器及手术、消毒物品并检查是否在有效期内。

（三）向患者介绍自己，核对患者信息。手术者戴帽子、口罩，指导患者摆好体位，行外科洗手及手消。

【操作流程】

（一）患者臀下垫一次性垫单，取膀胱截石位。助手打开放环手术包。

（二）戴无菌手套，检查灭菌指示卡及包内器械是否完备。取适量棉球于弯盘中，助手倒入 0.5% 碘伏液（碘过敏者用 0.1% 苯扎溴氨溶液）。常规消毒外阴 2 遍（顺序：小阴唇—大阴唇—阴阜—大腿内侧上 1/3—会阴中心腱、肛门），铺无菌洞巾，行双合诊检查。

（三）更换检查手套，用窥阴器扩张阴道，0.5% 碘伏棉球消毒阴道壁、阴道穹隆及宫颈 2 遍。

（四）更换窥阴器，暴露宫颈，固定窥器；宫颈钳钳夹宫颈，轻轻向外牵拉。

（宫颈过紧者可用 1% 利多卡因棉签置入宫颈管内约 2min，或 1% 利多卡因于宫颈 4 点及 8 点处注射各 1~2ml，5min 后进行手术。）

（五）一手轻轻向外牵拉宫颈，一手持探针沿子宫倾屈方向徐徐进入，探测子宫深度。

（六）根据宫颈松紧或节育器体积确定是否扩张宫颈。扩张宫颈时，以执笔式执宫颈扩张器沿宫腔方向慢慢扩张宫颈内口，扩张器通过宫颈内口即可，不可深入，一般由 4 号扩至 6 号即可。

（七）不同类型宫内节育器的放置技巧

1. "宫"形节育器　使用叉型或钳型放置器。若用叉型放置器，将节育器上缘置于叉内，顺子宫方向轻轻送入宫底，慢慢退出放置器。若用钳型放置器，将节育器的上缘置于钳顶端的小槽内，节育器骑跨于钳上，顺子宫方向轻轻送入宫底，张开前叶后慢慢退出。

2. "V"型、"T"型、"Y"型、"母体乐"节育器　使用套管式放置器。将节育器（或节育器横臂）放入套管内，调整限位块至宫腔深度，插入套管芯至节育器下段，将套管顺宫腔方向放入宫腔达宫底，一手固定套管芯，一手后退套管，用套管芯轻推节育器使其从套管中进入子宫腔，退出放置器，剪去部分尾丝（保留尾丝长度为宫颈口外 1.5~2.0cm 或达宫颈外口水平）。

3. 吉妮固定式节育器（GyneFix） 取出整套节育器，一手固定住套管和置入器，一手调整限位块比宫腔深度长 0.5cm，将放置器顺宫腔方向放入宫腔达宫底，放置器紧抵宫底，轻轻推进置入器 1cm，此时置入针和节育器上的手术线小结进入宫底子宫肌层，保持放置器紧抵宫底，一手轻轻由插槽中释放出尾丝，固定放置套管的同时，慢慢退出置入器，然后退出套管，轻轻牵拉尾丝以确定节育器是否已固定，平宫颈外口或宫颈外 0.2～0.5cm 剪断尾丝。

4. 左炔诺酮宫内缓释系统（LNG-IUS） 为独立包装的节育器，在外包装上有详细的放置步骤，在放置前仔细阅读放置方法，按步骤逐一进行。

（八）观察宫腔内无出血，再次消毒阴道，确认无异物残留，取出宫颈钳，撤出窥阴器。

（九）整理用物，医疗垃圾分类放置。

（十）完成手术记录书写，交代患者术后注意事项。

【评分标准】

见表 3-4。

表 3-4 宫内节育器放置术（"T"型环）评分标准

项目（分）	内容和评分细则	满分	得分	备注
操作前准备（14）	1. 自我介绍，核对患者信息	2		
	2. 介绍将要进行的操作（1分），签署知情同意书（10分）	11		未述签署知情同意书扣10分
	3. 环境有屏风、温度适宜，男生操作需女性人员在场（女生直接得分）	1		违反无菌操作1处，扣10分
操作过程（80）	1. 患者排空膀胱，垫好臀下巾，取膀胱截石位（口述）	3		
	2. 准备放环包并检查符合无菌要求（口述）（2分），准备好"T形"环、0.5%碘伏及手套（2分）	4		
	3. 打开放环包外包装，按无菌方法放入手套2双（10分），外科洗手、手消（口述）（2分）	12		
	4. 戴手套（2分），检查灭菌指示卡（1分），消毒外阴2次（顺序正确）（10分）	13		
	5. 铺无菌孔巾，双合诊了解子宫、附件情况（10分），口头汇报检查情况，更换手套（可只更换一只手套）（2分）	12		
	6. 整理器械，放置窥器（4分），消毒宫颈、穹隆、阴道壁2次（4分）	8		
	7. 更换窥器，暴露宫颈（2分），宫颈钳夹持宫颈前唇，轻轻向外牵拉（2分），持探针沿子宫倾屈方向轻轻进入，探测宫腔深度并汇报（6分）	10		探针方向错误扣6分
	8. 将"T"形节育器两横臂向下折叠插入套管内，调整限位块至宫腔深度	4		所有操作中，器械不能碰到阴道壁，碰到扣10分
	9. 将套管顺子宫方向轻轻送入宫底，固定套管芯，后退套管，用套管芯轻推节育器下缘后退出放置器（10分），颈管外保留尾丝1.5～2.0cm（2分）	12		
	10. 观察无出血（口述），取下宫颈钳，再次消毒宫颈及阴道，撤出窥阴器	2		

续表

项目（分）	内容和评分细则	满分	得分	备注
操作后处理（6）	结束操作后整理用物（1分）；详细交代术后注意事项：嘱患者定期随访，3个月内注意观察月经及大便时有无脱落。（每项1分）	4		
	操作熟练，稳重，注意患者感受；操作顺序有条理、不慌乱，有无菌意识	2		
合计	100分 　　最后得分		裁判签名	

【模拟试题】

1. 患者许某，女性，29岁。10个月前行剖宫产术，现要求放环。

2. 患者王某，女性，31岁。2个月前行人工流产术，现要求放环。

3. 患者袁某，女性，26岁。5个月前顺产一活婴，现要求放环。

【相关链接】

1. 放置时间

（1）月经干净后3～7天，且无性交。

（2）人工流产后，宫腔深度<10cm，可立即放置。

（3）阴道产后42天恶露已干净，会阴伤口已愈合，子宫恢复正常者。

（4）剖宫产术后半年。

（5）含孕激素宫内节育器在月经第4～7天放置。

（6）自然流产在月经复潮后放置，药物流产在2次正常月经后放置。

（7）哺乳期应先排除妊娠。

2. 术中必须无菌操作，节育器放置器及节育器避免接触外阴及阴道。

3. 应根据宫腔深度及宽度来选择节育器。

4. 放置时不能随意扭转放置器方向，避免节育器变形。

5. 哺乳期因子宫软，容易发生穿孔，操作时应特别注意。

6. 节育器放置术后最初几天内可有少量阴道流血或轻微腰酸腹胀，数日内多自然消失，不需处理。若出血多且有腹痛，应查明原因后处理。

二、宫内节育器取出术

【目的要求】

1. 掌握 宫内节育器取出术的操作方法。

2. 熟悉 宫内节育器取出术的适应证、禁忌证及注意事项。

3. 了解 宫内节育器取出术时特殊情况的处理。

【知识扩展】

（一）适应证

1. 计划再生育或不需要避孕者。

2. 放置期限已满需要更换者。

3. 绝经过渡期停经1年内。

4. 拟改用其他避孕措施或绝育者。

5. 放置宫内节育器后有并发症及副作用，经治疗无效。

6. 带器妊娠，包括宫内和宫外妊娠。

（二）禁忌证

1. 并发生殖道炎症时，先给予抗感染治疗，治愈后再取出宫内节育器。

2. 全身情况不良或在疾病的急性期，应待病情好转后再取出。

【操作前准备】

1. 全面了解患者病史，特别是妊娠分娩史；全面体格检查及相关检查（血常规、白带常规等），行超声检查或 X 线透视确定节育器是否存在，并了解其位置和形态；排除禁忌证后向患者解释操作过程、风险、需要配合的事项，签署知情同意书；嘱患者排空膀胱后进入手术室，注意患者隐私保护及室温适宜。

2. 准备手术及消毒物品并检查是否在有效期内。

3. 向患者介绍自己，核对患者信息。手术者戴帽子、口罩，指导患者摆好体位，行外科洗手及手消。

【操作流程】

1. 患者臀下垫一次性垫单，取膀胱截石位。助手打开取环手术包。

2. 戴无菌手套，检查灭菌指示卡及包内器械是否完备。取适量棉球于弯盘中，助手倒入 0.5% 碘伏液（碘过敏者用 0.1% 苯扎溴铵溶液）。常规消毒外阴 2 遍（顺序：小阴唇—大阴唇—阴阜—大腿内侧上 1/3—会阴中心腱、肛门），铺无菌洞巾，行双合诊检查。

3. 更换检查手套，用窥阴器扩张阴道，0.5% 碘伏棉球消毒阴道壁、阴道穹隆及宫颈 2 遍。

4. 更换窥阴器，暴露宫颈，固定窥器。

5. 不同类型节育器的取出方法。

（1）带尾丝的节育器：用长弯止血钳钳住尾丝，轻轻牵拉取出节育器。

（2）无尾丝的节育器：宫颈钳钳夹宫颈，一手轻轻向外牵拉宫颈，一手持探针沿子宫倾屈方向徐徐进入，探测子宫深度及节育器位置。换取环钩（或取环钳）沿宫腔方向进入宫腔，触及节育器后勾（夹）住节育器下缘，轻轻取出。

6. 观察宫腔内无出血，检查节育器是否完整；再次消毒阴道，确认无异物残留，取出宫颈钳，撤出窥阴器。

7. 整理用物，医疗垃圾分类放置。

8. 完成手术记录书写，交代患者术后注意事项。

【评分标准】

见表 3-5。

表 3-5 宫内节育器取出术（宫形环）评分标准

项目（分）	内容和评分细则	满分	得分	备注
操作前准备（14）	1. 自我介绍，核对患者信息	2		
	2. 介绍将要进行的操作（1分），签署知情同意书（10分）	11		未述签署知情同意书扣10分。
	3. 环境有屏风、温度适宜，男生操作需女性人员在场（女生直接得分）	1		

续表

项目(分)	内容和评分细则	满分	得分	备注
操作过程 (78)	1. 患者排空膀胱,垫好臀下巾,取膀胱截石位(口述)	3		违反无菌操作 1 处,扣 10 分
	2. 准备取环包并检查符合无菌要求(口述)(2分),准备好 0.5% 碘伏及手套(2分)	4		
	3. 打开取环包外包装,按无菌方法放入手套 2 双(10分),外科洗手、手消(口述)(2分)	12		
	4. 戴手套(2分),检查灭菌指示卡(1分),消毒外阴 2 次(顺序正确)(10分)	13		
	5. 铺无菌孔巾,双合诊了解子宫、附件情况(10分),口头汇报检查情况,更换手套(可只更换一只手套)(2分)	12		
	6. 整理器械,放置窥器(4分),消毒宫颈、穹隆、阴道壁 2 次(4分)	8		
	7. 更换窥器,暴露宫颈(2分),宫颈钳夹持宫颈前唇,轻轻向外牵拉(2分),持探针沿子宫倾屈方向轻轻进入,探测宫腔深度并汇报(6分)	10		探针及取环钩方向错误扣 6 分
	8. 探针探查环的位置(口述检查情况)	2		
	9. 取环钩沿宫腔方向进入宫腔触及节育器后用钩头钩住节育器下缘缓缓牵拉,取出节育器	10		所有操作中,进入宫腔的器械不能碰到阴道壁,碰到扣 10 分
	10. 检查取出的节育器是否完整	2		
	11. 观察无出血(口述),取下宫颈钳,再次消毒宫颈及阴道,撤出窥阴器	2		
操作后处理 (8)	向患者出示取出的节育器,结束操作后整理用物(2分),详细交代术后注意事项:术后禁盆浴、性生活 2 周,有不适尽快就诊(4分)	6		
	操作熟练,稳重,注意患者感受;操作顺序有条理、不慌乱,有无菌意识	2		
合计	100 分	最后得分		裁判签名

【模拟试题】

1. 患者赵某,女性,54 岁。因停经 1 年,要求取出宫内节育器。

2. 患者古某,女性,30 岁。因要求生育,拟取出宫内节育器。

3. 患者毛某,女性,42 岁。放置宫内节育器 10 年,反复不规则阴道流血 3 个月,现阴道流血 7 天。请进行取环术。

【相关链接】

(一)取环时间

1. 月经干净后 3~7 天,无性生活。

2. 带器妊娠行人工流产时。

3. 带器异位妊娠术前进行诊断性刮宫时,或术后出院前。

4. 因子宫不规则流血随时可取,同时行诊断性刮宫。

（二）操作时注意事项

1．取环钩尖端容易损伤子宫内膜或肌壁组织，导致子宫穿孔及盆腔脏器损伤。如果取出困难扩张宫颈管至 6 号后进行。如尾丝断裂或钩取困难，可在 X 线或 B 超引导、宫腔镜下取出。

2．若节育器嵌顿严重，牵拉时阻力过大，可先牵出部分环形节育器环丝，找到环接口，离断，将环拉成线状慢慢拉出。

3．在取出过程中如果节育器断裂，取出后应核对是否完整。疑有残留，应进一步设法取出或进一步检查后取出。

（朱任坚　路会侠）

第四节　经阴道后穹隆穿刺术

【目的要求】

1．掌握　经阴道后穹隆穿刺术的操作方法。

2．熟悉　经阴道后穹隆穿刺术的适应证、禁忌证及注意事项。

3．了解　经阴道后穹隆穿刺术的并发症。

【知识扩展】

经阴道后穹隆穿刺（culdocentesis）可以了解盆腹腔内液体的性状，进行相应理化检查、病理检查以及病原学检查，并对相应疾病进行诊断和治疗。

子宫直肠陷凹是腹腔最低点，腹腔内如有出血、积脓或积液时常常存留于此。后穹隆的组织相对较薄，经后穹隆穿刺进行治疗、取卵、注射等损伤小、操作方便。经阴道后穹隆穿刺对于诊断、治疗许多妇产科疾病是必不可少的常用辅助方法。

（一）适应证

1．对疑有腹腔内出血的患者，如异位妊娠、卵巢滤泡破裂、黄体破裂等的辅助诊断。

2．怀疑腹腔内积液或积脓时，了解积液性质，协助明确诊断；如为腹腔积脓，可以穿刺做病原学检查、穿刺引流及局部药物治疗。

3．对可疑恶性肿瘤的患者，可以通过穿刺留取腹腔积液进行细胞学检查，也可以对后穹隆肿物进行细针穿刺病理检查（但目前对后者存在争议）。

4．超声引导下行卵巢子宫内膜异位囊肿穿刺治疗、包裹性积液穿刺治疗、输卵管妊娠部位药物注射。

5．超声引导下经阴道后穹隆穿刺取卵，用于各种助孕技术。

（二）禁忌证

1．严重的盆腔粘连，疑有肠管与子宫后壁粘连。

2．子宫直肠陷凹完全被巨大肿物占据。

3．异位妊娠拟用非手术治疗时，无须进行后穹隆穿刺，以免引起感染。

4．对高度怀疑恶性肿瘤的患者，部分学者主张尽量避免后穹隆穿刺，以免肿瘤细胞种植。

5．合并严重的阴道炎症。

【操作前准备】

1．全面了解患者病史，盆腹腔手术史；全面体格检查、盆腔检查及相关检查（血常规、凝血功能、妇科彩超等);测量血压、脉搏;必要时开放静脉通道。排除禁忌证后向患者解释操作过程、风险、需要配合的事项,签署知情同意书;嘱患者排空膀胱后进入手术室,注意患者隐私保护及室温适宜。

2．准备穿刺包、消毒物品并检查是否在有效期内。

3．向患者介绍自己,核对患者信息。手术者戴帽子、口罩,指导患者摆好体位,行外科洗手及手消。

【操作流程】

1．患者臀下垫一次性垫单,取膀胱截石位。助手打开穿刺手术包。

2．戴无菌手套,检查灭菌指示卡及包内器械是否完备。取适量棉球于弯盘中,助手倒入 0.5% 碘伏液(碘过敏者用 0.1% 苯扎溴铵溶液)。常规消毒外阴 2 遍(顺序:小阴唇—大阴唇—阴阜—大腿内侧上 1/3—会阴中心腱、肛门),铺无菌洞巾,行双合诊检查(注意后穹隆是否膨隆、触痛,是否存在宫颈抬举痛或摇摆痛)。

3．更换检查手套,用窥阴器扩张阴道,0.5% 碘伏棉球消毒阴道壁、阴道穹隆及宫颈 2 遍。

4．更换窥阴器,暴露宫颈,固定窥器;宫颈钳钳夹宫颈后唇,轻轻向上提拉,充分暴露后穹隆,再次消毒穿刺部位。

5．取 9 号长针头接 10ml 或 20ml 注射器,检查针头是否通畅。一手向前上方牵拉宫颈钳,一手持注射器于后穹隆中央或稍偏患侧,距宫颈后唇与阴道后壁交接处稍下方,平行宫颈管方向缓缓刺入 2～3cm。

6．进针有落空感后抽吸。如无液体抽出,可以适当改变进针深度和方向,或边退针边抽吸,必要时可嘱患者半坐卧位使盆腹腔液汇积于子宫直肠陷凹以便于抽吸。

7．操作结束后轻轻拔出针头。若穿刺点出血,用棉球压迫止血,血止后取下宫颈钳、取出窥器。

8．如抽出血液,应静置 10min 以上,观察是否凝固。

9．如欲行细胞学检查应立即涂片,待其干燥后以 95% 酒精固定后送检。

10．如行其他检查,对标本进行相应处置。

11．术后根据穿刺的不同结果予相应的医嘱。

12．整理用物,医疗垃圾分类放置;标本及时送检。

13．及时完成穿刺记录书写。

【评分标准】

见表 3-6。

表 3-6 经阴道后穹隆穿刺术操作评分标准

项目(分)	内容和评分细则	满分	得分	备注
操作前准备 (22)	1．自我介绍,核对患者信息(各 1 分)。检测生命体征、开通静脉通道(各 4 分)	10		
	2．介绍将要进行的操作(1 分),签署知情同意书(10 分)	11		未述签署知情同意书扣 10 分。
	3．环境有屏风、温度适宜,男生操作需女性人员在场(女生直接得分)	1		

续表

项目(分)	内容和评分细则	满分	得分	备注
操作过程(65)	1. 患者排空膀胱,垫好臀下巾,取膀胱截石位(口述)	3		
	2. 准备穿刺包并检查符合无菌要求(口述)(1分),准备好0.5%碘伏及手套(1分)	2		违反无菌操作原则1处,扣10分
	3. 打开穿刺包外包装,按无菌方法放入手套2双(2分),外科洗手、手消(口述)(1分)	3		
	4. 戴手套,检查灭菌指示卡(1分),消毒外阴2次(顺序正确)(7分)	8		
	5. 铺无菌孔巾,双合诊了解阴道穹隆、宫颈、子宫及附件情况(10分),口头汇报检查情况,更换手套(可只更换一只手套)(2分)	12		
	6. 整理器械,选择合适穿刺针,检查通畅性,接注射器(5分)。放置窥器,消毒宫颈、穹隆、阴道壁2次(2分)	7		
	7. 更换窥器,暴露宫颈,固定窥器	2		
	8. 宫颈钳夹持宫颈后唇,稍向上牵引;消毒后穹隆	3		
	9. 在后穹隆中央或稍偏患侧、平行于宫颈管进针约2cm,抽吸液体。可适当改变方向或深浅度,边退针边抽吸。(口述穿刺结果)	20		
	10. 拔针后检查穿刺点有无出血,用棉球压迫穿刺点片刻。取下宫颈钳、窥器	5		
操作后处理(13)	结束操作后整理用物(1分),根据穿刺结果,给出相应的医嘱:若为不凝固血液,嘱卧床、禁饮、禁食,准备手术治疗(10分)	11		
	操作熟练,稳重,注意患者感受;操作顺序有条理、不慌乱,有无菌意识	2		
合计	100分	最后得分		裁判签名

【模拟试题】

1. 患者,李某,女性,22岁。少量阴道流血4d,突发右下腹痛1h。末次月经为40d前,未婚,有性生活史。检查:体温36.8℃,脉搏102次/min,血压90/70mmHg。右下腹压痛。妇科检查:宫颈抬举痛;子宫稍大,软,轻压痛;右侧附件区压痛。尿hCG(+)。请进行合适的检查,以明确诊断。

2. 患者,施某,女性,34岁。停经50d,阴道流血10d,右下腹痛1d。患者结婚7年,曾行人工流产1次,术后未避孕一直未孕,1年前开始进行治疗(具体不详)。停经40d测血hCG 1 723U/L,因阴道流血行保胎治疗,1d前开始感右下腹疼痛伴肛门坠胀。检查:体温37.1℃,脉搏98次/min,血压89/68mmHg。盆腔彩超提示:宫腔内未见孕囊,右侧附件区不均质包块,子宫直肠陷凹积液约5cm。请进行合适的检查,以明确诊断。

3. 患者,杨某,女性,37岁。行胚胎移植术后60d,突发左下腹疼痛3h。检查:体温36.5℃,脉搏104次/min,血压92/66mmHg。检查:左下腹压痛,腹部叩诊移动性浊音可疑。妇科检查:宫颈抬举痛;子宫软,轻压痛;左侧附件区压痛。请进行合适的检查,以明确诊断。

【相关链接】

1. 抽出液体均应涂片行常规及细胞学检查。抽吸物为鲜血时，放置 4～5min，血液凝固为血管内血液；若放置 6min 以上仍为不凝，则为腹腔内出血，多见于异位妊娠、卵巢滤泡破裂、黄体破裂等引起的腹腔内出血。若抽出为不凝固的血液及陈旧性血块，可能为陈旧性异位妊娠。若抽吸的液体为淡红、微混、稀薄甚至脓液，多为盆腔炎性渗出。

2. 穿刺时针头进入子宫直肠陷凹不可过深，一般为 2～3cm，以免超过液平面吸不出积液。过深可刺入盆腔脏器或血管。

3. 穿刺时一定要注意进针方向与宫颈管平行，避免伤及子宫体或直肠。怀疑肠管与子宫后壁粘连时，禁止使用经阴道后穹隆穿刺。

4. 穿刺未抽出血液，不能完全排除异位妊娠。出血量少、与周围组织粘连、血肿位置高时可造成假阴性。

5. 病情及条件允许时可先行 B 超检查，明确有无积液及积液量。

（朱任坚　路会侠）

第四章

儿科基本实践技能

第一节 体格生长指标测量

【目的要求】

1．掌握 小儿体格生长指标的测量方法及判读；

2．熟悉 小儿生长发育异常的常见疾病；

3．了解 小儿生长发育的特点。

【知识扩展】

1．儿童生长发育的各项具体指标 包括体重、胸围、头围、腹围、上臂围、腹部皮下脂肪、身长（身高）、坐高（顶臀长）。

2．儿童生长发育的影响因素 包括遗传因素和环境因素。其中遗传决定儿童正常生长发育的特征、潜力及趋向。而遗传潜力的发挥主要取决于环境条件，包括自然环境、营养、疾病、母亲的情况、家庭环境、社会环境在内的多种因素对生长发育的影响不能忽视。即儿童生长发育水平是遗传与环境共同作用的结果，遗传决定生长发育的可能性，环境决定生长发育的现实性。

3．儿童生长发育的规律 ①生长发育是连续的过程；②各系统器官发育不平衡；③生长发育的一般规律：生长发育遵循由上到下、由近到远、由粗到细、由低级到高级、由简单到复杂的规律；④生长发育具有个体差异。

4．体重 反映儿童的营养状况，尤其是近期的营养状况。体重可以受多种因素（如营养、辅食添加、疾病等）的影响。出生时体重 3.0kg 左右，生后最初几天稍有下降，但不超过 10%（生理性体重下降），10 天左右可恢复到出生时体重。

正常体重计算公式：

$$1\sim6 \text{ 月龄婴儿的体重（kg）} = \text{出生体重} + (0.7 \times \text{月龄})$$

$$7\sim12 \text{ 月龄婴儿的体重（kg）} = 6 + (0.25 \times \text{月龄})$$

$$1\sim6 \text{ 岁儿童体重（kg）} = (\text{年龄} \times 2) + 8$$

$$7\sim12 \text{ 岁儿童体重（kg）} = (\text{年龄} \times 7 - 5)/2$$

5．身高（长） 也是小儿生长发育的重要指标，但它反映的是长期营养状况，短期内影响生长发育的因素（营养、疾病等）对身高影响不明显。身高（长）的增加同体重一样，也是在生后第一年增长最快，平均年增长 25cm。第二年平均增长 10cm，第三年平均增长 6～7cm。3 岁以下儿童取仰卧位测量，称为身长。出生时婴儿身长约 50cm，1～6 月平均每月增长 2.5cm，7～12 月平均每月增长 1.2cm，1 岁时身长 75cm，1～6 岁以后可按下列公式计算：身高（cm）=75+（7×年龄），7岁～12岁身高（cm）=年龄×6+80。

6. 坐高（顶臀长） 头顶到坐骨结节的长度。代表头颅和脊柱的生长。

7. 头围 代表脑和颅骨发育的指标。头围在生后第一年增长最快。出生时头围33～34cm，1岁时约46cm，2岁时约48cm，5岁时约50cm，10岁时约50～52cm。头围过小（小于平均数－3个标准差）多为小头畸形或脑发育不全；头围过大，多是脑积水、佝偻病等。

8. 胸围 代表胸廓与肺的发育。出生时胸围小于头围，随着月龄的增长，胸围逐渐增加，和头围差距减小，一般在1岁时胸围与头围相等。影响胸围增长的因素有营养状况差，缺乏体育活动及疾病造成胸廓畸形，如鸡胸、漏斗胸等。1岁后胸围增长明显快于头围，胸围逐渐超过头围。出生时胸围32cm，1岁时约46cm，与头围相等，10岁时约60cm。

9. 腹围 腹围受多种因素影响，故实际临床意义不大。2岁前腹围和胸围约相等，2岁后则腹围较小。患儿有腹部疾患时需动态监测腹围，以观察腹腔积液变化情况。

10. 上臂围 代表5岁以下儿童营养状况。>13.5cm为营养良好，12.5～13.5cm为营养中等，<12.5cm为营养不良。

11. 皮下脂肪 代表营养状况。常用测量部位：腹部皮下脂肪，背部皮下脂肪。

【操作流程】

1. 人员准备 穿工作服，戴口罩，帽子，洗手。

2. 物品准备 婴儿模型、体重秤、婴儿身长测量床（儿童身高测量仪）、软尺、垫布、皮褶卡尺、包被、干净纸尿裤。

3. 环境准备 室内环境温暖，室温在22～24℃，光线明亮。

4. 核对患儿信息，详细询问患儿个人史（出生史、喂养史、生长发育史、预防接种史、生活史）、既往史、家族史、传染病。

5. 体重 在小儿空腹或餐后2h进行，测量前排空大小便。体重秤放平、校正零点，脱去鞋袜、帽子和外衣、尿布。使患儿平躺在体重秤盘中央，注意保护患儿。读数并记录，精确到10g。

6. 胸围 小儿取卧位或立位。检查者用左手拇指将软尺零点固定于右锁骨中线与第四肋间交点，右手拉软尺绕经后背两肩胛下角下缘经左侧回到零点，取平静呼、吸气时的中间数。读数并记录，精确到0.1cm。

7. 头围 以儿童右侧眉弓上缘为起点，用软尺从右侧眉弓上缘经枕骨粗隆、左侧眉弓上缘回到起点测量的数值即为头围。测量时软尺要紧贴头皮，左右对称。读数并记录，精确到0.1cm。

8. 腹围 取平卧位，测量婴儿时，将软尺零点固定于剑突与脐连线中点，同水平位绕背部一周回至零点；测量儿童时，可平脐经同水平位绕背部一周回至零点读数，精确至0.1cm。

9. 上臂围 测量非主力手，取肩峰与尺骨鹰嘴连线中点用软尺与肱骨垂直测量上臂周径，软尺只需紧贴皮肤，不能压迫皮下组织。读数并记录，精确到0.1cm。

10. 腹部皮下脂肪 检查者用左手拇指和示指在小儿腹部脐旁锁骨中线处捏起皮肤和皮下脂肪（捏前两指间距3cm），用卡尺进行测量。读数并记录，精确到0.5mm。

11. 身长（身高） 3岁以下小儿用量床测定身长，检查量床有无破损，刻度是否清晰。患儿脱去鞋帽，仰卧于量床正中，头顶接触到头板，测量者位于儿童右侧用左手固定小儿膝部使双下肢伸直。将量床足板向患儿足底移动，使其紧贴足底，记录头板与足板之间的距离即患儿身长。读数并记录，精确到 0.1cm。3 岁以上小儿可用身高仪测身高：赤足取直立位，两足跟、枕部、臀部及两肩胛间接触身高仪立柱，足跟靠拢，足尖呈 60° 分开，两眼平视前方，测量者将滑板下移使之与小儿头颅顶点相接触。读数并记录，精确到 0.1cm。

12. 坐高（顶臀长） 3 岁以上儿童坐于身高测量仪的坐板上，枕部、臀部及两肩胛间接触立柱，双侧髋关节和膝关节呈 90° 弯曲，两眼平视前方，测量者将滑板下移使之与小儿头颅顶点相接触，读数并记录，精确到 0.1cm。3 岁以下小儿测量时仰卧于量床底板中线上，助手用手左右固定婴幼儿头部，使其头顶紧密接触头板。操作者站在婴幼儿右侧，左手提起两下肢，膝关节屈曲、大腿垂直，腰骶部紧贴量床底板，右手移动足板使其紧贴小儿骶部，读足板处所示数字。读数并记录，精确到 0.1cm。

13. 操作注意事项

（1）及时复原患儿衣物。

（2）动作轻柔。

（3）操作者善于沟通，注重人文关怀。

【评分标准】

见表 4-1。

表 4-1 小儿体格测量操作评分标准

项目（分）	内容和评分细则	满分	得分	备注
操作前准备（14）	医师的准备：穿工作服，戴口罩，帽子，洗手	2		婴儿模型或标准化患者
	核对患儿信息，详细询问患儿个人史（出生史、喂养史、生长发育史、预防接种史、生活史）、既往史、家族史、传染病。少一项扣 1 分，扣完为止（口述）	5		
	询问有无进食（口述）	2		
	患儿已排空大、小便，换好尿布（2 分），评估周围环境，注意保暖（1 分）	3		未空腹及排空大、小便，扣 5 分
	物品准备：婴儿模型、体重秤、婴儿身长测量床、软尺、垫布、皮褶卡尺、包被、干净纸尿裤	2		
体重（10）	体重秤放平、校正零点（2 分），脱去鞋袜、帽子和外衣、尿布（2 分）	4		
	使患儿平躺在体重秤盘中央（2 分），注意保护患儿（2 分）	4		
	读数并记录，精确到 10g	2		
胸围（10）	患儿取卧位，小儿处于平静呼吸状态，两手自然平放或下垂	2		
	皮尺绕锁骨中线与第四肋间交点，后经肩胛下角绕胸一周（2 分），松紧以不束缚呼吸为宜（口述）（2 分）	4		
	取平静呼吸时的中间值读数或者呼、吸气时的平均数（2分），读数并记录，精确到 0.1cm（2 分）	4		
头围（6）	皮尺前过两眉弓上缘（2 分），后过枕骨粗隆最高处贴头皮（2 分）	4		
	读数并记录，精确到 0.1cm	2		

续表

项目（分）	内容和评分细则	满分	得分	备注
腹围（7）	患儿取卧位，空腹时测量	2		
	婴儿皮尺在剑突与脐连线中点绕腹一周（2分），左右对称，松紧适中（1分）	3		
	读数并记录，精确到0.1cm	2		
上臂围（6）	患儿取坐位或仰卧位，两手下垂或平放	2		
	测量非主力手（1分），软尺零点固定于上臂外侧肩峰至尺骨鹰嘴连线中点，沿该点水平绕上臂一周（1分）	2		
	读数并记录，精确到0.1cm	2		
皮下脂肪（7）	患儿取卧位	2		
	取患儿锁骨中线与脐水平连线交点处，捏起皮褶，皮褶方向与躯干长轴平行，捏起皮褶时两指间的距离为3cm（2分），用皮褶卡尺测量	3		
	读数并记录，精确到0.5mm	2		
身长（15）	卧位测量（口述）	2		
	选用量床，检查量床有无破损，刻度是否清晰	3		
	患儿脱去鞋帽，仰卧于量床正中，头顶接触头板，测量者位于儿童右侧用左手固定小儿膝部使双下肢伸直	4		
	将量床足板向患儿足底移动，使其紧贴足底，记录头板与足板之间的距离即患儿身长	4		
	读数并记录，精确到0.1cm	2		
顶臀长（14）	卧位测量（口述）	2		
	提起患儿小腿使膝关节屈曲，大腿与底板垂直，骶骨紧贴底板	2		
	滑动足板紧贴臀部，记录头板与足板之间的距离即为顶臀长	2		
	读数并记录，精确到0.1cm	2		
	分析结果并向患儿家属报告	6		
注意事项（11）	及时复原患儿衣物	3		
	动作轻柔	3		
	操作者善于沟通，注重人文关怀，耐心（2分），与患儿家属交流（1分），尽量取得患儿及家属配合（2分）	5		
扣分备注		扣分		
合计	100分　　　　最后得分	裁判签名		

【模拟试题】

1. 患者，女，5岁6个月。因"食欲减退4个月"就诊。查体：消瘦，面色苍白，精神萎靡，心肺听诊无特殊，腹较隆起，肝脾肋下未扪及，肠鸣音3次/min。该儿童测量结果显示：身高101cm，体重12.5kg。该年龄的女孩身高中位数为103cm，体重中位数为19.5kg，身高

110cm 的女孩体重的中位数为 18.3kg。

要求 1：请为该儿童进行生长发育指标测量。

要求 2：请用中位数法评价该儿童的营养状况。

2．患者，女，5 岁。因"食欲差 2 年半"就诊。查体：面色苍白，精神萎靡，心肺听诊无特殊，腹较隆起，肝脾肋下未扪及，肠鸣音 3 次 /min。该儿童测量结果显示：身高 100cm，体重 13.5kg。该年龄的男孩身高中位数 110cm，标准差为 3cm；体重中位数 18.3kg，标准差为 1kg；身高 100cm 的男孩体重的中位数为 15.5kg，标准差为 1kg。

要求 1：请选手为该儿童进行体格测量。

要求 2：请用标准差评分法评价该儿童的营养状况。

（丁传刚）

第二节 人 工 喂 养

【目的要求】

1．掌握 配方奶量的计算；配方奶的配制；配方奶正确的哺喂技巧。

2．熟悉 配方奶的分类。

【知识扩展】

1．配方奶 配方奶是以牛乳为基础的改造奶制品，其配方设计以母乳的成分为依据，使宏量营养素成分尽量"接近"于人乳，使其更适合于婴儿的消化能力及肾功能，如降低酪蛋白、无机盐的含量，添加一些重要的营养素如：乳清蛋白、不饱和脂肪酸、乳糖，强化微量元素、维生素，但母乳的活性免疫物质仍难以添加，所以母乳是婴儿喂养的首选。但在不能进行母乳喂养时，美国儿科科学院营养委员会推荐及提倡：配方奶应作为优先选择的乳类来源。

2．配方奶粉还有早产儿奶粉、乳糖不耐受奶粉、适度水解奶粉、深度水解奶粉及针对特殊疾病如苯丙酮尿症的配方奶粉。

3．奶粉按年龄段选用。

4．人工喂养次数 一般新生儿每日喂 8 次；2～3 月龄每日喂 6 次；4～6 月龄每日喂 5 次；喂奶时间 10～15min。

5．计算奶量 6 个月以内的婴儿一般按每天所需的总热量和总液量来计算奶量。

（1）第一种：根据总能量计算。

婴儿每日能量需要量为 100kcal/kg。

举例：7 天新生儿，体重 3.2kg，计算 1 次奶量。

1）每日需要总能量为：100kcal/kg×3.2kg=320kcal。

2）新生儿每日喂养 8 次，每次所需能量为 320÷8=40kcal。

3）1g 奶粉约提供 5kcal 能量，故每次奶粉用量为 8g。

4）1 小量勺 =4.4g 奶粉，故每次加 2 小量勺奶粉。

5）1 小量勺奶粉（4.4g）加 30ml 水；故 2 小量勺奶粉加 60ml 水。

（2）第二种：按液量计算。

婴儿每日所需液量为 150ml/kg。

举例：7天新生儿，体重3.2kg，计算1次奶量。

1）每日需要总液体量为：150ml/kg×3.2kg=480ml。

2）新生儿每日喂养8次，故每次奶量为480÷8=60ml。

3）以小量勺奶粉（4.4g）为例，30ml水内加1小量勺奶粉，故60ml水加2小量勺奶粉。

6. 注意事项

（1）1量勺是指1平匙，没有压实的奶粉量。

（2）水温40～70℃，一般使用50℃；先加水，再加奶粉。

（3）奶嘴孔径以倒置奶瓶时，液体连续滴出为宜。

（4）注意奶具的消毒、保存，以防受病原菌污染；医院奶瓶消毒方式为高压蒸汽灭菌消毒。

7. 适应证　母乳不足或不能进行母乳喂养。

【操作流程】

（一）操作前准备

1. 环境要求　①配奶间宽敞、明亮。②清洁区、操作台清洁、干净。

2. 用物准备　①操作台、消毒量杯、搅拌小勺、奶粉专用量勺、配方奶粉、已消毒奶瓶及奶嘴、温开水、一次性注射器、温度计、无菌持物钳。②清洁小毛巾、一次性湿纸巾、纸尿裤、婴儿模型等。

3. 人员准备　①着装整洁，手指甲修剪整齐，戴帽子，口罩，洗手。②自我介绍，核对患儿床号、姓名、性别、年龄，了解患儿病情，上次哺乳时间，奶粉种类。③计算患儿此次所需奶量。④喂奶车。

（二）操作步骤

1. 配奶前　①擦拭操作台台面、喂奶车；②洗手；③检查奶粉名称、开盖日期（开盖后有效期为3～4周）、生产日期、有效期、奶粉的配制方法、奶粉颜色及质量、是否适合该年龄的婴儿。

2. 配奶过程　①取出量杯、搅拌小勺；②将计算所需温开水注入量杯中，测量水温（一般50℃）；③再将相应量平勺奶粉添加到量杯中；④用小勺进行搅拌，使其完全溶解，泡沫不宜过多。⑤将配制好的奶液倒入奶瓶中，安装奶嘴。

3. 人工喂养　①携物品至患儿床旁，核对姓名、性别、年龄、床号、更换纸尿裤；②在小儿颌下垫小毛巾，防止溢奶弄湿衣服；③测试奶温、测试奶速；④双手将小儿抱起，使患儿头枕于左上臂，靠近肘部，右手持奶瓶，将奶瓶倾斜，用奶嘴轻触其上唇，待其张嘴时，将奶嘴放入口中让其充分吸吮；⑤奶嘴内应充满奶液，防止空气吸入；⑥喂奶完毕用一次性湿纸巾擦去口唇周围奶渍；⑦喂养完毕后，竖抱片刻，轻拍背部，再放回床上，取侧卧位，勿仰卧防误吸。

4. 处理用物　①将奶具用清水清洗，放置污染区，待送高压蒸汽灭菌消毒；②如有传染病需隔离的患儿，进行隔离处理，并使用1 000mg/L浓度的含氯消毒液浸泡，再清洗、送高压蒸汽灭菌消毒灭菌。

5. 记录　①洗手；②记录患儿吃奶情况、奶量。

【评分标准】

见表4-2。

表 4-2　配方奶操作评分标准(7 天新生儿,体重 3.2kg 为例)

项目(分)	内容和评分细则		得分	备注
准备(40)	医师的准备:穿工作服,戴口罩,帽子,洗手	1		
	自我介绍,核对床号、姓名、性别、年龄,确认上次喂奶时间(一般间隔 2~3h)。为患儿换好干净的纸尿裤	4		
	用物准备:配方奶粉、消毒奶瓶、无菌容器、奶嘴、无菌持物钳、水温计、量杯、注射器、水壶、一次性湿纸巾、纸尿裤、白纸,检查奶粉生产日期及保质期、奶粉包装是否完好,是否适合该年龄的婴儿	5		
	计算奶量正确:8 克配方奶粉(10 分),2 平勺奶粉(10 分),60ml 水(10 分)	30		奶粉及奶量错误未纠正扣 30 分
操作过程(50)	持物钳取出无菌容器、无菌奶瓶及无菌勺,将温水倒入无菌容器	3		
	用水温计测试水温(2 分),适宜温度 40~70℃(2 分)	4		未试水温扣 10 分
	50ml 无菌注射器取温开水 60ml 注入无菌容器	2		
	持物钳夹持塑料勺取奶粉(2 勺)加入无菌容器	3		
	调配至奶粉完全溶解	2		
	将奶液全部倒入奶瓶	2		
	持物钳夹奶嘴安装至奶瓶	2		
	无奶粉和奶液的撒漏	2		
	配奶顺序正确	3		顺序错误扣 10 分
	奶粉和奶液量的准确	2		
	携物品至患儿床旁,核对姓名、床号	2		
	在小儿颌下垫小毛巾,防止溢奶弄湿衣服	2		
	测试奶温	2		
	测试奶速	2		
	双手将小儿抱起,使患儿头枕于左上臂,靠近肘部	2		
	右手持奶瓶,将奶瓶倾斜,用奶嘴轻触其上唇,待其张嘴时,将奶嘴放入口中让其充分吸吮	3		
	奶嘴内应充满奶液,防止空气吸入	2		奶嘴有空气扣 5 分
	喂奶完毕用一次性湿纸巾擦去口唇周围奶渍	2		
	每次喂养时间一般为 10~15min(口述)	2		
	喂养完毕后,竖抱片刻,轻拍背部,再放回床上	2		
	取侧卧位,勿仰卧防误吸	2		
	整理用物,洗手(可口述),记录	2		

续表

项目(分)	内容和评分细则		得分	备注
注意事项 (10)	注射器使用期间未污染	2		
	奶嘴未污染	2		
	奶粉内塑料勺未污染	2		
	持物钳未污染	2		
	无菌杯未污染	1		
	喂养时保持小儿安静	1		
	违反无菌原则,扣10分/次,扣完为止			
	操作过程中掉用物,扣5分/次,扣完为止			
合计	100分	最后得分		裁判签名

【模拟试题】

1. 2月龄婴儿,体重4.4kg。母亲患有开放性肺结核,拟人工喂养。要求:请配制一次量的配方奶。

2. 4月龄婴儿,体重6.5kg,母亲患急性乳腺炎。需暂停母乳喂养。要求:请配制一次量的配方奶。

3. 关于人工喂养的说法不正确的是

A. 改变喂养方法不宜太多太勤

B. 人工喂养奶量不宜过多或过少

C. 必须随时注意配方奶及奶具的消毒,以防受病原菌污染

D. 配奶时奶粉量不应过多或过少

E. 配奶水温越高越好

(和艳红)

第三节 儿童心肺复苏

【目的要求】

1. 掌握 儿童心肺复苏的适应证、禁忌证、操作方法及注意事项。

2. 熟悉 电击除颤复律。

【知识扩展】

1. 心肺复苏(cardiopulmonary resuscitation,CPR) 是指使已经中断的呼吸及循环功能得以恢复的一系列急救措施的总称。

2. 适应证 患儿无反应,无呼吸或仅有无效喘息(呼吸浅弱,或叹气样呼吸),医务人员在10s内未检测到脉搏,即开始实施心肺复苏。

心跳呼吸骤停的抢救应争分夺秒地进行,以保证心、脑等重要脏器的血液灌流及氧气供应。

3. 禁忌证 ①广泛性肋骨骨折;②严重胸廓畸形;③血气胸;④心脏外伤;⑤心脏压塞。

【操作流程】

1. 首先检查环境是否安全。必要时将患儿转移至安全地方。

2. 判断患儿反应 轻拍患儿双肩,观察患儿是否有反应(喂!你还好吗?);婴儿则轻拍

足底观察其是否有反应(5~10s)。

3. 判断患儿呼吸 若患儿无反应,快速检查是否有呼吸(5~10s)。

4. 启动紧急反应系统 若呼吸不正常或无自主呼吸,立即大声呼救。若有人应答,请他迅速启动紧急反应系统(呼救,打120)同时尽可能取得一台自动体外除颤器(automated external defibrillator, AED)。若无人回答,首先进行5个回合心肺复苏(cardiopulmonary resuscitation, CPR)后,再启动紧急反应系统。

呼救同时,应将患儿置于仰卧位,保持头颈胸在一直线上。松解患儿衣领、拉链及裤带。施救者跪于患儿右侧。

5. 判断脉搏 检查脉搏(儿童颈动脉或股动脉,婴儿肱动脉),如10s内无法触摸到脉搏,或脉搏低于(60次/min),立即开始胸外按压。

6. 胸外按压 婴儿(<1岁)用2个手指按压或环抱法按压;1~8岁儿童用单掌法按压;大于8岁儿童用双掌法,双手重叠,掌根按压胸骨下1/2(胸骨与双乳头连线的交界处),手臂不可弯曲,借体重之力垂直向脊柱方向按压;按压速率至少为100次/min,按压幅度至少为胸廓前后径的1/3。按压有效的指征是可触及颈动脉等大动脉的搏动。

7. 开放气道及人工呼吸 进行30次心脏按压后,需开放气道及人工通气。无头部或颈部损伤的患儿,采用"仰头提颏"法打开气道。可能存在头颈部外伤的患儿,采用"推下颌法"打开气道。检查呼吸道,清除呼吸道异物。患儿呼吸异常或无自主呼吸时,立即给予2次人工呼吸。采用口对口(儿童>1岁,捏闭鼻孔)或口对口鼻(小婴儿)进行人工通气。在院内可使用气囊面罩通气。随后继续进行心脏按压。

8. 胸外按压与人工呼吸之间的配合 未建立高级气道(气管插管)时,1位施救者按压通气比例30:2,2位施救者按压通气比例15:2。一般要求每2min两名施救者交换职责,每次交换需在5s内完成。建立高级气道后,负责胸外按压人员以100次/min的频率进行不间断胸外按压,负责人工呼吸者以8~10次/min进行通气,不用交替进行。当患儿存在大动脉搏动且脉搏大于60次/min,但无自主呼吸时,可仅给予呼吸支持,以12~20次/min频率进行通气,无须胸外按压。

9. 进行5个周期的心肺复苏后,再次判断大动脉搏动与呼吸。若患儿恢复大动脉搏动与呼吸,给予进一步生命支持。若未恢复,则继续复苏5个周期后再次判断。

10. 药物治疗 上述处理不能恢复心肺功能,可应用药物治疗,尽快建立静脉或骨髓通路,给予肾上腺素0.01mg/kg(即1:10 000浓度0.1ml/kg)静脉注射或骨髓腔注射;或0.1mg/kg(即1:1 000浓度0.1ml/kg)气管内给药,3~5min后可重复使用,每2min评估心率。顽固性室性心动过速或心室颤动可给予胺碘酮或利多卡因,同时治疗可逆性病因。

11. 电击除颤复律 除颤是使用非同步电流使大多数心肌细胞同时去极化,以终止无脉室性快速心律失常和室颤的方法。首次除颤能量为2J/kg,后续除颤能量至少为4J/kg,或者更高能量级别,但不超过10J/kg。每次除颤或电复律后应立即进行胸外按压。

12. 复苏有效指征

(1)呼吸恢复,出现自主呼吸。

(2)心率恢复,可触及大动脉搏动。

(3)意识逐渐恢复,出现反射。

(4)散大的瞳孔开始缩小。

（5）肤色恢复红润。

13．操作后处理

（1）若患儿恢复大动脉搏动及呼吸，给予进一步生命支持，绝对卧床休息。

（2）操作完毕后，清理现场。

（3）向患儿家属交代病情，取得配合。

14．操作中注意事项

（1）开放气道方法：①推下颌法：操作者用双手的 2 或 3 个手指分别放于患儿下颌角处，稍用力向前上方推举下颌。此法用于疑有头颈部创伤患儿。②仰头提颏法：左肘关节着地，左手掌贴患儿前额向下按压，右手示指，中指将下颌上抬、前推。

（2）胸外按压时应避开肋骨和剑突，以免造成骨折。每次胸外按压后应待胸廓完全回复后方可再次按压。胸廓抬起时手不能离开胸壁。

（3）检查患儿呼吸时需要：一看二听三感觉。一看，观察患儿胸部有无起伏；二听，听患儿是否有呼吸音；三感觉，感觉患儿是否有气流呼出。

（4）人工呼吸时，吹气时间需要 1s 以上，以胸廓抬起为度，避免吹气过大、过快。

（5）心肺复苏过程中必须保证按压连续性，未建立人工气道或除颤时，中断按压时间不得超过 10s。

（6）当患儿存在大动脉搏动且脉搏大于 60 次 /min，但无自主呼吸时，可仅给予呼吸支持，以 12～20 次 /min 频率进行通气，无须胸外按压。

【评分标准】

见表 4-3。

表 4-3 儿童心肺复苏评分标准

项目（分）	内容和评分细则	满分	得分	备注
准备（25）	自我介绍，交代患儿的情况	5		
	判断患儿的反应，检查环境是否安全	5		
	检查脉搏、呼吸、瞳孔	5		
	启动紧急反应系统和尽可能取得一台自动体外除颤器	5		
	呼救同时，应将患儿置于仰卧位，保持头颈胸在一直线上。松解患儿衣领、拉链及裤带。施救者跪于患儿右侧	5		
操作过程（65）	胸外按压：小于 1 岁婴儿用 2 个手指按压或环报法，1～8 岁用单掌法，大于 8 岁用双掌法。按压速率为 100 次 /min，按压幅度至少为胸廓前后径的 1/3，按压部位为胸骨下 1/2	20		
	开放气道及人工通气，清除呼吸道异物	10		
	按压与人工呼吸比例，单人为 30：2，双人为 15：2	10		
	5 个周期的心肺复苏后，再次判断大动脉搏动与呼吸。若患儿恢复大动脉搏动与呼吸，给予进一步生命支持。若未恢复，则继续复苏 5 个周期后再次判断	10		
	尽快建立静脉通路或骨髓通路，给予肾上腺素静脉注射或气管内给药	5		
	向家属交代病情，取得配合	5		
	操作完毕，清理现场	5		
整体性（10）	操作者配合协调，抢救及时有效，判断呼吸、脉搏准确迅速，抢救过程不能中断	10		
合计	100 分	最后得分		裁判签名

【模拟试题】

1. 赵某，男，6岁。失足落水后4min被救出。查体：患儿神志不清，面色苍白。请进行现场抢救。

2. 邹某，3岁。不慎坠楼意识不清2min。查体：神志不清，口鼻有鲜血流出。请进行现场抢救。

3. 黄某，男，3岁。车祸后意识不清8min。查体：面色苍白，神志不清，口鼻有鲜血流出。

要求1：请进行现场抢救。

题干2：患儿仰卧在高速路中央，现场有大量碎石和玻璃。

要求2：请立即作出判断并处理。（在学生进行环境安全判断时出示题板）

（周　莉）

第四节　小儿腰椎穿刺术

【目的要求】

1. 掌握　小儿腰椎穿刺术（lumbar puncture in children）的适应证、禁忌证、操作方法及注意事项。

2. 熟悉　小儿腰椎穿刺术的并发症及处理方法。

3. 了解　压颈试验（Queckenstedt test）、压腹试验。

【知识扩展】

1. 常用穿刺点及穿刺所经解剖结构　在胎儿期，脊髓下段在第二腰椎下缘，在4岁时上移至第1腰椎水平，在进行腰椎穿刺时要注意，穿刺部位不能过高。腰椎穿刺常用穿刺点：$L_{3\sim4}$椎间隙，新生儿及小婴儿可选$L_{4\sim5}$椎间隙。双侧髂嵴上缘连线与后正中线交点为$L_{3\sim4}$椎间隙，自$L_{3\sim4}$椎间隙进针依次穿过下列结构：皮肤、皮下组织、棘上韧带、棘间韧带、黄韧带、硬膜外腔、硬脊膜、硬膜下间隙、蛛网膜、蛛网膜下腔。

2. 正常侧卧位脑脊液压力　儿童70～200mmH₂O（0.69～1.96kPa），新生儿30～80mmH₂O（0.29～0.78kPa）。

3. 小儿腰椎穿刺用于检查所放出的脑脊液总量建议不超过5～10ml。

4. 压腹试验　腰椎穿刺时，检查者以拳头用力压迫患者腹部，持续20s，脑脊液在测压管中迅速上升；解除压迫后，脑脊液在测压管中迅速下降至原水平，说明穿刺针在穿刺处的蛛网膜下腔。如果压腹试验脑脊液在测压管中液平不上升或上升十分缓慢，说明穿刺针不在蛛网膜下腔。

5. 压颈试验（Queckenstedt test）　了解蛛网膜下腔有无阻塞。在测量初压后，由助手先压迫一侧颈静脉约10s，然后再压另一侧，最后同时按压双侧颈静脉。正常时压迫颈静脉后，脑脊液压力立即迅速升高1倍左右，解除压迫后10～20s，迅速降至原来水平，称为梗阻试验阴性，提示蛛网膜下腔通畅；若压迫颈静脉后，不能使脑脊液压力升高，则为梗阻试验阳性，提示穿刺以上的部位蛛网膜下腔完全阻塞。若施压后压力缓慢上升，放松后又缓慢下降，提示有部分阻塞。凡颅内压增高者，禁做此试验。

6. 适应证

（1）中枢神经系统感染及非感染性炎症、脑血管疾病、代谢性疾病。

（2）鞘内给药。

（3）蛛网膜下腔出血放出脑脊液减轻症状。

7．禁忌证

（1）严重颅内高压及脑疝的征兆。

（2）处于休克、衰竭、濒危状态的危重患儿。

（3）血友病等凝血功能障碍。

（4）颅内占位病变，尤其是颅后窝占位性病变。

（5）穿刺部位有感染、开放性损伤及脊柱病变。

（6）监护人拒绝签字。

【操作流程】

（一）操作前准备

1．患儿准备　与患儿及家属沟通：自我介绍，核对患儿姓名、性别、年龄、床号。向患儿家属说明穿刺操作名称、穿刺目的、必要性和可能出现的并发症及处理方法，监护人签署知情同意书。测量患儿生命体征。患儿排空大小便，婴幼儿穿好纸尿裤。安抚患儿，必要时镇静。

2．用物准备　治疗车、腰椎穿刺包、碘伏或碘酒、酒精、2%利多卡因注射液、口罩、帽子、无菌手套、无菌棉签、胶带、医疗废料桶及医疗锐器桶等。

3．人员准备　操作者洗手、戴帽子、口罩。操作者穿刺前充分了解患儿病情、查阅病历及相关辅助检查资料，确定有无适应证和禁忌证。操作时需要1～2名助手配合操作，一名助手协助患儿摆放体位，另一名助手协助准备消毒用品及局部麻醉药并观察患儿情况。

（二）操作步骤

1．操作前再次核对患儿姓名、性别、年龄、床号，确认需要的操作无误。

2．帮助患儿摆好体位　侧卧位：膝髋屈曲，双手抱膝，充分低头弯腰，背部呈弓形，与床面垂直，充分暴露操作部位的椎间隙，沿诊疗床边侧卧。患儿如不能充分配合则由助手协助摆好体位。

3．穿刺点选择　操作者位于患儿背后，用示指、中指触摸两侧髂嵴，取双侧髂嵴最高点连线与后正中线交点即为第3、4腰椎间隙，确定为穿刺点。新生儿及小婴儿穿刺部位可选择4、5腰椎间隙。

4．标记穿刺点。

5．消毒铺巾　以确定好的穿刺点为中心，由内向外消毒3遍，消毒范围直径15cm，消毒不留空隙，棉签不要放回已消毒区。检查穿刺包消毒日期，打开穿刺包外层，戴无菌手套（注意无菌观念），打开穿刺包内层，检查消毒指示卡；检查腰椎穿刺包内物品是否齐全、穿刺针是否通畅及尖端是否锐利、测压管有无破损及测压管连接处是否完好、注射器是否通畅及针头是否锐利。以穿刺点为中心铺无菌孔巾，注意无菌原则。

6．麻醉　核对利多卡因，5ml注射器抽取2%利多卡因2ml，先在穿刺点皮下注射一个皮丘，将注射器垂直于皮肤表面刺入，注射前先回抽，如无血液或液体吸出方可注射麻醉药，每次注射0.5ml，按皮肤、皮下逐层麻醉至韧带。

7．穿刺过程　左手拇指固定穿刺点上一腰椎棘突，右手持腰椎穿刺针沿棘突下方穿刺，针头垂直于背部，也可针尖稍向头侧倾斜。当有落空感时穿刺针已进入蛛网膜下腔，取出针芯，可见有脑脊液流出，接测压管，测压管中的脑脊液上升到一定高度不再继续上升时，读出脑脊液压力。去掉测压管后，用无菌瓶或试管3个，每瓶接1～2ml脑脊液分别送检培养、生化、常规。重新插入针芯，拔出穿刺针，用无菌纱布压迫穿刺点，消毒穿刺点，敷以无菌纱布并用胶布固定。

（三）操作后处理

1. 嘱患儿去枕平卧4～6h。

2. 观察有无头痛、呕吐、背痛。检查体温、血压、脉搏、呼吸、意识状态、双侧瞳孔及神经系统体征等。

3. 观察穿刺部位是否干燥、有无渗血等情况。

4. 标本处理 将标本分类并标记后送检。

5. 穿刺结束后，将用过的手套，注射器，纱布放入指定医疗废料桶，整理穿刺包并将穿刺包放在指定回收地点。

6. 书写腰椎穿刺记录。

（四）操作注意事项

1. 腰椎穿刺前注意检查患儿凝血功能，有出血倾向者应特别注意，血友病患儿禁做腰椎穿刺。

2. 注意核对患儿姓名、性别、年龄、床号；询问有无过敏史；操作前一定要检查有无禁忌证。

3. 镇静。为防止小儿哭闹，可于操作前予以地西泮0.1～0.3mg/kg 静脉注射，或10%水合氯醛0.5ml/kg 口服或灌肠。

4. 穿刺时密切观察患儿，如发现患儿突然呼吸、脉搏、面色异常，应停止操作，并进行抢救。

5. 鞘内注射给药时，应先放出等量脑脊液，然后再等量置换药液注入，应注意剂量和浓度，避免化学刺激引起不良反应。

（五）并发症及处理

1. 腰椎穿刺后头痛 术后嘱患儿去枕平卧4～6h，多饮水、使用细的穿刺针、穿刺针的针尖斜面与患儿身体长轴平行等措施有助于预防腰椎穿刺后头痛。

2. 脑疝形成 放液过程中如出现：瞳孔散大、意识不清、呼吸节律改变时，应立即停止放液，可向椎管内注入空气或生理盐水10～20ml，或静脉快速滴注20%甘露醇。如脑疝不能复位，迅速行侧脑室穿刺引流及立即手术。腰椎穿刺前行眼底检查，必要时行头颅影像学检查。颅内高压患儿在穿刺前应先用脱水剂，降低颅压后再行穿刺，并且放脑脊液时应用部分针芯堵住针口，减慢滴出速度，防止脑疝发生。

3. 神经根痛 严格确定穿点、避免穿刺点过高。

4. 感染 穿刺过程中严格无菌操作。

5. 麻醉意外 一旦发生立即抢救，立即给肾上腺素、糖皮质激素等治疗。详细询问过敏史，对过敏体质的患儿，可考虑在使用局麻药前做皮试。注意患儿身体状态及麻醉药浓度、单位时间推注速度和剂量，注射麻醉药时必须先回抽无血或无液体后再缓慢注药。

【评分标准】

见表4-4。

表 4-4　小儿腰椎穿刺评分标准

项目（分）	内容和评分细则	满分	得分	备注
准备（15）	医师的准备：穿工作服，戴口罩，帽子，洗手	1		
	自我介绍、核对床号、姓名、性别、年龄，患儿已排大小便（可口述）	1		
	向家属交代腰穿目的、必要性、并发症、注意事项，签署知情同意书，测血压、脉搏（可口述）	4		给出提示卡 1：知情同意书已签
	了解患儿麻醉药物过敏史，凝血无异常，无禁忌证	4		给出提示卡 2：凝血等无明显异常，无药物过敏史
	评估周围环境，注意保暖，查看局部皮肤	1		
	哭闹者术前镇静（可口述）	2		
	用物准备：腰穿包、消毒液、2% 利多卡因、无菌棉签、胶布、2 副手套、1ml、2ml、5ml 注射器各 1 个。检查物品有效期及包装是否完好	2		
操作过程（70）	体位：取侧卧位，背部与床面垂直，头部俯屈至胸，两膝弯曲至腹，双手抱膝紧贴腹部	3		
	保持患儿体位，术者位于患儿背后，左手在头侧	2		
	穿刺点：取双侧髂嵴最高点连线与后正中线交汇处即第 3～4 腰椎间隙或下移一个椎间隙即第 4～5 腰椎间隙为穿刺点，准确判断穿刺点及标记	5		穿刺点错误，扣10 分
	消毒顺序：以穿刺点为圆心，由内向外，棉球不要返回已消毒区域	2		
	消毒范围：直径 15cm	1		
	消毒三次，每次范围小于前一次，最后一次消毒大于孔巾直径（1 分）消毒不留空隙（1 分）	2		
	打开腰穿包的外层	1		
	戴无菌手套打开腰穿包内层	2		
	检查灭菌指示卡，清点物品	1		
	铺洞巾	1		
	选择合适型号穿刺针，检查穿刺针通畅性、针芯是否配套	2		
	核对麻醉药（2% 利多卡因），正确开启，抽取 2ml	2		
	于穿刺点行皮丘注射	1		
	沿穿刺点垂直进针	1		
	边进针边回抽及推药	2		
	再次定位	2		
	左手拇指固定穿刺点上一腰椎棘突	2		
	右手持穿刺针垂直刺入皮肤，有突破感停止进针，进针深度为 2～4cm	5		
	缓慢拔出针芯，见脑脊液流出（无脑脊液流出此分全扣）	15		
	正确连接测压管并测压	2		

续表

项目（分）	内容和评分细则	满分	得分	备注
操作过程 （70）	撤去测压管，每瓶收集标本 1～2ml 脑脊液并标记，分别送检常规、生化、病原体检查	5		
	回复针芯	5		
	拔出穿刺针，用纱布按压 1～2min（可口述时间）	1		
	消毒穿刺点，敷料覆盖，胶布固定	1		
	操作完成后为患者复原衣物	1		
	整理用物	3		
注意事项 （15）	在操作过程中观察患儿的生命体征及有无不适，若有异常立即停止操作	2		
	患儿去枕平卧 4～6h，测血压（可口述）	2		
	术后观察生命体征，并观察有无头痛、气促、胸闷、呼吸困难等情况的发生，有无出血及继发皮肤感染等	3		
	动作轻柔	3		
	小儿哭闹，操作者善于沟通，注重人文关怀	5		
	违反无菌原则（穿刺前未消毒、穿刺前未戴手套、穿刺前未铺巾、操作中无菌用物或手套污染后直接使用），每次扣 10 分，扣完为止			
	掉一样物品扣 5 分，扣完为止			
合计	100 分	最后得分		裁判签名

【模拟试题】

1. 李某，女，2 岁。因"发热 5 天，反复抽搐半天"入院。查体：神志不清，时有四肢抽动，颈抵抗，心肺听诊无异常，腹平软，肝右肋下 3cm，脾未触及，四肢肌张力高，巴宾斯基征阳性。血常规示：WBC $18×10^9$/L，Hb 120g/L，PLT $150×10^9$/L。

要求 1：为了明确诊断，请选手进行腰椎穿刺检查。

要求 2：该患儿在麻醉时突然出现哭闹，挣扎。请作出处理。

2. 患儿，女，1 个月。因"突发抽搐 6h"入院。询问病史，患儿系孕 37 周在家中经阴道分娩出生，生后未接受过任何治疗，生后纯母乳喂养。起病前无发热、咳嗽、腹泻、呕吐，家中亦无呼吸道感染患者。起病前 1 天曾在当地妇幼保健站接种乙肝疫苗。查体：体温 36℃，心率 130 次 /min，呼吸 26 次 /min，昏迷，时有抽搐，前囟隆起，张力高。心肺听诊无异常，病理征阳性，右侧上臂接种疫苗处可见针孔渗血。

要求 1：该患儿最可能的诊断是什么？请选手进行腰椎穿刺检查。

要求 2：腰椎穿刺时测压 130mmH$_2$O，流出血性脑脊液。请选手就脑脊液性质作出判断。

3. 婴儿腰椎穿刺术常选用下列哪个椎间隙进行穿刺

A. T_{12}～L_1　　　　　　　　B. $L_{1～2}$　　　　　　　　C. $L_{2～3}$

D. $L_{4～5}$　　　　　　　　E. 最宽的腰椎间隙

（和艳红）

第五节 小儿骨髓穿刺术(胫骨)

【目的要求】

1. 掌握 骨髓穿刺术的适应证、禁忌证;骨髓穿刺术的操作方法(以胫骨粗隆下方穿刺点为例);骨髓穿刺术的注意事项。

2. 熟悉 骨髓穿刺术的常见取材部位。

3. 了解 穿刺过程中的常见问题及对策。

【知识扩展】

1. 小儿骨髓穿刺术的目的 ①诊断作用:通过骨髓细胞增生程度检查,细胞组成及其形态学变化检查,细胞遗传学检查,分子生物学检查,造血干细胞培养,骨髓液培养,寄生虫、细菌和真菌检查等协助临床诊断。②治疗作用:观察疗效和判断预后,还可为骨髓移植提供骨髓。危重患儿抢救时的暂时性静脉通道。

2. 小儿骨髓穿刺术的适应证 ①各种血液病的诊断、鉴别诊断及治疗随访;②不明原因的红细胞、白细胞、血小板增多或减少及形态异常;③不明原因发热的诊断和鉴别诊断,骨髓培养、骨髓涂片找寄生虫等;④染色体分析和免疫细胞分型;⑤供干细胞移植;⑥危重儿童抢救时,如外周静脉通路建立困难,胫骨穿刺输液可作为暂时性措施,直至建立静脉通道。

3. 小儿骨髓穿刺术的禁忌证 ①穿刺部位有感染或开放性损伤;②血友病及有严重凝血功能障碍者,当骨髓检查并非唯一确诊手段时,则不宜进行此种检查,以免引起局部严重迟发性出血;③生命体征不平稳。

【操作流程】

(一)操作前准备

1. 明确需要骨髓穿刺的临床情况(适应证)。

2. 判断患儿是否可以进行骨髓穿刺(禁忌证)。

3. 与患儿家属沟通,签署穿刺同意书。告知可能的并发症如出血、感染、损伤周围组织(包括血管、神经)。手术不成功、麻醉意外以及其他不可预料的意外等。

4. 准备用物 骨髓穿刺包、无菌手套、消毒液、5ml注射器、10m或20ml注射器、2%利多卡因注射液、胶带、弯盘、玻片、垃圾桶、医疗废料桶、医疗锐器桶等。

(二)操作步骤

1. 核对患儿姓名、性别、年龄、床号;查阅病历及相关辅助检查资料,确定有无适应证和禁忌证。

2. 核对手术同意书,向家长交代骨髓穿刺的必要性及其注意事项。

3. 再次确认患儿的病情、体征 查看检查报告如血常规、凝血功能等,确认需要的操作无误。

4. 核对准备用物 骨髓穿刺包、无菌手套、消毒液、5ml注射器、10ml或20ml注射器、2%利多卡因注射液、胶带、弯盘、玻片、垃圾桶、医疗废料桶、医疗锐器桶等。

5. 哭闹或不合作者术前镇静。

6. 指导患儿摆好体位 患儿取仰卧位,穿刺侧小腿稍外展,腘窝处稍垫高。

7. 穿刺点选择　选择胫骨粗隆下 1cm 之前内侧胫骨平坦处,做好标记。胫骨穿刺仅适合 1 岁以下小儿。

8. 洗手、戴口罩、帽子。

9. 消毒铺巾　以穿刺点为中心,消毒直径至少 15cm,由内向外消毒(络合碘消毒 2 遍或碘酒消毒 1 遍后,再用 75% 乙醇消毒 2 遍),注意勿留空隙,棉签不能返回已消毒区域。检查穿刺包的消毒日期、打开骨髓穿刺包外层,戴无菌手套(注意无菌观念),打开骨髓穿刺包内层,检查消毒指示卡,检查包内器械(检查穿刺针是否干燥通畅,调距钮能否固定、穿刺针与注射器头是否密合)以穿刺点为中心铺孔巾,注意无菌原则,不可由有菌区向无菌区方向拉动孔巾,不可触碰未消毒的区域或物品。

10. 麻醉　用 5ml 注射器抽取 2% 利多卡因 2ml,按皮肤、皮下、骨膜逐层麻醉、每次注药 0.5ml,注射前先回抽,无血液方可注射麻醉药。

11. 骨穿针检查　调整骨穿针固定器的位置并固定好,估计患儿软组织厚度,根据麻醉时进针的深度调整,大约距针尖 1.0~1.5cm。

12. 左手拇指和示指将穿刺部位皮肤绷紧,右手持骨穿针于穿刺点垂直于骨的长轴或者与垂直面成 5°~15°角,针尖向足端倾斜刺入,下达骨膜后可适度用力缓慢旋转,有阻力消失感且骨髓穿刺针已固定,表示已达骨髓腔。

13. 抽吸骨髓　抽出针芯,接一次性 20ml 注射器抽吸骨髓液 0.1~0.2ml(一般注射器乳头内充满即可)。如抽不出,可放回针芯小心前进或后退 1~2mm 后再抽吸。

14. 涂片　取下注射器交助手,抽出液有脂肪小滴和 / 或骨髓小粒可确证为骨髓液。助手涂片。

15. 如果需要做骨髓液的其他检查时,应在留取骨髓液涂片标本后,再抽取需要量的骨髓液用于骨髓干细胞培养、染色体和融合基因检查、骨髓细胞流式细胞术检查及骨髓液细菌培养等。

16. 拔针　重新插入针芯,拔出穿刺针。穿刺点用无菌纱布压迫片刻,敷以无菌纱布并用胶布固定(或者用一次性敷料粘贴)。

(三)操作后处理

1. 骨髓穿刺完毕后拔出穿刺针,用无菌纱布按压穿刺点片刻,消毒穿刺点,覆盖无菌纱布,以胶布固定,让患儿静卧休息。

2. 术后观察患儿 2~4h,检查体温、血压、脉搏等生命体征。注意针刺处渗血情况。

3. 穿刺结束后,冲洗穿刺针,将用过的手套、注射器、纱布放入指定医疗垃圾桶将穿刺包放在指定回收地点。

(四)操作注意事项

1. 检查前注意检查患儿凝血功能,有出血倾向者应特别注意,血友病患儿禁做骨髓穿刺。注意核对患儿姓名,询问有无过敏史。

2. 操作前必须检查有无禁忌证。

3. 穿刺针和注射器必须干燥,以免发生溶血。

4. 镇静　为防止小儿哭闹,可于操作前予以地西泮 0.1~0.3mg/kg 静脉注射或 10% 水合氯醛 0.5ml/kg/ 次口服或灌肠。

5. 穿刺针针头进入骨质后要避免过大摆动,以免折断穿刺针。胸骨穿刺时不可用力过大或穿刺过深，以防止穿透骨板损伤血管。

6. 穿刺过程中如果感觉骨质坚硬，难以进入骨髓腔时，不可强行进针，应考虑到大理石骨病的可能，可进行 X 线检查。

7. 穿刺时用于涂片的骨髓液抽取量不能过多以免稀释。

8. 骨髓液中含有大量的幼稚细胞，极易发生凝固，因此，抽取骨髓液后应立即涂片。

【评分标准】

见表 4-5。

表 4-5　小儿胫骨骨髓穿刺评分标准

项目（分）	内容和评分细则		满分	得分	备注
准备（10）	核对患儿姓名、床号、性别		2		
	核对手术同意书，向家长交代骨髓穿刺及其注意事项		2		
	核对患儿凝血功能和血常规检查		2		
	准备穿刺包、手套、消毒液、弯盘、麻醉药及干燥玻片		2		
	哭闹或不合作者术前镇静		2		
体位（3）	选择合适体位		3		
定位（7）	选定合适穿刺点		5		
	穿刺点标记		2		
消毒铺巾（10）	洗手、戴口罩、帽子		1		
	以穿刺点为中心，由内向外环形消毒皮肤，直径 15cm		1		
	络合碘消毒 2 遍		1		
	注意勿留空隙，棉签不要返回已消毒区域		1		
	检查穿刺包消毒日期		1		
	戴无菌手套		1		
	检查消毒指示卡		1		
	核对包内器械		1		
	检查穿刺针是否通畅		1		
	铺巾		1		
麻醉（10）	核对麻醉药（2% 利多卡因）并抽吸 2ml		2		
	逐层浸润麻醉	皮丘	2		
		垂直进针	2		
		骨膜多点麻醉	2		
		回抽	2		
穿刺（35）	将骨髓穿刺针固定器固定在适当的长度上		2		
	向骨面垂直进针		2		
	针尖接触骨质时左右旋转，缓缓钻刺骨质		2		
	至阻力消失且穿刺针已固定在骨内		4		
	拔出针芯，接上干燥的 10ml 或 20ml 注射器，用适当力量抽吸（抽不出无分）		15		
	骨髓吸取量以 0.1～0.2ml 为宜（如要抽取骨髓培养，则应在留取骨髓计数和涂片标本后再抽取 1～2ml）		3		

续表

项目(分)	内容和评分细则	满分	得分	备注
穿刺(35)	抽吸时询问并观察患儿反应	2		
	涂片(应见头、体、尾)	2		
	涂片可见细沙样浅肉色骨髓小粒均匀分布	3		
术后处理(15)	抽吸完毕,将针芯重新插入	1		
	拔针后按压	1		
	穿刺点消毒	1		
	覆盖纱布,胶布固定	1		
	采集患儿外周血涂片3～5张送检	5		
	交代术后注意事项	1		
	整理用物	5		
人文关怀(5)		5		
无菌观念(5)		5		
合计	100分　　　　最后得分	裁判签名		

如严重违反无菌原则(以下任意一项或多项),在总分上扣除50分	是否扣分
□穿刺前未消毒　　□穿刺前未戴手套　　□穿刺前未铺巾 □操作中无菌用物或手套污染后直接使用	□是 □否

【模拟试题】

1. 陈某,女,10个月。因为"精神差,面色苍白1个月"就诊。查体:重度贫血貌。精神萎靡,心率122次/min,律齐,心音中等,心前区可闻及Ⅱ级收缩期杂音,腹平软,肝脾肋下未扪及,肠鸣音正常。血常规示:WBC $2.0×10^9$/L, Hb 65g/L, PLT $50×10^9$/L。

要求:请选择该患儿最需要的检查,并立即操作。

2. 吴某,女,11个月。因发现"面色苍黄3个月"就诊。患儿出生时一般可,纯母乳喂养,未添加过辅食。查体:精神萎靡,头发稀疏发黄,面色苍黄,心率112次/min,呼吸34次/min,心肺听诊无特殊,腹部稍隆起,肝右肋下2.5cm,质软,脾未扪及。外院血常规示Hb50g/L,白细胞及血小板计数正常。

该患儿骨髓象显示:增生活跃,以中晚幼红细胞增生为主,红细胞均较小,胞质发育落后于胞核。粒细胞和巨核细胞系无明显异常。

要求1:请给患儿行骨髓穿刺。

要求2:请写出患儿最可能的诊断。

(丁传刚)

第五章
护理相关基本实践技能

第一节 穿脱隔离衣

【目的要求】

1．掌握 穿脱隔离衣的目的、隔离衣的使用指征、正确的穿脱方法以及注意事项。

2．熟悉 标准预防的概念。

3．了解 个人防护用品的种类。

【知识扩展】

1．穿脱隔离衣的目的

（1）保护医护人员避免受到血液、体液和其他感染性物质污染。

（2）保护患者避免感染。

2．隔离衣的使用指征

（1）接触经接触传播的感染性疾病如传染病患者、多重耐药菌感染等患者时。

（2）对患者实施保护性隔离时，如大面积烧伤、骨髓移植等患者的诊疗、护理时。

（3）可能受到患者的血液、体液、分泌物、排泄物喷溅时。

3．穿脱隔离衣的注意事项

（1）隔离衣只能在规定区域内穿脱，穿前应检查有无潮湿、破损，长短需能全部遮盖工作服。

（2）隔离衣应每日更换，如有潮湿或污染，应立即更换。

（3）穿脱过程中避免污染衣领、面部、帽子和清洁面，始终保持衣领清洁。

（4）穿好隔离衣后，双臂保持在腰部以上，视线范围内。

（5）脱下的隔离衣还要继续使用时，如挂在半污染区，清洁面向外；挂在污染区，污染面向外。

4．标准预防 针对医院所有患者和医务人员采取的一种预防感染措施。包括手卫生，根据预期可能的暴露选用手套、隔离衣、口罩、护目镜或防护面罩，也包括穿戴合适的防护用品、处理患者环境中污染的物品与医疗器械。标准预防是基于患者的血液、体液、分泌物（不包括汗液）、非完整皮肤和黏膜均可能含有感染性因子的原则。

5．个人防护用品 用于保护医务人员避免接触感染性因子的各种屏障用品，包括口罩、手套、护目镜、防护面屏、防水围裙、隔离衣、防护服、鞋套等。

【操作流程】

1．穿隔离衣

（1）穿隔离衣前取下手表，卷袖过肘，洗手，戴帽子、口罩。

（2）评估隔离衣型号，无潮湿破损，可以使用。

（3）手持衣领取下隔离衣，清洁面朝向自己，有腰带的一面向外。

（4）一手持衣领，另一手伸入同侧袖内，注意勿触及面部，拉衣领使手露出；换手持衣领，同法穿好另一侧。

（5）两手持衣领，由领子中央顺着边缘由前向后系好领口，然后扣好袖口或系上袖带。

（6）从腰部向下约 5cm 处，自一侧衣缝将隔离衣后身向前拉，见到衣边捏住。同法捏住另一侧衣边。

（7）双手在背后将两侧衣边对齐。向一侧按压折叠，一手按住折叠处，另一手将腰带拉至背后压住折叠处，将腰带在背后交叉，回到前面打一活结，系好腰带。

2. 脱隔离衣

（1）解开腰带，在前面打一活结。

（2）解开袖口，将衣袖上拉，在肘部将部分衣袖塞入工作服衣袖内，充分暴露双手，消毒双手。

（3）解开领口。

（4）一手伸入另一侧袖口内，拉下衣袖过手（遮住手），再用衣袖遮住的手抓住另一衣袖的外面并拉下衣袖，两手在袖内使袖子对齐，双手转换逐渐从袖管中退出，脱下隔离衣。

（5）双手持领，将隔离衣两边对齐，污染面向外悬挂在污染区；清洁面向外，悬挂在半污染区；若不再使用，将脱下的隔离衣，污染面向内，卷成包裹状，放入污衣回收袋内清洗消毒后备用。

【评分标准】

见表 5-1。

表 5-1　穿脱隔离衣评分标准

项目（分）	内容和评分细则	满分	得分	备注
准备（10）	着装整洁，取下手表，卷袖过肘，洗手，戴帽子及口罩	3		
	评估隔离衣大小合适	3		
	检查隔离衣有无潮湿、破损	4		
取衣（5）	手持衣领取下隔离衣	2		
	清洁面朝向自己，有腰带的一面向外，露出袖子内口	3		
穿隔离衣（40）	一手持衣领，另一手伸入同侧袖内，注意勿触及面部，拉衣领使手露出	5		
	同法穿好另一侧	5		
	两手持衣领，由领子中央顺着边缘由前向后系好领口	5		
	扣好袖口或系上袖带	5		
	从腰部向下约 5cm 处，自一侧衣缝将隔离衣后身向前拉，见到衣边捏住	6		
	同法捏住另一侧衣边，双手在背后将两侧衣边对齐	6		
	向一侧按压折叠，一手按住折叠处，另一手将腰带拉至背后压住折叠处，将腰带在背后交叉，回到前面打一活结，系好腰带	8		

续表

项目（分）	内容和评分细则	满分	得分	备注
脱隔离衣（35）	解开腰带，在前面打一活结	5		
	解开袖口，将衣袖上拉，在肘部将部分衣袖塞入工作服衣袖内，充分暴露双手	5		
	消毒双手（口述）	3		
	解开领扣	2		
	一手伸入另一侧袖口内，拉下衣袖过手（遮住手）	5		
	再用衣袖遮住的手抓住另一衣袖的外面并拉下衣袖	5		
	双手在袖内使袖子对齐，双手转换逐渐从袖管中退出，脱下隔离衣	5		
	双手持衣领，将隔离衣两边对齐，污染面向外，悬挂在污染区，清洁面向外，悬挂在半污染区	5		
整体要求（10）	动作规范、熟练、流畅、准确，防范意识强	5		
	计划性强，从手持衣领至结束不超过 5min，每超过 1min 扣 1 分	5		
合计	100 分	最后得分		裁判签名

【模拟试题】

1. 你准备从医生办公室进入隔离病房，给一个检出 MRSA（耐甲氧西林的金黄色葡萄球菌）的患者查体。请完成穿、脱隔离衣的操作，并将脱下的隔离衣悬挂在半污染区。

2. 患者，张某，男，70 岁。脑梗死，神志清楚，体质虚弱，有吸毒史 10 余年，HIV 抗体检测为阳性，咽喉部痰多咳不出来，你将进入病房为患者进行吸痰的操作。请完成穿、脱隔离衣的操作，并将脱下的隔离衣悬挂在半污染区。

3. 患儿，何某，男，7 岁。因玩耍时被火焰烧伤，全身除两肩、腹股沟及一侧臀部外，均被严重烧伤，请你进入病房为患儿进行烧伤换药。请完成穿、脱隔离衣的操作，并将脱下的隔离衣悬挂在半污染区。

（董 薇 董 琴）

第二节 导 尿 术

【目的要求】

1. 掌握 导尿的目的、适应证、禁忌证和导尿的操作方法。
2. 熟悉 导尿术的注意事项和各种并发症。
3. 了解 尿道的特点，不同类型导尿管的结构、功能和使用方法。

【知识扩展】

1. 导尿术（catheterization） 指在严格的无菌操作下，用导尿管经尿道插入膀胱引流尿液的方法。

2. 导尿的目的

（1）解除尿潴留。

（2）手术中或危重患者监测尿量。

（3）协助临床诊断：留取中断尿作细菌培养；测量膀胱容量、压力及检查残余尿量；进行尿道或膀胱造影等。

（4）膀胱内灌注药物。

3．导尿术的适应证

（1）为排尿障碍患者引流尿液。

（2）休克或危重患者监测尿量。

（3）手术前准备。

（4）为膀胱肿瘤患者膀胱内注药进行化疗。

（5）采集尿标本作细菌培养。

4．导尿术的禁忌证

（1）急性尿路感染、急性尿道炎、急性前列腺炎。

（2）尿道狭窄及先天性畸形无法留置导尿管者。

（3）相对禁忌证为严重的全身出血性疾病及女性月经期。

5．尿道的特点

（1）男性尿道的特点：成人男性尿道长约18～20cm，有3个狭窄（分别位于尿道内口、尿道膜部和尿道外口）、2个弯曲（即耻骨下弯和耻骨前弯）。

（2）女性尿道的特点：女性尿道长约3～5cm，较男性尿道短、宽和直。

6．导尿管的种类

（1）普通导尿管（单腔导尿管）：前端无球囊，用于一次性导尿。

（2）双腔气囊导尿管：前端有气囊，插入膀胱后需向气囊内充气或注水用于固定，适用于留置导尿术。

（3）三腔气囊导尿管：用于膀胱冲洗或向膀胱内滴药。

7．操作的注意事项

（1）严格遵循无菌操作原则。

（2）选择型号适宜的导尿管，插管动作轻慢，防止损伤尿道黏膜。

（3）对于膀胱高度膨胀、极度虚弱者，首次导出尿量不能超过1 000ml，以防导致休克及血尿。

（4）导尿过程中，应密切观察患者的反应，及时记录尿液的性状及量。

8．常见并发症

（1）尿路感染、尿道损伤。

（2）气囊破裂致膀胱异物。

（3）导尿管阻塞。

（4）虚脱或血尿。

（5）拔管困难。

【操作流程】

1．导尿术（男）

（1）操作者着装整洁，洗手、戴口罩，准备用物，检查无菌物品，是否在有效期内，携用物至床旁。

（2）核对患者信息，与患者沟通，评估患者病情、合作程度、膀胱充盈度、会阴部皮肤黏膜情况，并向患者解释和交代操作前注意事项，签署知情同意书。

（3）评估环境，屏风或床帘遮挡，保护患者隐私。

（4）操作者站在患者右侧，松被尾，协助患者脱去对侧裤子盖在近侧腿部，对侧腿用被子遮盖。

（5）协助患者取仰卧位，两腿屈膝外展，充分暴露操作区域。

（6）铺垫巾于患者臀下，防止操作污染床单元。

（7）消毒双手。

（8）初步消毒：治疗车上打开一次性导尿包，取出初消毒盘，置于外阴旁，将消毒用的碘伏棉球挤入消毒盘内并清点棉球数量。操作者左手戴手套，右手持镊子夹取碘伏棉球，按自上而下，由外向内、先对侧再近侧，一个棉球只用一次的原则，消毒阴阜、大腿内侧上1/3、阴茎背侧，左手用无菌纱布裹住阴茎提起，消毒阴茎腹侧、阴囊，翻开包皮，暴露尿道口，自尿道口向外依次消毒尿道口、龟头和冠状沟。消毒完毕，撤走消毒盘，脱手套，消毒双手。

（9）将导尿包在患者两腿之间打开，戴手套，铺洞巾，整理用物，检查导尿管完整性及气囊，连接集尿袋，润滑导尿管。

（10）二次消毒：左手用纱布裹住阴茎，翻开包皮，暴露尿道口，依次消毒尿道口、龟头、冠状沟，再尿道口。

（11）消毒结束后左手提起阴茎，与腹壁成60°，右手更换弯盘放置会阴旁，嘱患者张口呼吸，右手持镊子夹住导尿管前端慢慢插入尿道约20～22cm，见尿后再插入5～7cm，关闭集尿袋开关，根据导尿管上注明的气囊容积向气囊注入等量的无菌溶液，向外轻拉至稍有阻力，包皮复位。

（12）撤洞巾和垫巾，脱手套，将集尿袋固定于床旁，低于膀胱水平，打开集尿袋开关，正确标识导尿管。

（13）协助患者穿好衣物，取舒适体位，整理床单元，按医疗垃圾分类处理用物。

（14）洗手，记录尿液的颜色、量及性状，交代注意事项。

2. 导尿术（女）

（1）操作者着装整洁，洗手、戴口罩，准备用物，检查无菌物品，是否在有效期内，携用物至床旁。

（2）核对患者信息，与患者沟通，评估患者病情、合作程度、膀胱充盈度、会阴部皮肤黏膜情况，并向患者解释和交代操作前注意事项，签署知情同意书。

（3）评估环境，屏风或床帘遮挡，保护患者隐私。

（4）操作者站在患者右侧，松被尾，协助患者脱去对侧裤子盖在近侧腿部，对侧腿用被子遮盖。

（5）协助患者取仰卧位，两腿屈膝外展，充分暴露操作区域。

（6）铺垫巾于患者臀下，防止操作污染床单元。

（7）消毒双手。

（8）初步消毒：治疗车上打开一次性导尿包，取出初消毒盘，置于外阴旁，将消毒用的碘伏棉球挤入消毒盘内并清点棉球数量。操作者左手戴手套，右手持镊子夹取碘伏棉球，按自上而下，由外向内、先对侧再近侧，一个棉球只用一次的原则，消毒阴阜、大腿内侧上1/3、两侧大阴唇外侧、两侧阴唇间沟，左手分开大阴唇，充分暴露小阴唇，消毒小阴唇、尿道口至肛门。消毒完毕，撤走消毒盘，脱手套，消毒双手。

（9）将导尿包在患者两腿之间打开，戴手套，铺洞巾，整理用物，检查导尿管完整性及气囊，连接集尿袋，润滑导尿管。

（10）二次消毒：左手分开且固定小阴唇，充分暴露尿道口，右手持镊夹消毒液棉球再次消毒，顺序为尿道口、两侧小阴唇、再尿道口。

（11）左手固定不动，右手更换弯盘放置会阴旁，嘱患者张口呼吸，右手持镊子夹住导尿管前端慢慢插入尿道约4～6cm，见尿后再插入5～7cm，关闭集尿袋开关，根据导尿管上注明的气囊容积向气囊注入等量的无菌溶液，向外轻拉至稍有阻力确定导尿管固定。

（12）撤洞巾和垫巾，脱手套，将集尿袋固定于床旁，低于膀胱水平，打开集尿袋开关，正确标识导尿管。

（13）协助患者穿好衣物，取舒适体位，整理床单元，按医疗垃圾分类处理用物。

（14）洗手，记录尿液的颜色、量及性状，交代注意事项。

【评分标准】

见表5-2、表5-3。

表5-2　导尿术（男）评分标准

项目（分）	内容和评分细则	满分	得分	备注
准备（10）	着装整洁、规范，洗手，戴口罩	2		
	核对患者信息，评估病情、合作程度，会阴部皮肤、黏膜情况	3		
	与患者和家属沟通，签署知情同意书	2		
	用物准备齐全，符合无菌操作要求	2		
	环境整洁，温度适宜；屏风或隔帘遮挡	1		
操作过程（75）	携用物至床旁，核对信息，解释，取得患者配合	3		
	保护患者隐私，拉屏风或隔帘	3		
	站于患者右侧，松被尾，取屈膝平卧，脱对侧裤腿盖于近侧腿部，对侧用被子遮盖	3		
	臀下铺垫巾，消毒双手	3		
	治疗车上打开导尿包，取出初消毒盘；左手戴手套，按自上而下、由外向内，先对侧再近侧的原则进行消毒（阴阜、大腿内侧上1/3、阴茎背侧、阴茎腹侧、阴囊、尿道口、龟头和冠状沟）	10		
	消毒双手，按无菌操作的原则在患者两腿之间打开导尿包	5		
	戴手套，铺洞巾，整理用物，检查导尿管气囊，连接集尿袋，润滑导尿管	5		
	二次消毒：左手用纱布裹住阴茎，翻开包皮，暴露尿道口，依次消毒尿道口、龟头、冠状沟、再尿道口	10		
	提起阴茎，与腹壁成60°，右手持镊子夹住导尿管前端慢慢插入尿道约20～22cm，见尿后再插入5～7cm，关闭集尿袋开关	10		
	根据导尿管上注明的气囊容积向气囊注入等量的无菌溶液，向外牵拉至稍有阻力，包皮复位	10		
	撤洞巾、垫巾和一次性用物	3		
	将尿袋固定于床旁，低于膀胱水平，打开集尿袋开关，正确标识导尿管	4		
	协助患者穿好衣物，取舒适体位，整理床单元	2		
	洗手，记录尿液的颜色、量及性状	4		

续表

项目（分）	内容和评分细则	满分	得分	备注
总体评价 （15）	严格遵守无菌操作的原则,动作规范、熟练、流畅、准确	5		
	健康宣教	5		
	按医疗垃圾分类处理用物	5		
合计	100分	最后得分		裁判签名

表5-3 导尿术(女)评分标准

项目（分）	内容和评分细则	满分	得分	备注
准备（10）	着装整洁、规范,洗手,戴口罩	2		
	核对患者信息,评估病情、合作程度,会阴部皮肤、黏膜情况	3		
	与患者和家属沟通,签署知情同意书	2		
	用物准备齐全,符合无菌操作要求	2		
	环境整洁,温度适宜;屏风或隔帘遮挡	1		
操作过程 （75）	携用物至床旁,核对信息,解释,取得患者配合	3		
	保护患者隐私,拉屏风或隔帘	3		
	站于患者右侧,松被尾,取屈膝平卧,脱对侧裤腿盖于近侧腿部,对侧用被子遮盖	3		
	臀下铺垫巾,消毒双手	3		
	治疗车上打开导尿包,取出初消毒盘;左手戴手套,按自上而下,由外向内,先对侧再近侧的原则进行消毒(阴阜、大腿内侧上 1/3、两侧大阴唇外侧、两侧阴唇间沟、两侧小阴唇、尿道口至肛门)	10		
	消毒双手,按无菌操作的原则在患者两腿之间打开导尿包	5		
	戴手套,铺洞巾,整理用物,检查导尿管气囊,连接集尿袋,润滑导尿管	5		
	二次消毒:左手分开且固定小阴唇,消毒尿道口、两侧小阴唇、尿道口。	10		
	左手固定小阴唇,右手持镊子夹住导尿管前端慢慢插入尿道约4~6cm,见尿后再插入 5~7cm,关闭集尿袋开关	10		
	根据导尿管上注明的气囊容积向气囊注入等量的无菌溶液,向外牵拉至稍有阻力	10		
	撤洞巾、垫巾和一次性用物	3		
	将尿袋固定于床旁,低于膀胱水平,打开集尿袋开关,正确标识导尿管	4		
	协助患者穿好衣物,取舒适体位,整理床单元	2		
	洗手,记录尿液的颜色、量及性状	4		
总体评价 （15）	严格遵守无菌操作的原则,动作规范、熟练、流畅、准确	5		
	健康宣教	5		
	按医疗垃圾分类处理用物	5		
合计	100分	最后得分		裁判签名

【模拟试题】

1. 患者，杨某，男，45 岁。阑尾切除术后 6h 未排尿，诱导排尿无效。患者自感下腹胀痛。查体：膀胱区充盈明显，叩诊膀胱区呈浊音。请为患者留置导尿。

2. 患者，张某，女，30 岁，孕 40w+，宫缩频繁，宫颈口开至 3 指后停滞，需行剖宫产术，手术要求术前留置尿管，请为患者留置导尿。

3. 患者，李某，男，40 岁。左侧腰背部刀刺伤半小时，出现面色苍白、四肢冰冷、神志模糊，以"左肾刀刺伤失血性休克"收住急诊科。已开通静脉通道补液及心电监护等处理，为观察患者尿量，请你为患者留置导尿。

（童 欢 董 薇）

第三节 吸 氧 术

【目的要求】

1. 掌握　吸氧的目的、适应证和禁忌证；掌握吸氧的操作方法以及注意事项。

2. 熟悉　氧疗的概念和副作用。

【知识扩展】

1. 氧气疗法　通过给氧，提高动脉血氧分压（PaO_2）和动脉血氧饱和度（SaO_2），增加动脉血氧含量（CaO_2），纠正各种原因造成的缺氧状态，促进组织的新陈代谢，维持机体生命活动的一种治疗方法。

2. 吸氧的目的

（1）纠正各种原因造成的缺氧状态，提高动脉血氧分压（PaO_2）和动脉血氧饱和度（SaO_2），增加动脉血氧含量（CaO_2）。

（2）促进组织的新陈代谢，维持机体生命活动。

3. 吸氧治疗的适应证　呼吸系统病变、心血管病变、大手术后以及各种原因引起的昏迷等。

4. 吸氧治疗的禁忌证　建立人工气道给予呼吸机治疗者及百草枯中毒早期患者等。

5. 吸氧术操作的注意事项

（1）用氧前，检查氧气装置有无漏气，是否通畅。

（2）严格遵守操作规程，注意用氧安全，切实做好"四防"，即防火、防油、防震、防热；中心供氧装置需防火、防油、防热、防堵塞。

（3）吸氧时，应先调节氧气的流量后使用。停止吸氧时，先取下鼻导管，再关闭氧气开关。

（4）吸氧过程中，注意观察患者的血氧饱和度和缺氧状况有无改善，根据病情需要调整用氧流量。

（5）常用湿化液为灭菌注射用水，急性肺水肿患者用 20%～30% 乙醇，具有降低肺泡内泡沫表面张力的作用。

（6）氧气筒内氧气不可用尽，压力表上指针降至 5kg/cm² 时，即不可再用，以免灰尘进入筒内，再充气时引起爆炸。对未用或已用的氧气筒应分别放置，并挂"满"或"空"的标记，以免急用时搬错而影响抢救工作。

6. 氧疗的副作用 当氧浓度高于60%,持续时间超过24h可出现氧疗副作用。

（1）氧中毒:其特点是肺实质的改变,表现为胸骨下不适、疼痛、灼热感,继而出现呼吸增快、恶心、呕吐、烦躁、断续的干咳。

（2）肺不张:吸入高浓度氧气后,肺泡内氮气被大量置换,一旦支气管有阻塞时,其所属肺泡内的氧气被肺循环血液迅速吸收,引起吸入性肺不张。表现为烦躁、呼吸及心率增快,血压上升,继而出现呼吸困难、发绀、昏迷。

（3）呼吸道分泌物干燥:氧气是一种干燥气体,吸入后可导致呼吸道黏膜干燥,分泌物黏稠,不易咳出,且有损纤毛运动。

（4）晶状体后纤维组织增生:仅见于新生儿,以早产儿多见。由于视网膜血管收缩、视网膜纤维化,最后出现不可逆的失明,因此,新生儿应控制氧浓度和吸氧时间。

（5）呼吸抑制:见于Ⅱ型呼吸衰竭患者。

【操作流程】

1. 备齐用物、携用物至床旁;与患者及家属沟通,介绍自己,核对患者信息,解释操作目的,取得患者配合。

2. 安装氧气流量表（根据两种不同的供氧方式）

（1）氧气瓶供氧:打开总开关,使少量气体冲去瓶口灰尘,关总开关;安装氧气流量表,旋紧,流量表与地面垂直;打开总开关,检查有无漏气并确定氧气瓶内的氧气量,将灭菌注射用水倒入湿化瓶（1/3～1/2）,按顺序安装湿化管和湿化瓶。

（2）中心供氧:打开防尘帽,安装氧气流量表,将灭菌注射用水倒入湿化瓶（1/3～1/2）,按顺序安装湿化管和湿化瓶。

3. 给患者取舒适卧位。

4. 检查患者鼻腔通畅情况:有无鼻中隔偏曲、鼻腔息肉,有无分泌物堵塞等。

5. 用湿棉签清洁并湿润鼻腔。

6. 连接鼻导管,打开流量开关,调节氧气流量,将鼻导管前端放入冷开水杯中湿润,并检查导管是否通畅,将鼻导管插入患者鼻腔,长度合适。

7. 固定导管,吸氧过程中观察患者缺氧症状改善情况,视病情调整氧气流量。

8. 手消,记录（吸氧时间和氧气流量）,向患者和家属交代吸氧相关注意事项。

9. 停氧 再次核对,评估患者,告知停氧。

10. 取下鼻导管。

11. 中心供氧给氧 关闭流量开关;氧气瓶给氧:关闭流量开关,关闭总开关,再打开流量开关放余气,关闭流量开关。

12. 取下湿化装置和流量表。

13. 清洁患者面部,妥善安装患者,整理床单元。

14. 手消,记录（停氧时间）。

15. 处理用物,医疗垃圾正确分类,洗手。

【评分标准】

见表5-4。

表 5-4 吸氧术评分标准

项目(分)		内容和评分细则	满分	得分	备注
准备(10)		着装整洁、规范,洗手,戴口罩	2		
		核对患者信息,评估患者:呼吸和口鼻腔黏膜情况	3		
		与患者和家属沟通,交代	2		
		用物准备齐全	2		
		环境整洁,安静,符合用氧安全	1		
装表(选其一)20	氧气瓶(20)	打开总开关,放少量气体冲去瓶口灰尘,关总开关	5		
		安装氧气流量表,旋紧,流量表与地面垂直	5		
		打开总开关,检查有无漏气并确定氧气瓶内的氧气量	5		
		将灭菌注射用水倒入湿化瓶(1/3~1/2),按顺序安装湿化管和湿化瓶	5		
	中心供氧(20)	打开防尘帽,安装氧气流量表	10		
		将灭菌注射用水倒入湿化瓶,按顺序安装湿化管和湿化瓶	10		
吸氧(45)		评估患者缺氧情况,解释操作目的,取得患者配合	5		
		给患者取舒适卧位,检查患者鼻腔有无鼻中隔偏曲、鼻腔息肉,有无分泌物等	8		
		用湿棉签清洁并湿润鼻腔	5		
		连接鼻导管,打开流量开关,调节氧气流量,将鼻导管前端放入冷开水杯中湿润,并检查导管是否通畅	15		
		将鼻导管插入患者鼻腔,长度合适	2		
		固定导管,吸氧过程中观察患者缺氧改善情况,视病情调整氧气流量	5		
		手消,记录(吸氧时间和氧气流量),向患者和家属交代吸氧相关注意事项	5		
停氧(15)		再次核对,评估患者,告知停氧	2		
		取下鼻导管,中心供氧给氧:关闭流量开关;氧气瓶给氧:关闭流量开关,关闭总开关,再打开流量开关放余气,关闭流量开关	5		
		取下湿化装置和流量表	2		
		清洁患者面部,妥善安置患者,整理床单元	2		
		手消,记录(停氧时间)	2		
		处理用物,医疗垃圾正确分类,洗手	2		
总体评价(10)		人文关怀	5		
		吸氧及疾病相关知识,注意事项	5		
合计	100分	最后得分		裁判签名	

【模拟试题】

1. 患者,张某,女性,67岁。活动后呼吸困难1周,因加重并不能平卧6h入院,需要给予吸氧治疗。请为患者行鼻导管吸氧。

2. 患者,李某,男性,21岁。突发胸闷8h入院,诊断为自发性气胸,目前需给予氧气治疗。请为患者行鼻导管吸氧。

3．患者，杨某，男，65 岁。慢性阻塞性肺病 15 年，近 1 周咳喘加重。口唇明显发绀，烦躁，血气分析结果：pH 7.4，PaO_2 40mmHg，$PaCO_2$ 70mmHg。请给患者进行低流量持续鼻导管吸氧。

（董　琴　董　薇）

第四节　吸　痰　术

【目的要求】

1．掌握　吸痰的目的、适应证和禁忌证；掌握吸痰的操作方法以及注意事项。

2．了解　吸痰的并发症。

【知识扩展】

1．吸痰的目的　借助吸引装置清除呼吸道的分泌物，保持呼吸道通畅，改善肺通气功能，预防吸入性肺炎、肺不张、窒息等并发症的发生。

2．吸痰的适应证

（1）年老体弱者。

（2）昏迷、危重、麻醉未苏醒者。

（3）各种原因所致的咳嗽反射迟钝或会厌功能不全，不能自行清除呼吸道分泌物或误吸呕吐物的患者。

（4）各种原因引起的窒息患者。

（5）正在行机械通气的患者出现以下几种情况：

1）出现明显痰鸣音或从人工气道观察到有痰液冒出。

2）动脉血氧饱和度（SaO_2）和动脉血氧分压（PaO_2）明显下降。

3）患者机械通气时，呼吸机上（使用容量控制模式）显示气道峰压明显增加或（使用压力控制模式）潮气量明显下降。

3．吸痰的禁忌证

（1）绝对禁忌证：颅底骨折患者禁忌经鼻腔吸痰。

（2）相对禁忌证：严重缺氧者、严重心律失常者。

4．吸痰操作的注意事项

（1）吸痰前，检查电动吸引器性能良好，连接是否正确。

（2）严格遵守无菌操作的原则，每次吸痰应更换吸痰管。插管动作应轻柔，以防止呼吸道黏膜损伤。

（3）吸痰前后给予高流量吸氧。

（4）观察吸痰管插入是否顺利，遇到阻力时应分析原因，不可粗暴盲插。

（5）吸痰常用负压：成人 40～53kPa（300～400mmHg），儿童<40kPa（250～300mmHg）。

（6）电动吸引器连续使用时间不宜过久；贮液瓶内液体 2/3 满时，应及时倾倒。

（7）控制吸痰时间：每次吸痰时间<15s，每次吸痰间隔时间 3～5min。

5．吸痰的并发症

（1）吸入性肺炎：吸痰可增加下呼吸道细菌聚居，并发吸入性肺炎，更容易发生在经气管插管吸痰的患者。

（2）低氧血症：通常在吸痰过程中均可发生低氧血症。

（3）气管组织或支气管黏膜的损伤。

（4）支气管收缩或支气管痉挛：突发哮喘样症状，肺部出现哮鸣音。

（5）颅内压升高：与脑血流量变化有关。可出现呕吐、意识障碍等，应立即停止吸痰。

（6）高血压或低血压。

（7）心律失常：应立即停止吸痰，给予对症处理。

【操作流程】

1. 备齐用物，携用物至床旁；与患者及家属沟通，介绍自己，核对患者信息，解释操作目的，取得患者配合。

2. 连接吸痰器各导管，接通电源，检查吸痰器性能是否良好，调节负压在 40～53kPa（300～400mmHg）。

3. 协助患者取合适体位（半卧位或仰卧位），将患者头偏向一侧，铺治疗巾于患者颌下。

4. 检查患者口鼻腔黏膜情况，高流量吸氧 1～2min。

5. 戴手套，连接吸痰管，打开吸引器开关，试吸，检查管道是否通畅。

6. 一手反折吸痰管末端（使用控制侧孔装置的，打开侧孔），另一手持其前端，插入口咽部，然后松开吸痰管末端（使用控制侧孔装置的，按压侧孔）。先吸口咽部分泌物，再吸气管内分泌物，在患者吸气时顺势将吸痰管经咽喉插入气管达一定深度（约 15cm），将吸痰管自深部向上提拉，左右旋转缓慢上提吸净痰液。

7. 吸痰过程中严密观察患者的反应，如面色、呼吸、心率及血压等；吸出痰液的性状、量及颜色。

8. 吸痰后分离吸痰管，消毒液冲洗接头和管道，以免堵塞，关闭吸引器开关，高流量吸氧 1～2min。

9. 擦净患者面部分泌物，脱手套。

10. 协助患者取舒适体位，整理床单元，手消，记录。

11. 按医疗垃圾分类处理，洗手。

【评分标准】

见表 5-5。

表 5-5　吸痰术评分标准

项目（分）	内容和评分细则	满分	得分	备注
准备（10）	着装整洁、规范洗手，戴口罩	2		
	核对患者信息，评估患者病情、意识状态、呼吸状况、咳痰能力、血氧饱和度及发绀程度等；评估患者口咽部及鼻腔黏膜情况	3		
	与患者和家属沟通，交代，取得配合	2		
	用物准备齐全	2		
	环境安静清洁，温湿度适宜	1		
操作过程（80）	备齐用物，携用物至床旁	3		
	与患者家属沟通，介绍自己，核对患者信息，解释操作目的，取得患者配合	5		
	连接吸痰器各导管，接通电源，检查吸痰器性能是否良好，调节负压：40～53kPa（300～400mmHg）	10		

续表

项目（分）	内容和评分细则	满分	得分	备注
操作过程（80）	协助患者取合适体位（半卧位或仰卧位），将患者头偏向一侧，铺治疗巾于患者颌下	6		
	检查患者口鼻腔黏膜情况，高流量吸氧1~2min	6		
	戴手套，连接吸痰管，打开吸引器开关，试吸，检查管道是否通畅	8		
	一手反折吸痰管末端（使用控制侧孔装置的，打开侧孔）	4		
	另一手持其前端，插入口咽部，然后松开吸痰管末端（使用控制侧孔装置的，按压侧孔）	4		
	先吸口咽部分泌物，再吸气管内分泌物，在患者吸气时顺势将吸痰管经咽喉插入气管达一定深度（约15cm），将吸痰管自深部向上提拉，左右旋转缓慢上提吸净痰液	10		
	严密观察患者的反应，如面色、呼吸、心率及血压等；吸出痰液的性状、量及颜色	8		
	分离吸痰管，消毒液冲洗接头和管道	5		
	关闭吸引器开关，将接头插入消毒液瓶内，高流量吸氧1~2min	4		
	擦净患者面部分泌物，脱手套	2		
	妥善安置患者，整理床单元，手消，记录，健康宣教	3		
	按医疗垃圾分类处理用物，洗手	2		
总体评价（10）	患者呼吸道分泌物及时吸出，气道通畅，缺氧症状得以改善	5		
	操作熟练，正确，遵守无菌操作原则	5		
合计	100分　　　　　　最后得分　　　　　　　　裁判签名			

【模拟试题】

1. 患者，李某，男，73岁。烟龄45年，2包/d，既往有慢性咳嗽、咳痰史，近1周以来，患者出现发热、痰量增多、痰液黏稠不易咳出，自诉咳痰无力、呼吸困难。查体：双肺闻及大量痰鸣音。请为患者进行吸痰（经口鼻）。

2. 患者，刘某，女，68岁。咳嗽、咳痰、气喘、发热5d，痰液黏稠不易咳出，呼吸困难加重2h。请给患者进行吸痰处理（经口鼻）。

3. 患者，李某，女，64岁。患者于半月前无明显诱因出现咳嗽，无咳痰、发热、胸痛、呼吸困难，1d前咳嗽加重，伴咳黄色黏液痰，无咯血，发热，最高体温达39.5℃，伴寒战、全身肌肉酸痛，恶心、呕吐1次，呕吐物为胃内容物，遂来院就诊，以"重症肺炎"收住ICU，入科后给予气管插管，呼吸机辅助呼吸，呼吸机模式为压力控制，吸氧浓度为60%，患者痰多，呛咳明显，呼吸机气道高压报警。请立即给予患者吸痰处理（经气管导管）。

（董　薇　董　琴）

第五节　洗　胃　术

【目的要求】

1. 掌握　洗胃术的目的、适应证和禁忌证；掌握洗胃术的操作方法和注意事项。测量胃管插入深度的方法和证实胃管在胃内的3种方法。

2．熟悉 洗胃的常见并发症。

【知识扩展】

1．洗胃术 将胃管插入患者胃内，反复注入和吸出一定量的溶液，以冲洗并排除胃内容物，减轻或避免吸收中毒的胃灌洗方法。

2．洗胃术的目的

（1）清除胃内毒物或刺激物，减少毒物的吸收。

（2）减轻胃黏膜水肿。

3．洗胃术的适应证

（1）非腐蚀性毒物中毒，如有机磷、安眠药、重金属类、生物碱及食物中毒等。

（2）幽门梗阻的患者，减轻胃黏膜水肿、炎症。

4．洗胃术的禁忌证

（1）强腐蚀性毒物（如强酸、强碱）中毒。

（2）肝硬化伴食管胃底静脉曲张、胸主动脉瘤、近期内有上消化道出血。

（3）胃穿孔、胃癌。

5．洗胃术操作的注意事项

（1）了解患者中毒的情况，如患者中毒的时间、途径、毒物种类、性质、量等，来院前是否呕吐。

（2）洗胃液的温度25～38℃，量为10 000～20 000ml。

（3）根据毒物性质正确选择洗胃液。毒物不明时，选用温开水或生理盐水洗胃，应抽取胃内容物及时送检，毒物性质明确后，再采用对抗剂洗胃。

（4）每次灌入量以300～500ml为宜，须反复多次灌洗，保持每次进出液量平衡。

（5）洗胃过程中应观察患者的面色、脉搏、呼吸、血压、有无腹痛以及洗出液的颜色、量、气味及性状。

6．胃管插入深度的测量方法

（1）用胃管测量从前额发际至胸骨剑突的距离。

（2）由鼻尖至耳垂再到剑突的距离。

（3）成人插入深度为55～60cm。

7．证实胃管在胃内的三种方法

（1）抽取胃液法。

（2）气过水声法：将听诊器放在患者上腹部，快速经胃管向胃内注入10ml左右空气，听到气过水声。

（3）气泡逸出法：胃管末端置于盛水的治疗碗内，如无气泡逸出，可排除误入气管。

8．洗胃的常见并发症 急性胃扩张、胃穿孔、大量低渗液洗胃致水中毒、水及电解质紊乱、酸碱平衡失调、昏迷患者误吸或过量胃内液体反流致窒息、迷走神经兴奋致反射性心脏骤停。

【操作流程】

1．操作者着装整洁，洗手，戴帽子、口罩。备齐用物，携用物至床旁，评估环境，核对患者信息，与患者和家属沟通，解释操作目的，取得患者的配合。

2．打开洗胃机，连接各管道，检查洗胃机的性能，设置洗胃机参数。

3. 协助患者取合适的体位，清醒患者取坐位、半坐卧位或左侧卧位，昏迷患者取去枕平卧位，头偏向一侧。

4. 铺治疗巾，置一弯盘于患者床旁。检查患者口鼻腔黏膜、鼻腔通畅情况以及有无义齿。

5. 撕开 20ml 注射器和取出石蜡油棉球放于弯盘内备用，备胶布，撕开一次性胃管包备用，戴手套。

6. 取出胃管，检查胃管是否通畅，用石蜡油润滑胃管前端。

7. 沿选定的鼻孔或经口轻轻缓慢的插入，经鼻插管，当插入 14～16cm（咽喉部）时，嘱患者做吞咽动作，伴随吞咽活动逐步插入胃管，插入深度 55～60cm。

8. 检查胃管是否盘曲在口中，证实胃管是否在胃内。

9. 固定胃管，连接洗胃机，反复洗胃至洗出液澄清无色无味为止。

10. 洗胃过程中严密观察洗出液的颜色、量、气味及性状；观察患者面色、脉搏、呼吸、血压，有无腹痛等；进出液量是否平衡。

11. 洗完后分离胃管和洗胃机连接管，放低胃管使胃内容物完全流出。根据病情保留胃管，如无须保留胃管则反折胃管，拔出。

12. 擦拭患者口鼻，撤治疗巾和弯盘，脱手套，给患者取舒适体位，整理床单元，手消。

13. 记录　洗胃液的名称、量，洗出液的颜色、量、气味、性状以及患者全身反应情况。

14. 进行健康宣教，清洗洗胃机，按医疗垃圾分类处理用物。

【评分标准】

见表 5-6。

表 5-6　自动洗胃机洗胃术评分标准

项目（分）	内容和评分细则	满分	得分	备注
准备（10）	着装整洁、洗手，戴帽子和口罩	2		
	核对患者信息，评估患者病情、意识、生命体征、合作程度及口鼻腔黏膜情况等	3		
	与患者和家属沟通，解释操作目的，取得患者配合	3		
	评估环境，用物准备齐全，洗胃机性能完好	2		
操作过程（75）	携用物至床旁，自我介绍，核对解释，取得患者的配合	3		
	打开洗胃机，正确连接各管道，检查洗胃机性能，设置洗胃机参数	6		
	协助患者取合适体位（清醒患者取坐位、半坐卧位或左侧卧位，昏迷患者取去枕平卧位，头偏向一侧）	3		
	铺治疗巾，置一弯盘于患者床旁	2		
	检查患者口鼻腔黏膜及鼻腔通畅情况以及有无义齿	3		
	撕开 20ml 注射器和取出石蜡油棉球放于弯盘内备用，备胶布，撕开一次性胃管包备用，戴手套	2		
	取出胃管，检查胃管是否通畅	3		
	用石蜡油润滑胃管前端	4		
	经口（或鼻）正确插入胃管，当插至咽喉部时，嘱患者做吞咽动作，成人插入深度为 55～60cm	10		

续表

项目（分）	内容和评分细则	满分	得分	备注
操作过程（75）	检查胃管是否盘曲在口中,证实胃管是否在胃内	5		
	固定胃管,正确连接洗胃机	4		
	反复洗胃至洗出液澄清无色无味为止	8		
	洗胃过程中严密观察洗出液的颜色、量、气味及性状;观察患者面色、脉搏、呼吸、血压,有无腹痛等;进出液量是否平衡	8		
	分离胃管和洗胃机连接管,放低胃管使胃内容物完全流出。根据病情保留胃管,如无须保留胃管则反折胃管,拔出	5		
	擦拭患者口鼻,撤治疗巾和弯盘,脱手套	2		
	给患者取舒适体位,整理床单元	2		
	手消,记录,清洗洗胃机	3		
	按医疗垃圾分类处理用物,洗手	2		
总体评价（15）	人文关怀	5		
	健康宣教	5		
	遵守以下操作原则(胃管留置正确、洗胃机管道连接正确,洗胃液量进出平衡)	5		
合计	100分	最后得分		裁判签名

【模拟试题】

1. 患者,王某,男,57岁。因反复腹痛5年余,加重伴腹胀、呕吐1d入院,曾因"急性胰腺炎"在我院住院治疗。本次入院急查血生化示:血淀粉酶AMY 381U/L。腹部CT示:急性胰腺炎并腹膜炎影像。请给患者留置胃管,进行胃肠减压。

2. 患者,赵某,女,45岁。因食用野生菌后出现恶心、呕吐,腹泻约10余次,伴左下腹隐痛入院,具体食用菌种不详。请给患者进行洗胃。

3. 患者,刘某,男,47岁。因自服有机磷农药约80ml,1h后出现头晕、乏力、出汗、心悸、恶心和呕吐,呕吐胃内容物3次入院,患者神志清楚。请立即给予患者进行洗胃。

（董 薇 董 琴）

第六节 动脉穿刺术

【目的要求】

1. 掌握 动脉穿刺的目的、适应证和禁忌证;掌握动脉穿刺的操作方法以及注意事项。

2. 熟悉 动脉穿刺术的常见并发症的判断及处理。

3. 了解 动脉穿刺常用的部位和Allen试验的方法。

【知识扩展】

1. 动脉穿刺术的目的 通过动脉穿刺获取动脉血液标本,用于与动脉血相关指标的测定,主要用于动脉血气分析。

2. 动脉穿刺术的适应证

（1）各种原因引起的呼吸衰竭患者。

（2）电解质酸碱平衡紊乱者。

（3）呼吸困难的患者。

（4）使用人工呼吸机的患者。

3．动脉穿刺术的禁忌证

（1）穿刺部位感染（绝对禁忌证）。

（2）对凝血功能障碍或重症血小板减少者需谨慎操作（相对禁忌证）。

4．动脉穿刺术操作的注意事项

（1）严格执行查对制度和无菌技术操作原则。

（2）动脉穿刺时，采用专用血气针，血液顶入注射器为动脉血。

（3）动脉穿刺无须扎止血带，勿粗暴地反复穿刺，以免造成动脉壁损伤和出血。

（4）动脉血标本应隔绝空气，如果有气泡应立即针头向上竖直排出。

（5）穿刺结束后，轻轻转动注射器，使血液与肝素充分融合，防止血液凝固，标本应立即送检。

（6）凝血功能障碍者穿刺后应延长按压时间至少10min。

5．动脉穿刺术常用的动脉　桡动脉和股动脉。

Allen试验：术者双手压迫患者的尺动脉、桡动脉，嘱患者反复握拳和放松5～7次直至手掌变白。松开对尺动脉的压迫，若手掌在10s内颜色恢复正常为阳性，若10～15s内无法恢复正常颜色为阴性，提示桡动脉和尺动脉之间侧支循环不良，不宜穿刺。

6．动脉穿刺常见并发症的判断及处理

（1）穿刺部位出血：皮下淤血或血肿。常见按压不充分、反复穿刺、刺穿血管后壁等情况。皮下出血或血肿24h后可进行热敷等处理。

（2）血栓形成：多见于反复穿刺和过度按压的情况。

（3）手掌缺血：可发生于Allen试验阴性的患者。

（4）感染：主要原因为消毒不严格，严格消毒可避免。

【操作流程】

1．核对医嘱、采血标签，在化验单上注明患者的体温及吸氧浓度。

2．备齐用物，携用物至床旁，与患者和家属沟通：介绍自己，核对患者信息，评估患者病情、意识状态及合作程度，解释说明动脉穿刺的目的、方法及必要性，交代操作中配合要点及注意事项，取得配合；评估肢体活动情况，目前的体温、给氧方式及氧浓度、穿刺部位皮肤有无瘢痕和感染、动脉搏动情况以及Allen试验结果。

3．给患者取合适体位　坐位或卧位。

4．暴露穿刺部位皮肤。

5．前臂外展，掌心向上，手腕下垫小枕，手掌稍背伸。

6．打开动脉采血器，调至计划采血刻度（一般约为1ml左右）后备用。

7．消毒　常规消毒穿刺点周围皮肤两遍，待干，消毒范围5cm。

8．常规消毒术者左手示指和中指，备干棉签。

9．左手的示指与中指在动脉搏动最强处定位并固定要穿刺的动脉，右手持针在两指间垂直或与动脉走向呈约45°角刺入血管。

10．判断是否为动脉血（颜色鲜红，血液自动流入注射器内），确认后采集血1ml左右。

11. 迅速拔针,用无菌纱布或棉球按压穿刺点 5～10min,直至无出血。

12. 确定针筒内无气泡,若有气泡即刻垂直排出,立即将针尖斜面刺入橡皮塞或专用凝胶针帽内。

13. 轻轻转动血气针,使血液与抗凝剂充分混匀。

14. 再次核对,立即送检。

15. 脱手套,手消,记录。

16. 观察穿刺部位皮肤有无渗血或血肿。

17. 妥善安置患者,整理床单元。

18. 向患者和家属做好健康宣教(穿刺部位应禁止热敷、保持穿刺点清洁干燥,以免引起局部感染等注意事项),做好心理护理。

19. 按医疗垃圾分类处理用物。

【评分标准】

见表 5-7。

表 5-7 动脉穿刺术评分标准

项目(分)	内容和评分细则	满分	得分	备注
准备 (10)	着装整洁、规范,洗手,戴口罩	2		
	核对患者床号、姓名及腕带,评估患者:病情、意识状态及合作程度,肢体活动情况,目前的体温、给氧方式及氧浓度、穿刺部位皮肤有无瘢痕和感染、动脉搏动情况以及 Allen 试验结果	3		
	与患者和家属沟通,交代	2		
	用物准备齐全	2		
	环境整洁,温度适宜	1		
操作过程 (80)	核对医嘱,采血标签,在化验单上注明患者的体温及吸氧浓度	5		
	携用物至床旁,自我介绍,核对解释,取得患者的配合	5		
	给患者取合适体位,坐位或卧位,暴露穿刺部位皮肤,前臂外展,掌心向上,手腕下垫小枕,手掌稍背伸	5		
	打开动脉采血器,调至计划采血刻度(一般约为 1ml 左右)后备用	3		
	消毒穿刺点周围皮肤两遍,消毒范围 8～10cm,待干	5		
	消毒术者示指和中指,备干棉签	3		
	左手的示指与中指在动脉搏动最强处定位,右手持针在两指间垂直或与动脉走向呈约 45° 角刺入血管	10		
	判断为动脉血后采集血标本 1ml 左右	10		
	迅速拔针按压穿刺点 5～10min,直至无出血	6		
	排气后立即将针尖斜面刺入橡皮塞或专用凝胶针帽内	6		
	轻轻转动血气针,使血液与抗凝剂充分混匀	6		
	再次核对,立即送检	5		
	脱手套,手消,记录	3		
	观察穿刺部位皮肤有无渗血或血肿	3		

续表

项目（分）	内容和评分细则	满分	得分	备注
操作过程 （80）	妥善安置患者，整理床单元	2		
	向患者和家属做好健康宣教	2		
	按医疗垃圾分类处理用物	1		
总体评价 （10）	人文关怀	5		
	遵守无菌操作原则（跨越无菌区两次或以上全扣）	5		
合计	100分	最后得分		裁判签名

【模拟试题】

1. 患者，杨某，女，59岁。在全麻下行"颈前路颈3椎体次全切减压融合术"，术后转入ICU监护治疗，气管插管，呼吸机辅助呼吸。患者今日未行镇静镇痛治疗，神志清楚，呼之有反应，能遵嘱，呼吸机上显示吸氧浓度50%，心电监护仪上显示心率84次/min，呼吸23次/min，血压118/70mmHg，血氧饱和度96%。请为患者采集动脉血，进行血气分析。

2. 患者，赵某，男，76岁。因反复咳嗽、咳痰、气喘10余年，再发加重伴咯血3d，在当地医院治疗无效，到我院就诊；入院时查体：体温36.7℃，脉搏125次/min，呼吸30次/min，血压137/89mmHg。患者口唇及指端发绀，桶状胸，叩诊呈过清音。请给予患者采集动脉血，进行血气分析。

3. 患者，吴某，男，50岁。因反复咳嗽、咳痰、气喘6年余，再发加重20d，在外院就诊病情无明显好转，且CO_2潴留严重，遂来我院呼吸内科治疗，入院诊断慢性阻塞性肺疾患（急性加重期）收住。请给予患者采集动脉血，进行血气分析。

（董　琴　董　薇）

第七节　静脉穿刺术

【目的要求】

1. 掌握　静脉穿刺的目的、适应证和禁忌证；掌握静脉穿刺的操作方法以及注意事项。

2. 熟悉　静脉穿刺术的常见并发症及处理。

【知识扩展】

1. 静脉穿刺术的目的

（1）通过外周静脉穿刺获取静脉血标本进行血常规、血生化、血培养等各项血液化验检查。

（2）建立外周静脉输液通道。

2. 静脉穿刺术的适应证

（1）需要留取静脉血标本的各种血液实验室检查。

（2）需要开放静脉通道输液。

3. 静脉穿刺术的禁忌证

（1）穿刺部位感染为绝对禁忌证。

（2）有明显出血倾向者为相对禁忌证。

4. 静脉穿刺术操作的注意事项

（1）严格遵守无菌操作的原则。

（2）选择穿刺部位时，应避开有感染、皮疹或有瘢痕的皮肤。

（3）血标本采集需根据检验项目提前告知患者进行准备；留取血标本时，血液应沿试管壁将血液缓慢注入，以防溶血和出现泡沫。

（4）长期静脉注射者要保护血管，有计划地由远心端向近心端。

5．静脉穿刺常见并发症及处理　穿刺部位出血可造成皮下瘀血或血肿，常见于按压不充分、反复穿刺、刺穿血管后壁等情况。充分按压是预防出血的重要手段，部分凝血功能差的患者在穿刺后，应根据实际情况按压更长的时间，确定无出血方可终止按压。皮下出血或血肿在24h后可进行热敷等处理。

【操作流程】

1．核对处理医嘱，备齐用物，携用物至床旁。与患者和家属沟通：介绍自己，核对患者信息，评估患者病情、意识状态及合作程度，解释说明静脉穿刺的目的、方法，交代操作中配合要点及注意事项，取得配合；评估肢体活动情况，用药史、过敏史等；评估穿刺部位皮肤有无瘢痕、感染和血管弹性情况等。

2．给患者取舒适体位，暴露穿刺部位，选择静脉，在穿刺点上方约6cm处扎止血带。

3．消毒皮肤两遍，消毒范围　以穿刺点为中心螺旋式消毒穿刺部位皮肤，直径大于5cm，待干。

4．嘱患者握拳，左手拇指绷紧皮肤及血管，右手持注射器或针柄，针头斜面朝上，针头与皮肤呈20°～30°角刺入静脉，见回血后再进少许。

5．不同方式

（1）静脉采血：固定针柄，连接采血管，抽取所需血量；嘱患者松拳，松止血带。

（2）静脉输液：嘱患者松拳，松止血带，松调节器；固定，手消。根据患者病情和药物性质调节输液滴速，记录；交代输液过程中的注意事项及用药后的观察要点。

6．采血毕或输液毕正确拔针，按压穿刺点3～5min。

7．再次核对，血标本及时送检。

8．向患者和家属进行健康宣教（解释检验项目及意义，出检验结果的时间；正确按压方法）。

9．整理用物，给患者取舒适体位，手消，记录。

10．按医疗垃圾分类处理用物，洗手。

【评分标准】

见表5-8。

表5-8　静脉穿刺术评分标准

项目（分）	内容和评分细则	满分	得分	备注
准备（10）	着装整洁、规范，洗手，戴口罩	2		
	核对患者信息，评估患者：病情、意识状态及合作程度，肢体活动情况，用药史、过敏史等；评估穿刺部位皮肤有无瘢痕和感染、血管弹性情况等	3		
	与患者和家属沟通，交代	2		
	用物准备齐全	2		
	环境整洁，温度适宜，光线充足	1		

续表

项目(分)	内容和评分细则	满分	得分	备注
操作过程(80)	核对处理医嘱,备齐用物,携用物至床旁	5		
	与患者家属沟通:介绍自己,核对患者床号和姓名,解释说明静脉穿刺的目的、方法,交代操作中配合要点及注意事项,取得配合	6		
	给患者取舒适体位,暴露穿刺部位	5		
	选择静脉,在穿刺点上方约6cm处扎止血带	8		
	消毒皮肤两遍,消毒范围:以穿刺点为中心螺旋式消毒穿刺部位皮肤,直径大于5cm,待干	8		
	嘱患者握拳,绷紧皮肤及血管,针头斜面朝上,针头与皮肤呈20°～30°角刺入静脉,见回血后再进少许	15		
	不同方式(取其一) 静脉采血:固定针柄,连接采血管,抽取所需血量;嘱患者松拳,松止血带; 静脉输液:嘱患者松拳,松止血带,松调节器;固定,手消,根据患者病情和药物性质调节输液滴速,记录;交代输液过程中的注意事项及用药后的观察要点	15		
	采血毕或输液毕正确拔针,按压	5		
	再次核对,血标本及时送检	5		
	整理用物,给患者取舒适体位,手消,记录	3		
	向患者和家属做好相关健康宣教	3		
	按医疗垃圾分类处理用物,洗手	2		
总体评价(10)	人文关怀	5		
	遵守无菌操作原则(跨越无菌区两次或以上全扣)	5		
合计	100分　最后得分		裁判签名	

【模拟试题】

1. 患者,肖某,男,14岁。因咳嗽、咳痰3d,加重伴发热1d,门诊行X线胸片检查后以"大叶性肺炎"收入院。患者精神差,发热貌,1d未进食,咳嗽明显,咳黄色浓痰,无咯血。体温38.6℃,脉搏104次/min,呼吸28次/min,血压95/58mmHg。请给患者开通静脉通路抗感染治疗。

2. 患者,杨某,男,69岁。因发热2d、白细胞减少1d入院。已在当地医院输液治疗,外带的血常规报告单提示:白细胞$0.96×10^9/L$。请给予患者静脉采血,急查血细胞分析24项和凝血4项。

3. 患者,潘某,男,86岁。于3h前无明显诱因解黑便1次,量约500g,呕吐1次,为非喷射性,呈鲜红色,量约100ml,伴有头晕、乏力,晕倒在卫生间,家属遂将患者送入我院急诊科治疗,诊断:①失血性休克;②急性上消化道出血。请立即给予患者开通静脉通路,补液治疗。

（董　琴　董　薇）

第六章

急诊麻醉基本实践技能

第一节 心肺复苏、电除颤

一、心肺复苏

【目的要求】

1. 掌握 成人单人徒手心肺复苏术的技能操作；掌握腹部提压式心肺复苏和机械辅助心肺复苏的方法和原理。

2. 熟悉 成人单人徒手心肺复苏术的基础理论。

3. 了解 高级生命支持的内容。

【知识扩展】

1. 心搏骤停（sudden cardiac arrest，SCA）是指各种原因引起的、突发情况下心脏突然停止搏动，从而导致有效心泵功能和有效循环突然中止，引起全身组织细胞严重缺血、缺氧和代谢障碍，不及时抢救即可立刻失去生命。

心搏骤停不同于任何慢性病终末期的心脏停搏，及时采取正确有效的复苏措施，患者有可能被挽回生命并得到康复。心搏骤停一旦发生，如得不到即刻及时地抢救复苏，4～6min 后会造成患者脑和其他人体重要器官组织的不可逆的损害，因此心搏骤停后的心肺复苏（cardiopulmonary resuscitation，CPR）必须尽早实施，为挽回心搏骤停病员的生命而赢得最佳的抢救效果。

2. 心搏骤停的类型

（1）心脏停搏或称心室停顿：心脏大多处于舒张状态，心肌张力低，无任何动作，ECG呈一平线。

（2）心室纤颤：心室呈不规则蠕动。可分为细颤和粗颤。细颤：张力低、蠕动幅度小。心电图呈不规则的锯齿状小波。粗颤：张力强、幅度大。

（3）电机械分离：心电图仍有低幅的心室复合波，但心脏无有效收缩。有人认为 EMD 并无确切的定义，除室颤和室速外，凡摸不到大动脉搏动的窦性、结性或室性心动过缓或过速均属 EMD 范畴。

（4）无脉室性心动过速：不能触及脉搏的室性期前收缩，室性心动过速。

3. 心肺复苏术 是指针对心跳、呼吸停止所采取的抢救措施，即通过胸外按压心脏形成暂时的人工循环并诱发心脏自主搏动，通过人工呼吸替代患者的自主呼吸。以美国心脏学会（American heart association，AHA）为主要成员的西方发达国家复苏学会每五年将更新一次"国际心肺复苏指南"。此指南被全世界急救医学界重视,并采用成为具有指导意义的规范标准。

院外生命支持治疗时强调及时识别和呼救,以胸外按压为主,具备条件时尽早除颤。当专业团队赶到,应尽早转送到具备条件的医院。

院内生命支持治疗时则强调加强监控,建立快速反应系统,多学科多团队的协作。快速反应系统:针对心脏呼吸骤停高危患者,能提供即时监控,并迅速启动急救小组,在最短的时间内开始复苏。

4. 心肺复苏注意的关键点

(1)按压深度:在胸外按压时,按压深度至少5cm,但应避免超过6cm。新指南认为,按压深度不应超过6cm,超过此深度可能会出现并发症,但指南也指出,大多数胸外按压不是过深,而是过浅。对于儿童(包括婴儿[小于1岁]至青春期开始的儿童),按压深度为胸部前后径的三分之一,大约相当于婴儿4cm,儿童5cm。对于青少年即应采用成人的按压深度,即5～6cm。

(2)按压频率规定为100～120次/min。胸部按压在整个心肺复苏中的目标比例为至少60%。

(3)为保证每次按压后使胸廓充分回弹,施救者在按压间隙,双手应离开患者胸壁。在两次按压之间,施救者依靠在患者胸壁上,会妨碍患者的胸壁回弹。

(4)避免过度通气,每次通气时间在1s。

(5)按压中断时间在10s以内。

(6)当可以立即取得体外除颤器时,应尽快使用除颤器。当不能立即取得AED(automated external defibrillator,自动体外心脏除颤器)时,应立即开始心肺复苏,并同时让人获取除颤器,尽快尝试进行除颤。

(7)当患者的心律不适合电除颤时,应尽早给予肾上腺素。

(8)一旦发现患者没有反应,施救人员必须立即呼救同时检查呼吸和脉搏,然后再启动应急反应系统或请求支援,目的是尽量减少延迟,鼓励快速有效、同步的检查和反应,而非缓慢、拘泥、按部就班的做法。

【操作流程(成人)】

1. 评估环境　急救者确认现场安全,才能进行CPR。

2. 判断意识　轻拍患者的肩膀,并大声呼喊"喂,同志,你怎么啦?"(轻摇重喊,左右各一次),如果患者没有反应,没有呼吸或仅仅是喘息,则施救者应怀疑发生心脏骤停。立即拨打急救电话120或赶快呼叫周边的人员参与急救。

3. 判断呼吸循环功能　立即检查颈动脉搏动、呼吸(5～10s)。一手扶头,一手的示、中指找准喉头,在自己的同侧滑向气管与胸锁乳头肌间,感触颈动脉搏动,不可用力过大,时间不超过10s。检查颈动脉的同时,侧头观察患者胸廓起伏情况。

4. 患者呼吸心搏骤停,立即进行CPR,急救者立即将患者仰卧于硬板床或平地上,站在或跪在患者身体的一侧(通常为右侧),两手掌根部重叠(左手在下右手在上)置于胸骨中、下1/3交界处(确认胸骨长度,用目测法找到按压点),手指抬起不触及胸壁。急救者应紧靠患者一侧,为保证按压时力量垂直作用于胸骨抢救者,可根据患者所处位置的高低采用跪式或用脚蹬等不同体位。

5. 急救者肘关节伸直，身体重力垂直向下按压，按压力度使胸骨下陷 5～6cm，然后充分放松，放松时手掌不离开按压部位。按压频率 100～120 次/min。应避免按压间隙将手倚靠在患者胸上，以便胸廓充分回弹。

6. 清除口、鼻腔分泌物、异物等，保持呼吸道通畅。

7. 右手抬起患者下颌，使其头部后仰，左手按压患者前额保持其头部后仰位置，使患者下颌和耳垂连线与地面垂直，右手将患者的下颏向上提起，左手以拇指和示指捏紧患者的鼻孔。

8. 急救者吸气后，张开口把患者口部完全包住，向患者口内吹气，应持续 1s 以上，直至患者胸廓向上抬起。吹气量每次 500～600ml。

9. 然后使患者的口张开，并松开捏鼻的手指，观察胸部恢复状况，再进行下一次的人工呼吸。

10. 每胸外按压 30 次（15～18s 内完成）进行 2 次人工呼吸，6s 完成两次通气，第二次通气后紧接行胸外按压。一般完成 5 个循环（约为 2min）。

11. 判断复苏效果（检查自主呼吸和颈动脉搏动，以及意识、皮肤颜色、瞳孔对光反射等至少三项生命迹象）。若无，再次 5 个循环的 30：2 操作，反复直到评估心跳恢复或未恢复，判断继续抢救或放弃治疗。

12. 若患者连接有监护仪，能获得 ECG、呼气末 CO_2、血压、体温等监测项目，可依据监护仪提供的参数进行判断。如：呼气末 CO_2 突然升高，提示循环恢复等。

13. 心室颤动的患者在 CPR 中行电除颤后，应立即进行 CPR，不行 ECG 评估。

【评分标准】

见表 6-1。

表 6-1　成人心肺复苏操作评分标准

项目（分）	内容和评分细则	满分	得分	备注
准备（2）	操作者着装整洁，评估现场安全性：站立于模型旁，用眼神环视四周，口述"环境安全"	2		
操作前对患者评估（23）	1. 迅速判断患者意识：操作者双手拍打患者的双肩部，大声呼叫："先生/女士您怎么了（或您还好吗）?"靠近患者左右两侧耳朵各呼叫至少 1 次	5		
	2. 呼救：患者无意识，大声呼救"来人啊，请帮忙急救（院前请帮忙拨打 120）"	3		
	3. 患者无反应立即评估呼吸和颈动脉波动，判断时间为 5～10s（约 8s），有无呼吸和颈动脉搏动	5		
	4. 操作者在口述"患者无呼吸和颈动脉搏动"的同时解开患者衣服，裸露胸部，松解腰带	10		
胸外按压操作（45）	1. 按压时双手位置正确，按压位置明显偏移以下各项均不得分	5		
	2. 左掌根放于按压处，右手掌重叠于手背，两手交叉互扣，指间抬起，避免指尖接触胸壁，肘关节伸直，垂直下压	10		
	3. 足够的幅度：按压幅度 5～6cm（胸廓厚度的 1/3）	10		
	4. 足够的速率：100～120 次/min，（15～18s 完成 30 次按压）	10		
	5. 让胸壁完全回弹	10		

续表

项目（分）	内容和评分细则	满分	得分	备注
开放气道（5）	1. 开放气道前如有异物即取出，如没有，口述没有异物即可	2		
	2. 开放气道选用仰头抬颏法（可由助手协助完成）	3		
人工呼吸（10）	1. 使用纱布，左手以拇指和示指捏紧患者的鼻孔形成密闭气道	2		
	2. 吸气后，张开口把患者口部完全包住，向患者口内吹气，应持续1s以上，直至患者胸廓向上抬起	5		
	3. 松开捏鼻的手指，观察胸部恢复状况，同时转头吸气，再进行下一次的人工呼吸	3		
按压通气比	按压通气比例为30∶2	5		
复苏质量	尽量减少按压中断：按压中断不超过10s	5		
人文关怀	动作规范、轻柔，始终将模型当作真实患者	5		
总体评价	以患者身体做支撑，动作粗暴、慌乱、流程混乱、戴耳环、首饰等各扣5分			
合计	100分	最后得分		裁判签名

注：合格线80分，按压通气以最差一次计分。

【模拟试题】

1. 某某，男，成年，昏倒在路旁，请你对其施救。

2. 某某，男，76岁，阑尾炎术后患者，准备出院，在路上突然昏倒，请你立即进行施救。

3. 某某，女，老年，在乘坐电梯时突然昏倒，请你给予施救。

4. 某某，男，成年，在我院前大门口突然倒地，请你给予施救。

二、电除颤

【目的要求】

1. 掌握　电除颤仪基本流程、适应证及电除颤成功标志。

2. 熟悉　电除颤的基本原理及相关注意事项。

3. 了解　AED的使用。

【知识扩展】

（一）电除颤原理

选一适当的电流，在2~3ms内经胸壁（胸外电除颤）或直接经心脏（胸内电除颤），使75%~100%的心肌细胞在瞬间同时处于除极化、处于不应期，打断导致心律失常折返环或消除异位兴奋灶从而使自律性最高的窦房结控制心脏搏动，达到重建窦性心律的方法。

（二）电除颤概念

电除颤是以一定量的电流冲击心脏从而使心肌去极化，达到终止室颤的方法。是治疗心室纤颤的有效方法，现今以直流电除颤法使用最为广泛。原始的除颤器是利用工业交流电直接进行除颤的，这种除颤器常会因触电而伤亡，因此，目前除心脏手术过程中还有用交流电进行体内除颤（室颤）外，一般都用直流电除颤。

（三）电除颤适应证

包括紧急适应证与选择适应证。紧急适应证为心室颤动性心脏骤停，也包括室颤的前奏——无脉性室性心动过速(室速)或心室扑动(室扑),其模式为非同步(电除颤);选择适应证是出现血液动力学障碍,且药物治疗无效的某些快速性异位性心律失常,如心房颤动与扑动、室上性心动过速与室速,其模式为同步模式(电复律)。

(四)电除颤仪简介

1. 能量除颤面板 根据要求调节能量大小,一般首次除颤,单相波电除颤选择360J,双相方波波电除颤选择120~200J。

2. 充电按钮 每次除颤后,可按此按钮给除颤电极充电。

3. 监视按钮 按下该按钮,可打开监视器。

4. 监视面板 可实时监测患者心电活动情况。

5. 除颤手柄 两个除颤手柄上,都可看到放电按钮,除颤时,需按此按钮。

(五)AED自动体外模拟除颤仪使用

1. AED(automated external defibrillator)是自动体外除颤器的英文缩写。使用方法简单。打开面盖,设备开机;合上面盖,则设备关机。单键除颤功能操作,面盖背部可存放AED电极贴片;全程语音提示。

2. AED使用方法

(1)取出AED训练器,装入电池。

(2)打开面盖,AED训练器开启,自检灯亮起,系统打开自检。

(3)自检结束后,系统发出语音提示,操作者可按照语音提示进行操作:取出电极贴片、将电极与AED链接、依次将电极贴片贴在模拟人的左上胸和右下胸位置。机器自动监测,当发现室颤需要除颤时,AED会发出语音提示:"建议除颤,正在充电,请等待"。对于半自动AED,当发现室颤需要除颤时,AED会发出语音提示:"建议除颤,正在充电,请等待",当充电完毕后,训练器提示"充电完毕,请按下红色心形按钮,进行电击。"此时,心形按钮闪烁,直到操作人员按下红色心形按钮实施一次模拟除颤。如果在30s内无此动作,AED将停止蜂鸣器提示,自动退出AED操作。对于全自动AED,当充电完毕后,训练器提示"往后站,电击马上开始。3…2…1。电击完成,请进行按压"。多种提示方式,操作简单方便,多放置在车站、机场、商场等公共场所。

3. 电除颤的成功标志 除颤后心电表现不是室颤或无脉性室性心动过速(室速)或心室扑动(室扑),即使为一条直线,均为除颤成功。

【操作流程】

(一)电除颤前准备

1. 物品准备

(1)医学心肺复苏电除颤模拟人,电除颤仪。

(2)纱布(至少两块干纱布、两块湿纱布),心电监护电极片。

(3)医用导电膏。

2. 检查

(1)患者情况检查:除颤仪调至监护位,连接监护电极(RA心底平面以上右侧,LA心底平面以上左侧,RL心尖平面以下右侧,LL心尖平面以下左侧,$V_{1\sim6}$心电描记$V_1 \sim V_6$位置)(R心底平面以上右侧L心底平面以上左侧F心尖平面以下左侧),确认患者需要除颤。

(2)患者准备:擦干净患者的汗液,特别是除颤仪电极片安放位置。如体毛过多应剃除体毛。

（3）检查电池电量是否充足，若电池电量不够，应更换电池或连接交流电源。

（4）检查除颤仪充放电是否正常：将除颤仪调至除颤位，选择30J，充电，充电完成后，两手柄对接，放电，观察显示屏提示检测是否通过或正常。

3. 除颤（双向方波）

（1）第一次除颤

1）充分暴露患者胸壁。

2）调至除颤位，选择按非同步按钮，第一次除颤将能量调节按钮调节至120J（单项波360J）。

3）取下除颤手柄，均匀涂抹导电糊一圈。

4）将两个手柄，一个置于胸骨右缘第2～3肋间，一个置于心尖水平左侧腋前线腋中线，准备除颤。

5）按下充电（charge）按钮，充电到指定功率，充电指示灯变亮。

6）涂抹导电糊，确保充分涂抹。

7）观察四周，确定无人（包括施救者自己）与患者及病床接触后，同时按压两个电极板的放电按钮。

8）此时患者身躯和四肢抽动一下，放下除颤仪手柄，将除颤仪调至监护位，立即进行五个循环30∶2的CPR后观察患者的心律，评价除颤效果。行CPR间隔时间在10s内。

（2）第二次除颤

1）暴露患者胸壁。

2）调至除颤位，选择按非同步按钮，第二以上次除颤将能量调节按钮调节至120J（单项波360J），打开监视器。

3）取下除颤手柄，均匀涂抹导电糊一圈。

4）将两个手柄，一个置于胸骨右缘第2～3肋间，一个置于心尖水平左侧腋前线腋中线，准备除颤。

5）按下充电（charge）按钮，充电到指定功率，充电指示灯变亮。

6）确定无人（包括施救者自己）与患者及病床接触后，同时按压两个电极板的放电按钮。

7）此时患者身躯和四肢抽动一下，放下除颤仪手柄，将除颤仪调至监护位，立即进行五个循环30∶2 CPR后观察患者的心律评价除颤效果，间隔时间在10s内。

（二）操作后

1. 擦干胸壁皮肤，整理患者衣物，协助舒适卧位，密切观察并及时记录生命体征变化。

2. 整理用物，清洁除颤仪手柄，装回除颤仪上。

（三）操作注意事项

1. 迅速对目击下心跳呼吸骤停患者实施电除颤，对于非目击下的心脏骤停患者应在5个循环周期CRP后行电除颤。

2. 除颤时两个电极板之间与电极板手柄要保持干燥。

3. 电极板必须紧贴皮肤不留间隙，以防皮肤灼伤。

4. 使用后的电极板先用干纱布擦净，再用酒精纱布擦拭消毒。

5. 除颤仪用后及时充电,使其处于功能完好状态。

【评分标准】

见表 6-2。

表 6-2　成人电除颤操作评分标准

项目(分)	内容和评分细则	满分	得分	备注
着装(2)	着装整洁	2		
准备(6)	1. 医学心肺复苏电除颤模拟人,电除颤仪	2		
	2. 纱布(至少两块干纱布、两块湿纱布),心电监护电极片	2		
	3. 医用导电膏	2		
检查(24)	1. 患者情况检查:除颤仪调至监护位,连接监护电极确认患者需要除颤	12		
	2. 检查电池电量是否充足,若电池电量不够,应更换电池或连接交流电源	6		
	3. 检查除颤仪充放电是否正常:将除颤仪调至除颤位,选择 30J,充电,充电完成后,两手柄对接,放点,观察显示屏提示检测是否通过或正常	6		
除颤(两次)(56)	1. 暴露患者胸壁	2		
	2. 调至除颤位,选择按非同步按钮,第一次除颤将能量调节按钮调节至 120J(单项波 360J)。第二次除颤将能量调节按钮调节至 120J(单项波 360J)	12		
	3. 取下除颤手柄,均匀涂抹导电糊一圈	5		
	4. 将两个手柄,一个置于胸骨右缘第 2～3 肋间,一个置于心尖水平左侧腋前线腋中线,准备除颤	12		
	5. 按下充电(charge)按钮,充电到指定功率,充电指示灯变亮	10		
	6. 确定无人(包括施救者自己)与患者及病床接触后同时按压两个电极板的放电按钮	10		
	7. 此时患者身躯和四肢抽动一下,放下除颤仪手柄,将除颤仪调至监护位,立即进行五个循环 30∶2 CPR 后观察患者的心律评价除颤效果	5		5 个循环 30∶2 CPR 后观察患者可口述
操作后整理(7)	1. 擦干胸壁皮肤,整理患者衣物,协助舒适卧位,密切观察并及时记录生命体征变化	2		可口述
	2. 整理用物,清洁除颤仪手柄,装回除颤仪上	5		
人文关怀(5)	动作规范、轻柔,始终将模型当作真实患者	5		
总体评价	以患者身体做支撑、动作粗暴、慌乱、流程混乱、戴耳环、首饰等各扣 5 分			
合计	100 分	最后得分		裁判签名

注:合格线 80 分,两次电除颤操作以最差一次计分。

【模拟试题】

1. 某某,男,成年,昏倒在病房,他人正进行徒手心肺复苏,你带除颤仪到现场,请你进行电除颤操作。

2.某某,男,40岁,行影像学检查时昏倒,你带急救设备到现场,请你进行电除颤操作。

3.张女士,老年,在公园突然昏倒,你作为急救人员赶到现场,请你对患者进行电除颤操作。

（耿正祥　吴新华）

第二节　气管插管术

【目的要求】

1.掌握　模型上实施经口明视气管插管,并能够在临床实践中应用。

2.熟悉　气管插管的目的,方法种类,注意事项等。

3.了解　气道管理的相关知识。

【知识扩展】

1.气管插管(tracheal intubation)即是把合适的导管插入气管内的操作。

2.气管插管的目的　①保持呼吸道通畅,及时吸出气管内痰液或血液,防止患者缺氧和二氧化碳积蓄。②进行有效的人工或机械通气。③便于吸入全身麻醉药的应用。④气道内用药,进行急救。⑤支气管插管为胸外科或脊柱外科的纵隔、膈、肺脏、食管等手术创造条件。

3.相关的气道解剖知识　口腔、鼻、喉、声门、气管和支气管、下颌骨、颞颌关节、颈椎、枕寰关节(图6-1)。

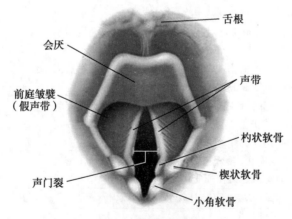

图 6-1　喉头的解剖

4.气道管理的方法分类　依据通气道插入气道的深度,以声门、气管隆嵴为界,分为:声门上通气道,气管插管,支气管插管(图6-2)。

(1)声门上通气道有:面罩、鼻罩、喉罩、口咽通气道、鼻咽通气道、气管—食管联和通气道,声门上封堵器。

(2)气管插管:普通气管导管,加强气管导管,异形气管导管

(3)支气管导管:双腔管,支气管封堵管(图6-3)。

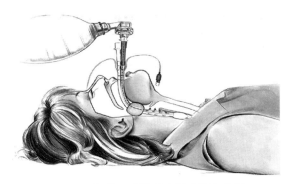

图6-2　气管—食管联合导管置入位置

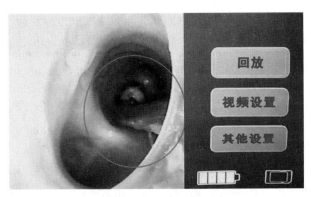

图6-3　支气管封阻

5. 依据插管的工具来分类

（1）使用喉镜：明视插管。喉镜可以分为很多型：①镜片的造型分为：直型、弯型；②镜片的大小分为：大、中、小号以及新生型。

（2）不使用喉镜：盲探插管。

6. 依据气管导管插入的路径分为经口（腔）、经鼻（腔）。故有四种气管插管方法：明视经口气管插管；明视经鼻气管插管；盲探经口气管插管；盲探经鼻气管插管。

7. 使用特殊的器械辅助气管插管　纤维支气管镜引导气管插管；纤维喉镜引导气管插管；喉罩辅助气管插管；光棒引导气管插管；视频喉镜辅助气管插管；视频纤维支气管软镜引导气管插管。

8. 逆行插管。

9. 气管导管型号的选择　气管导管按内径（ID，mm）编号，准备时除按标准准备外，还应准备一根小一号的备用（表6-3）。

（1）成人：女性通常用 ID 7.0～8.0，插入约 21cm 的长度。男性通常用 ID 7.5～8.5，插入约 22cm 的长度。经鼻插管通常用 ID 6.5～7.0，应比经口插管的标准长度增加 3cm。如有气道狭窄，需经 X 线片测量气管狭窄内径，减去 1.5cm 即相当于导管外径，依次准备 2 根稍小号的导管。

表 6-3　各年龄阶段气管及支气管的直径及其长度

	成人		儿童	婴儿
	男性	女性		
总气管直径 /mm	14～20	12～16	8～10	6～7
总气管长度 /cm	12	10	6	4
右支气管长度 /cm	2.5	2.5	2	1.5
左支气管长度 /cm	5	5	3	2.5
门齿至气管距离 /cm	15	13	10	8
门齿至气管分支距离 /cm	32	28	19	15

（2）儿童：大于 1 岁的小儿可按照下列公式计算所需气管导管的内径和插入深度：

$$导管号（ID）= 年龄（岁）/4+4$$

$$导管插入的长度（到门齿，cm）= 年龄（岁）/2+12$$

小儿个体差异较大，还应准备大一号和小一号的导管。5 岁以下的小儿一般不用带套囊的气管导管，如用带套囊的气管导管则用小一号的导管。

$$插管型号 =（年龄 +4）+4$$

小儿的小指末节宽度 = 插管的外径、根据小儿的身高或身长计算法（如 Broslow-Luten 复苏胶带）。

10. 气道管理的名词

（1）困难气道（difficult airway）：经过专业训练的有五年以上临床麻醉经验的麻醉科医师发生面罩通气困难或插管困难，或二者兼具的临床情况。

（2）困难面罩通气（difficult mask ventilation，DMV）：有经验的麻醉科医师在无他人帮助的情况下，经过多次或超过 1min 的努力，仍不能获得有效的面罩通气。根据通气的难易程度将面罩通气分为四级，1～2 级可获得良好通气，3～4 级为困难面罩通气。

（3）困难喉镜显露：直接喉镜经过三次以上努力仍不能看到声带的任何部分。

（4）困难气管插管（difficult intubation，DI）：无论存在或不存在气道病理改变，有经验的麻醉科医师气管插管均需要三次以上努力。

（5）困难声门上通气工具（supraglottic airway device，SAD）置入和通气：无论是否存在气道病理改变，有经验的麻醉科医师 SAD 置入均需三次以上努力；或置入后，不能通气。

（6）困难有创气道建立：定位困难或颈前有创气道建立困难，包括切开技术和穿刺技术。气道评估方法：改良的 Mallampati 分级或称"马氏分级"（图 6-4）。

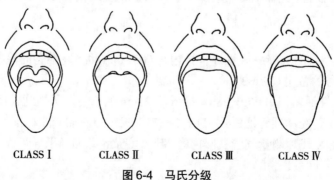

CLASS Ⅰ　　　CLASS Ⅱ　　　CLASS Ⅲ　　　CLASS Ⅳ

图 6-4　马氏分级

Mallampati's 试验：将气道分成 4 类。其中 Ⅰ 类、Ⅱ 类插管无困难,除非头后仰受限;Ⅳ 类和部分 Ⅲ 类插管有困难

【操作流程】（以明视经口气管插管为例）

1. 判断患者意识,交代病情及签订插管同意书向患者家属说明气管插管操作目的,签知情同意书。患者摆放得当,气道开放满意,维持气道通畅、体位保持好面罩、简易呼吸囊、麻醉面罩、喉镜(一套)、ID 7.0、7.5、8.0 气管导管,管芯、胶布、润滑油(一瓶)、听诊器、吸引器等用物准备齐全、放置合理。

2. 患者位于平卧或斜坡位,头部保持正中,尽可能使其颈部后仰。

3. 准备器械——喉镜、气道管、管芯、牙垫、固定用胶布、听诊器、吸引器、润滑剂、简易呼吸囊、麻醉面罩。在困难气道插管时,备用其他的设备,如视频喉镜、纤维支气管镜、光棒、喉罩等。

4. 将喉镜片与镜柄相连,处于正常工作状态(电池电量充足,光源明亮)。管芯置入气管导管内,并将其塑性,气管导管前段涂抹润滑剂,处于备用状态。

5. 畅通气道——推额托颈法;提下颌法;托下颌角法。

6. 置入喉镜,暴露声门(经口明视)—左手持镜—从右侧嘴角插入喉镜—见到悬雍垂后,将镜片移向中线,并轻轻向前推进,暴露悬雍垂,咽腔和会厌—暴露勺状软骨,声带及声门;若用弯型镜片,则将镜片前端置于会厌谷,上提喉镜,间接挑起会厌、显露声门。若使用直喉镜片,将喉镜置于会厌之下,直接提起会厌,显露声门。直喉镜片暴露声门的操作易导致会厌软骨的骨折,会勺关节脱位。同时因会厌表面分布丰富的交感神经纤维,易导致交感神经兴奋,引起心律失常,甚至心搏骤停,故已经很少使用。从声门正中置入选择好的气管导管—退出喉镜—置入牙垫—气囊充气—听诊双肺(双肺尖,双肺底)及剑突下,共 5 个点。

口述:呼吸音左右对称,上下匀称,剑突下无通气音。使用胶带固定气管导管,形成蝴蝶状。固定牢实。

【评分标准】

见表 6-4。

表 6-4　气管插管术评分标准

项目（分）	内容和评分细则	满分	得分	备注
操作前准备 （12）	气管插管准备: 判断患者意识,交代病情及签订插管同意书向患者家属说明气管插管操作目的,签知情同意书(5分); 患者摆放得当,助手气道开放满意,维持气道通畅、体位保持好。面罩简易呼吸囊、麻醉面罩、喉镜(一套)、ID7.0、7.5、8.0 气管导管、管芯、胶布、润滑油(一瓶)、听诊器、吸引器等用物准备齐全、放置合理(7分)	12		使用过期的一次性无菌物品在总分中扣除 2 分; 不注意保持气道管清洁者,此项不得分
气管插管操作 （84）	将喉镜片与镜柄相连,处于正常工作状态(电池电量充足,光源明亮)(5分); 管芯置入气管导管内,并将其塑性,气管导管前段涂抹润滑剂,处于备用状态(5分)	10		未能检查一项扣相应分

续表

项目(分)	内容和评分细则	满分	得分	备注
气管插管操作(84)	畅通气道—推额托颈法;提下颌法;托下颌角法(5分);置入喉镜,暴露声门(经口明视)—左手持镜—从右侧嘴角插入喉镜—见到悬雍垂后,将镜片移向中线并轻轻向前推进,暴露悬雍垂,咽腔和会厌—暴露勺状软骨,声带及声门(25分)	30		每次超过90s扣5分;插入食管内扣20分;二次插管扣10分
	正确使用喉镜。保护口唇牙齿喉镜缓慢插入口腔	10		有撬动门齿者,发出牙齿脱落声响,每次扣2分,至此项分扣为0分
	喉镜深度适中,上提喉镜,暴露声门充分。将喉镜前端置于会厌谷(口述)。插入气道管、气管导管插入深度21～24cm(口述),拔出管芯,链接简易呼吸囊。	15		拔出管芯后未能及时连接简易呼吸器扣2分
	双肺听诊,口述听诊的效果口述听诊5个点,(双侧肺尖,双侧肺底部,剑突下)。插管成功,双肺均有起伏。	15		未口述听诊效果者扣5分;简易呼吸囊按压频率不正确扣3分,通气量不正确扣3分
	胶带固定牢实,稳妥	5		操作时间超过30s,扣3分
总体评价(4)	将后仰的头部复位,置于平卧位。清洁口鼻分泌物,按医疗垃圾分类处理用物。操作者与助手间配合良好动作流畅。动作熟练,轻柔,口述清晰。操作流畅,用时较短	4		在3min内完成气管插管整套动作得10分,在2min内完成得15分
合计	100分	最后得分		裁判签名

【模拟试题】

1. 患者,男,56岁。拟行腹腔镜下胆囊切除术,实施全身麻醉,需行气管插管术。如何实施?

2. 患者,女,28岁。在运动场上突然晕倒,已经有同伴行CPR。你携带气管插管设备及简易呼吸囊,请快速建立人工气道。

3. 患者,男,36岁。拟行全身麻醉下手术,禁食12h,禁饮6h。在病房等待手术期间,突然晕倒,呼之不应,发绀,无呼吸运动,不能触及大动脉搏动。

(1)首选考虑的重点问题是什么?

(2)如何实施抢救?

(3)快速性气管插管的指征是什么?

(范智东)

第三节 简易呼吸气囊通气

【目的要求】

1. 掌握 应用简易呼吸囊进行人工通气实施急救。

2. 熟悉 人工气道的相关知识。

3. 了解 简易呼吸囊的结构,原理及相关的保管方法。

【知识扩展】

1. 简易人工呼吸器 又称加压给氧气囊,它是进行人工通气的简易工具。

2. 人工气道 人工气道是指将一导管经口/鼻或气管切开插入气管内建立的气体通道。提供实施人工通气基础,纠正患者的缺氧状态,改善通气功能,有效地清除气道内分泌物,进行机械通气治疗。

3. 临床常用的人工气道 ①气管插管;②喉罩置入;③气管—食管联合导管置入;④双腔支气管导管置入;⑤异形气道管置入;⑥简易呼吸囊及面罩共同使用;⑦呼吸机与面罩联合共同使用。

4. 使用简易呼吸囊的目的(暂时性的人工气道) ①心肺复苏;②各种疾病所致的呼吸抑制和呼吸肌麻痹;③各种大型的手术中;④转运危重患者时;⑤在意外事件中的应用(突然氧气供应中断或压力过低、停电、呼吸机故障无法正常运作时)。

5. 使用简易呼吸囊的注意事项 ①中等以上活动性咯血;②严重误吸引起的窒息性呼吸衰竭;③肺大疱;④张力性气胸;⑤大量胸腔积液;⑥活动性肺结核等。

6. 简易呼吸囊的组成 呼吸球囊、呼吸活瓣、面罩、安全阀、储气阀、储气袋、衔接管等组成(图6-5)。(注:储气阀及氧气储气袋必须与外接氧气组合,如未接氧气时应将两项组件取下。)

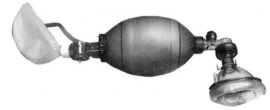

图6-5 简易呼吸囊

(1)分类:成人呼吸囊容量为1 500ml,儿童呼吸囊容量为550ml,婴幼儿呼吸囊容量为200ml。

(2)简易呼吸囊与患者的连接方式:①面罩;②气管插管;③气管切开。

(3)连接方法:有条件接上氧气,调节氧气流量10L/min,使储氧袋充盈,若无供氧不要接储氧袋保持呼吸道通畅:清除口腔与喉中假牙等任何可见的异物(插入口咽通气道,防止舌咬伤和舌后坠)。

7. 开通气道的方法 成人——下颌角和耳垂连线与患者身体的长轴垂直;儿童(1～8岁)——下颌角和耳垂连线与身体长轴成60°角;婴儿(1岁以内)——下颌角和耳垂连线与身体长轴成30°角;CE手法——左手拇指和示指将面罩紧扣于患者口鼻部,中指、无名指和小指放在患者耳垂下方下颌角处,将下颌向前上托起,用右手挤压气囊。基本工作原理:氧气进入球形气囊和贮气袋或蛇形管,人工指压气囊打开前方活瓣,将氧气压入与患者口鼻贴紧的面罩内或气管导管内,以达到人工通气的目的(图6-6)。

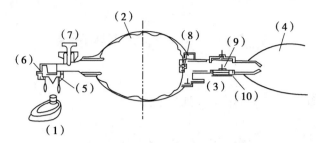

图 6-6　简易呼吸器的工作原理

(1)面罩;(2)球囊;(3)吸氧管;(4)储氧袋;(5)鸭嘴阀;(6)呼气阀;
(7)压力安全阀;(8)进气阀;(9)储氧阀;(10)储气安全阀

8. 简易呼吸囊的检查　使用简易呼吸囊容易发生的问题是由于活瓣漏气,使患者得不到有效通气,所以要定时检查、测试、维修和保养。取下单向阀和储氧阀时,挤压球体,将手松开,球体应很快的自动弹回原状。将出气口用手堵住,挤压球体时,将会发觉球体不易被压下。如果发觉球体慢慢地向下漏气,请检查进气阀是否组装正确。将单向阀接上球体,并在患者接头处接上呼吸袋。挤压球体,鸭嘴阀会张开,使得呼吸袋膨胀,如呼吸袋没有膨胀时,检查单向阀、呼吸袋是否就组装正确。将储氧阀和储氧袋接在一起,将气体吹入储氧阀,使储氧袋膨胀,将接头堵住,压缩储氧袋气体自储氧阀溢出。如未能觉到溢出时,请检查安装是否正确。

【操作流程】

选择合适的面罩(表 6-5)及简易呼吸气囊至患者身边—评估:呼吸情况及气道是否通畅—连接面罩、呼吸气囊—患者呈去枕仰卧位,操作者位于患者的头侧—开放气道—双下颌上提法开放气道—将面罩紧扣患者的口鼻部,操作者一手以 CE 手法(见备注)保持气道打开及固定面罩,另一手挤压气囊—评价效果。

故简易呼吸囊的应用是由三部分构成:开放气道,麻醉面罩的使用与简易呼吸囊的使用(图 6-7)。

1. 选择合适的面罩及简易呼吸气囊至患者头侧。

面罩的选择:1~4 号(0 号为特制的新生儿面罩),成年人多选择 3 号或 4 号面罩。面罩有上下之分。

2. 评估　呼吸情况及气道是否通畅,是否有使用简易呼吸器的指征和适应证。

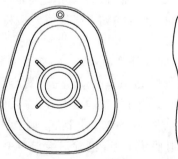
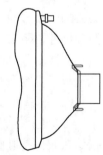

图 6-7　麻醉面罩

3. 连接面罩、呼吸气囊。

4. 患者呈去枕仰卧位,操作者位于患者的头侧。

5. 开放气道　双下颌上提法开放气道。徒手开放气道手法:根据气道的解剖结构,使患者头部充分后仰。

(1)仰头提颏法:一手置于患者额头使头后仰,另一手的示指与中指置于下颌处抬起下颏,使气道通畅。

表 6-5　各种麻醉面罩的参数

型号	规格	面罩长 /mm	面罩宽 /mm
充气型	新生儿	62±10	55±10
	婴儿	72±10	60±10
	儿童	92±10	72±10
	成人（小）	108±15	86±15
	成人（中）	120±15	92±15
	成人（大）	134±15	108±15
	成人（加大）	125±15	115±15

（2）托颈仰头法

（3）托颌法

（4）肩下垫枕法：操作方法是将枕头或同类物品置于仰卧患者的双肩下，重力作用使患者头部自然后仰（头部与躯干的交角应小于 120°），从而拉直下附的舌咽部肌肉，使呼吸道通畅。

将面罩紧扣患者的口鼻部，操作者一手以 CE 手法保持气道打开及固定面罩，另一手挤压气囊。

6. 操作手法　单人操作法见图 6-8，双人操作法见图 6-9。

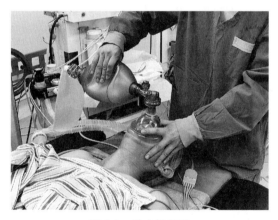

图 6-8　单人操作法

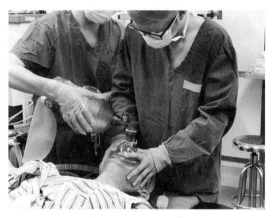

图 6-9　双人操作法

7. 挤压次数　成人 12～16 次 /min，儿童 14～20 次 /min，婴儿 35～40 次 /min；每次通气要持续 1～2s。

8. 按压的气体量　成人 8ml/kg，儿童 10ml/kg；成人单手挤压量为 800ml/ 次，双手挤压量为 1 350ml/ 次；儿童单手挤压量为 300ml/ 次；婴儿单手挤压量为 100ml/ 次（图 6-10）。

发现患者有自主呼吸时，应按患者的呼吸动作加以辅助，以免影响患者的自主呼吸。

9. 效果评价　患者胸廓起伏，面色、口

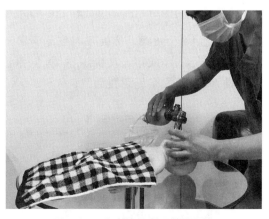

图 6-10　儿童简易呼吸气囊通气

唇是否红润，SpO_2是否改善，呼吸活瓣工作情况，呼气时透明面罩内有无雾气。

【评分标准】

见表6-6。

表6-6　简易呼吸气囊通气评分标准

项目	内容和评分细则	满分	得分	备注
操作前准备 （10分）	简易呼吸囊操作准备：检测简易呼吸囊的状态，手法正确，动作流畅（6分） 选择适合的面罩型号（2分） 用注射器对面罩加气（2分）	10		使用过期的一次性无菌物品在总分中扣除2分。 不注意保持面罩，通气管道清洁者，此项不得分。
简易呼吸囊通气 （89分）	气道评估：颈部后仰，清除口腔内异物，取出义齿（口述）	10		不去除枕头扣5分
	将简易呼吸囊与面罩连接，各个部件连接良好（面罩、简易呼吸囊，储气囊，供氧管，打开阀门）（每项2分）	20		未能检查一项扣相应分
	单人操作：畅通气道——托下颌角法，CE手法（10分） 面罩紧紧扣住患者口鼻处，不漏气（10分）	20		手法错误扣12分
	按压的频率12～16次/min（10分） 按压的气量适宜600～1 200ml/次（10分）	20		
	效果评估：患者胸廓起伏，面色、口唇是否红润，SpO_2是否改善，呼吸活瓣工作情况，呼气时透明面罩内有无雾气（口述）	15		缺一项扣2分
	面罩使用正确，胸廓是否随着气囊的挤压而起伏	4		上下颠倒扣4分
总体评价 （1分）	使用后清洁，将面罩与简易呼吸囊分离，妥善收入箱子内	1		
合计	100分	最后得分		裁判签名

【模拟试题】

1. 患者，男，55岁。行全身麻醉后延迟苏醒，无自主呼吸，需转运回麻醉后复苏室（PACU）。请将该患者安全转运到PACU。

2. 患者，女，68岁。患有糖尿病，高血压，糖尿病行心肌炎。在病房内突发呼吸困难，昏迷，呼之不应，发绀。你被呼叫到此病房，携带有简易呼吸囊等设备，请你快速实施急救。

3. 路人，男，成年。在街道昏倒，同事已经开始CPR，你携带简易呼吸囊到达现场，在气管插管前，请你实施急救通气。

（范智东）

第七章
常见辅助结果判读

第一节　心　电　图

【目的要求】

1. 掌握　体表心电图检查操作方法（常规 12 导联和 18 导联心电图）；心电图识图：正常心电图、窦性心动过速（过缓）、房性与室性期前收缩、阵发性室上性与室性心动过速、心房颤动、心室颤动、房室传导阻滞、左右束支传导阻滞、左右心室肥大、急性心肌梗死。

2. 熟悉　体表心电图检查的适应证、相对禁忌证；心电图检查的注意事项。

3. 了解　心电图的理论知识。

【知识扩展】

（一）心电图检查的适应证

①心脏节律的确定；②心律失常的分析诊断；③心肌梗死的诊断及演变的观察；④房室肥大、心肌缺血、药物和电解质紊乱等的辅助诊断；⑤心脏起搏器植入前后患者的心电监护；⑥手术前评估和手术中的心电监护；⑦各种危重患者抢救的心电监护；⑧运动医学的应用。

（二）心电图检查的相对禁忌证

皮肤状况不适合电极吸附（大面积皮肤破损、过敏等）。

（三）心电图描记知识点

1. 导联　常规导联心电图（12 导联）。右手红色，左手黄色，右脚黑色，左脚绿色。

2. 肢体导联　Ⅰ、Ⅱ、Ⅲ、aVR、aVL、aVF。

3. 胸导联　$V_1 \sim V_6$。

4. 全导联心电图（18 导联）　加做 V_7、V_8、V_9、$V_{3R} \sim V_{5R}$。

5. 定准电压　1mV=10mm，1mm=0.1mV，2mV 实测值减半，0.5mV 实测值加倍。

6. 走纸速度　25mm/s，1mm=0.04s，1 大格（5mm）=0.2s。

（四）正常心电图识图要领

1. 目测法判断电轴　Ⅰ、Ⅲ导联 QRS 主波方向均向上，电轴不偏。Ⅰ导联 QRS 主波向上，Ⅲ导联 QRS 主波向下，电轴左偏，应首先排除是否有左心室增大。Ⅰ导联 QRS 主波向下，Ⅲ导联 QRS 主波向上，电轴右偏，应首先排除是否有右心室增大。

2. P 波

（1）方向：Ⅱ（V_6）↑，aVR ↓（正常窦律）。

（2）时间：<0.11s，电压：<0.25mV。

3．P-R　0.12～0.20s。

4．QRS 波群

（1）形态

1）肢导联：aVR，主波方向一定向下。

2）胸导联：$V_{1～2}$：rS 型（主波向下），$V_{5～6}$：qRs 型（主波向上）。

（2）R 波振幅：R_{V5}<2.5mV；$R_{V5}+S_{V1}$<4.0mV（男），<3.5mV（女）；R_{V1}<1.0mV；$R_{V1}+S_{V5}$<1.2mV。

Q 波：深度<同导 R 波的 1/4，时间<0.04s。

（3）QRS 时间：多数为 0.06～0.10s（一般不超过 0.11s）。

5．ST 段　等电线。

6．T 波　方向基本与 QRS 主波方向一致。

（1）T 波低平：振幅<同导 R 波的 1/10（应考虑低血钾、心肌缺血、心肌炎等多种病因，需结合临床情况综合分析）。

（2）T 波高尖：高血钾（应考虑高血钾、超急性期心肌梗死等）。

（3）"冠状 T"：尖端比较尖，基底比较宽，升降支对称。最常见于冠心病心肌缺血引起的复极异常。

7．Q-T 间期　0.32～0.44s。对应心率 60～100 次/min 时，不符合此心率则应查表。

8．u 波　方向与 T 波一致，若 u>T，常提示低血钾。

9．目测心率　R-R 间期 15～25mm，心率 60～100 次/min；R-R>25mm，心率<60 次/min（窦性心动过缓）；R-R<15mm，心率>100 次/min（窦性心动过速）。

10．低电压　Ⅰ、Ⅱ、Ⅲ和/或 aVR、aVL、aVF 各导联 QRS 波群振幅的最高点与最低点的距离<0.5mV，称为低电压。常见于肺气肿、心包积液，也可见于部分正常人。

（五）房室肥大的识图要领

1．右房肥大　①P 波高尖，电压≥0.25mV（Ⅱ、Ⅲ、aVF）；②P 波时限正常；常见于肺心病、房间隔缺损等。

2．左房肥大：①P 波增宽，时间>0.12s（Ⅰ、aVL）；②P 波呈双峰，峰距≥0.04s；③$PtfV_1$≤−0.04mm·s，常见于风湿性心脏病二尖瓣狭窄。

3．左心室肥大　①QRS 电压：R_{V5}>2.5mV，$R_{V5}+S_{V1}$>4.0（男），3.5（女）；②电轴左偏；③继发性 ST-T 改变（左胸导联）。

4．右心室肥大　①QRS 电压：R_{V1}>1.0mV，$R_{V1}+S_{V5}$>1.2mV；②电轴右偏；③继发性 ST-T 改变（右胸导联）。

（六）心肌缺血与心肌梗死识图要领

1．心肌缺血　ST 段压低：≥0.1mV 伴或不伴 T 波改变（低平、倒置）。

2．心肌梗死（ST-elevation myocardial infarction，STEMI）的定性诊断

（1）超急性期：高尖 T 波和/或弓背向上的 ST 段抬高。

（2）急性期：病理性 Q 波，弓背向上的 ST 段抬高，T 波倒置。

（3）亚急性期：从 ST 段回到等电线开始。

（4）陈旧期：倒置的 T 波恢复直立。

3．心肌梗死的定位诊断　前间壁、前壁、下壁、广泛前壁、侧壁、后壁、右心室。

(七) 常见心律失常识图要领

1. **房性期前收缩**　①提前出现的 P′-QRS-T 波群，P′ 形态异于窦 P；②P′-R 间期>0.12s；③QRS 为正常形态；④代偿间歇常不完全（<2 倍）。

2. **交界性期前收缩**　①提前出现的 QRS-T 波群，QRS 为正常形态；②逆 P 可在 QRS 前、逆 P 在 QRS 后、QRS 前后均无逆 P；③代偿可完全（等于 2 倍）或不完全。

3. **室性期前收缩**　①提前出现的宽大畸形的 QRS-T 波群，其前无 P 波，T 波多与主波方向相反；②代偿完全（等于 2 倍）。单源与多源室早的鉴别：同导联室早形态与配对间期是否相等。

4. **阵发性室上性心动过速**　①心率 160～220 次 /min；②QRS 为室上性，R-R 间期绝对相等；③常有 T-P 融合现象；④可有继发性 ST-T 改变。

5. **阵发性室性心动过速**　①心率 150～200 次 /min；②QRS 宽大畸形，R-R 间期不完全相等；③有继发性 ST-T 改变；④若有室性融合波、心室夺获，则支持室速的诊断。

6. **扑动与颤动**　①心房扑动：P 波消失，代之以形态、大小较规则的 F 波，F 波频率 250～350 次 /min，QRS 正常形态，房室传导比例多变。②心房颤动：P 波消失，代之以形态、大小极不规则的 f 波，f 波频率 350～600 次 /min（V_1），QRS 正常形态，R-R 间期绝对不等。若心室率>100 次 /min，诊断快速房颤。③室扑与室颤：P-QRS-T 消失，代之以较规则的正弦波或不规则的颤动波。

7. **房室传导阻滞（atrioventricular block，AVB）**　①一度 AVB 的 ECG 特征：P-R>0.20s，无 QRS 脱漏；②二度 Ⅰ 型 AVB 的 ECG 特征：P-R 逐渐延长，直至 QRS 脱漏。脱漏后的第一个 P-R 最短 - 再延长 - 再脱漏（周而复始）。二度 Ⅱ 型 AVB ECG 特征：P-R 固定，QRS 的脱漏定期或不定期出现。③三度 AVB ECG 特征：房室各自为政，心房由窦房结控制，心室由室内的逸搏起搏点控制。房率>>室率。P-P 相等，R-R 相等，P 与 R 无关；注意室内逸搏起搏点的频率与 QRS 形态。逸搏频率愈慢，预后愈差。

8. **右束支传导阻滞（right bundle branch block，RBBB）**　各导联 QRS 终末部增宽，V_1 呈 rsR′ 型，若 V_1 的 QRS 时限≥0.12s—完右，<0.12s—不完右。V_1 可有 ST-T 的继发性改变。

9. **左束支传导阻滞（left bundle branch block，LBBB）**　各导联 QRS 明显增宽且多有切迹，V_5 或 V_6 呈 R 型，R 波粗顿有切迹，无负向波。若 V_5 的 QRS 时限≥0.12s—完左，<0.12s—不完左。多数导联有 ST-T 的继发性改变。（注：注意与心肌梗死的鉴别）。

【操作流程】

(一) 操作前准备

1. 明确做心电图的适应证，判断是否存在禁忌证。

2. 检测时注意患者隐私保护，室内温度适中，房间电压是否正常。

3. 与患者家属沟通，介绍自己，核对申请单（患者姓名、性别、床号、临床诊断等），扼要解释心电图检查的目的、方法和患者配合要求。

4. 准备用物　心电图机，导联线，电源线，导电膏或棉球、酒精，心电图记录纸，笔，分规，心电图报告单。

(二) 操作步骤

1. 先连接好心电图机的电源线（地线视情况而定）、导联线，再接通电源，打开电源开关。

2. 嘱被检者仰卧，放松肢体，平静呼吸。充分暴露手腕、足踝及前胸。

3. 皮肤处理　乙醇去脂(必要时剃毛发),将导电膏(或酒精)涂于探查电极接触的皮肤面。

4. 严格按照标准安放常规 12 导联心电图探查电极位置。

5. 病情需要记录 18 导联心电图时,加做 V_7、V_8、V_9、V_{3R}、V_{4R}、V_{5R}。

6. 右位心时,常规记录后,加做反接肢体导联和胸导联(左右上肢反接,V_1、V_2 反接及做 V_{3R}、V_{4R}、V_{5R} V_{6R})。

7. 设定纸速为 25mm/s,定准电压为 1mV=10mm,待基线稳定后,按下心电图记录按钮,描记心电图。每个导联的记录长度不少于 3 个完整的心动周期,并同步记录节律导联(II、V_1)。必要时可延长记录时间(常规记录 10s)。

8. 将探查电极从被检者身上取下,清洁皮肤,协助整理好被检者衣服、被子。告知被检者取报告的时间、地点。

(三)操作后处理

1. 记录完整的心电图应标明患者的姓名、性别、年龄、检查日期和时间。手动记录或加做导联要标明导联名称、定准电压等特殊情况。不能仰卧位的患者应注明体位。

2. 关闭心电图机,拔掉电源,拔出地线,整理好导联线与电源线。

(四)操作注意事项

1. 安放探查电极时,按照导联线的标识,严格按照标准位置安放。避免错放。

2. 女性乳房下垂者应托住乳房将电极放在乳房下的胸壁上,不应放在乳房上。

3. 加做 V_7、V_8、V_9、V_{3R}、V_{4R}、V_{5R} 导联时,应在图纸上做相应标记。

4. 电压过高使描记失真时,应选择电压减半(1mV=5mm)。若电压过低需放大观察时,应选择电压加倍(1mV=20mm)。

5. 对急性缺血性胸痛患者(如急性心肌梗死患者),首次心电图应行 18 导联记录,并将胸导联放置位置做好标记,以便进行动态观察比较。

6. 若胸导联放置位置处有皮肤破损,则应避开破损处。若前胸大面积破损(如烧伤),则放弃胸导联描记,只做肢体导联描记。若因某种原因(如骨折、外伤)肢体导联正常位置不能放置电极,则可适当上移或下移。以上情况均需在描记视物心电图纸上标明。

7. 取下胸导联吸球时,应先挤压使球松动后再取下,避免直接拔除。

8. 电极放置时间过长,可能出现局部皮肤红、痒、皮疹、水泡等情况,一般无须特殊处理。必要时局部抗过敏治疗。

9. 检查前后洗手。

【评分标准】

(一)操作前准备(10 分)

1. 根据题目明确选择做心电图,判断不存在禁忌证。(1 分)

2. 注意患者隐私保护,室内温度适中。(1 分)

3. 与患者家属沟通,介绍自己,核对申请单,扼要解释心电图检查的目的、方法和患者配合要求。(2 分)

4. 准备用物　用物齐备(心电图机,导联线,电源线,导电膏,棉球与酒精,心电图记录纸,笔,分规,心电图报告单或答题卡)。(6 分)

(二)操作步骤(40 分)

1. 先连接好心电图机的电源线(地线视情况而定)、导联线,再接通电源,打开电源开

关。（5分）

2. 嘱被检者仰卧，放松肢体，平静呼吸。充分暴露手腕、足踝及前胸。（5分）

3. 皮肤处理　乙醇去脂或导电膏（或酒精）涂于探查电极接触的皮肤面。（5分）

4. 导联位置正确安放肢体导联＋胸导联。（15分）

根据题目要求常规12导联或18导联，视情况而定。

附：右位心时，常规记录后，加做反接肢体导联和胸导联（左右上肢反接，V₁、V₂反接及做 V_{3R}、V_{4R}、V_{5R}、V_{6R}）。

5. 设定纸速为25mm/s，定准电压为1mV=10mm，待基线稳定后，按下心电图记录按钮，描记心电图。每个导联的记录长度不少于3个完整的心动周期。（5分）

6. 将探查电极从被检者身上取下，清洁皮肤，协助整理好被检者衣服、被子。告知被检者取结果报告的时间、地点。（5分）

（三）操作后处理（10分）

1. 记录完整的心电图应标明患者的姓名、性别、年龄、检查日期和时间。手动记录或加做导联要标明导联名称、定准电压等特殊情况。不能仰卧位的患者应注明体位。（5分）

2. 关闭心电图机，拔掉电源，拔出地线，整理好导联线与电源线，为下一次时有做好准备。（5分）

（四）正确判读所打心电图的诊断结论（40分）

【模拟试题】

1. 患者男性，40岁，反复心前区疼痛7年，再发1周，加重1h就诊。查体：血压80/50mmHg，心率60次/min。

要求1：患者心电图见图7-1，请考生阅读心电图并写出心电图报告。备注：此题考点为考生应掌握STEMI心肌梗死的心电图定位与定性诊断。

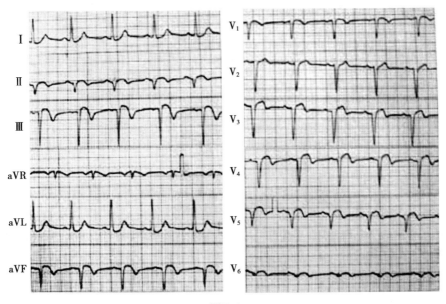

图7-1

要求2：根据心电图和患者的病情，需要加几个导联心电图？请选手具体操作。

要求3：请考生判断加做导联的心电图结果（图7-2）备注：只有考生正确操作需要加做的导联心电图后方可呈现心电图7-2，完成要求3的答案。如果考生不能正确判断需要加做的导联，则不能呈现心电图7-2。

模型要求：标准化病人1人（配合心电图打图的操作）。

用物准备：心电图机、75%酒精、棉签等。与题意要求相对应的心电图图纸。

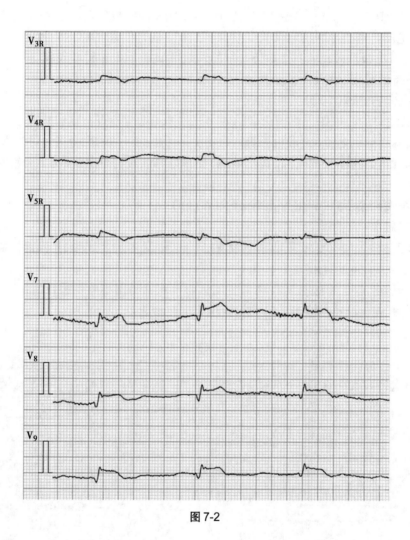

图7-2

2．杨某，男性，29岁，因反复阵发性心悸2年，再发1h就诊。患者心电图如图7-3。请考生阅读心电图并写出报告。

3．女性，25岁，因心悸、多汗2周就诊。常规心电图如图7-4，请作出心电图诊断。

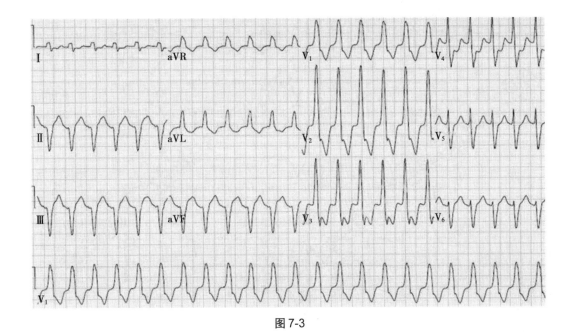

图 7-3

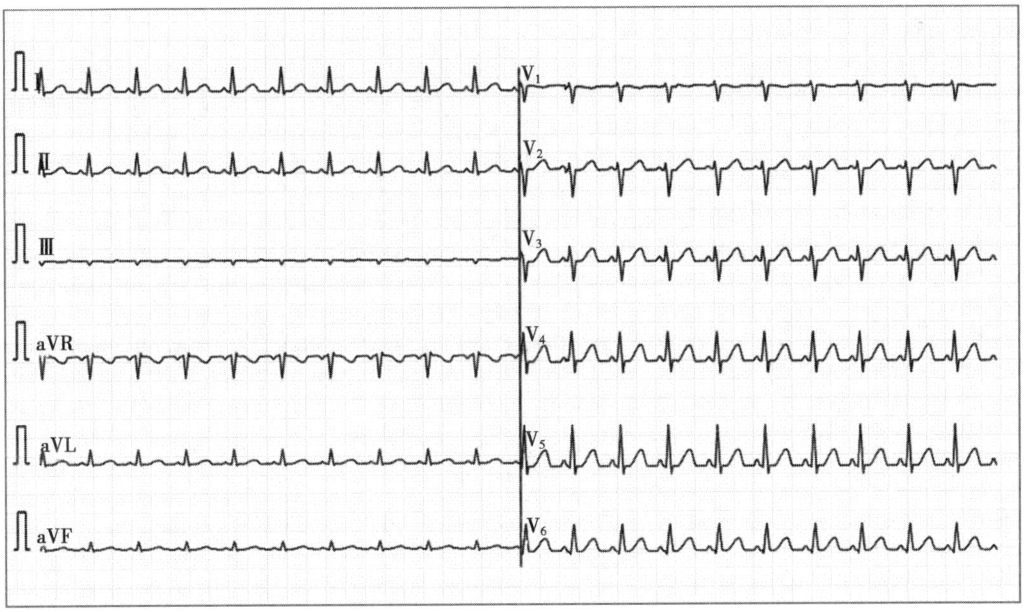

图 7-4

4. 女性，46 岁，因心悸、燥热、失眠 2 个月就诊。常规心电图如图 7-5，请作出心电图诊断。

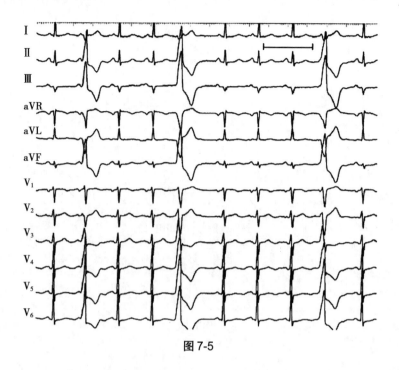

图 7-5

5．男性，75 岁，诊断慢性阻塞性肺疾病多年。常规心电图如图 7-6，请作出心电图诊断。

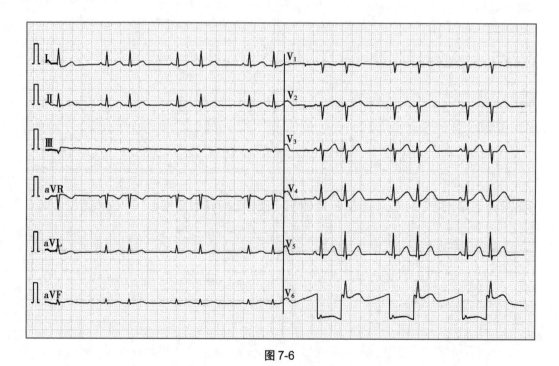

图 7-6

6．男性，15 岁，反复发作性心悸 2 年，再发 1h 就诊。发作时心电图如图 7-7，请作出心电图诊断。

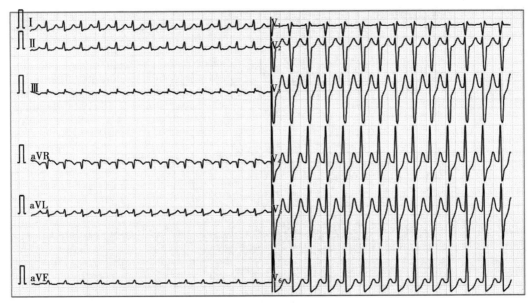

图 7-7

7. 男性，18 岁，常规健康体检心电图如图 7-8，请作出心电图诊断。

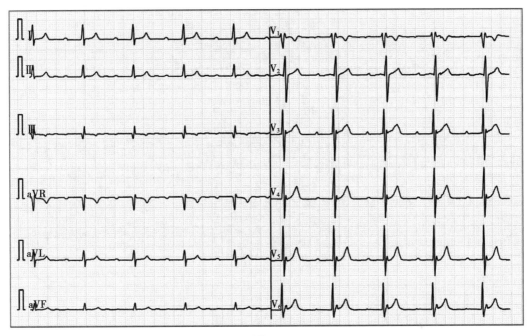

图 7-8

8. 女性，32 岁，突发心悸、胸闷 1 周就诊。心电图如图 7-9，请作出心电图诊断。

9. 男性，52 岁，因反复发作黑矇、昏厥 1 个月就诊。心电图如图 7-10，请作出心电图诊断。

10. 女性，32 岁，因反复心悸、胸闷 2 年，加重 1 周就诊。心电图如图 7-11，请作出心电图诊断。

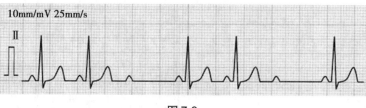

图 7-9

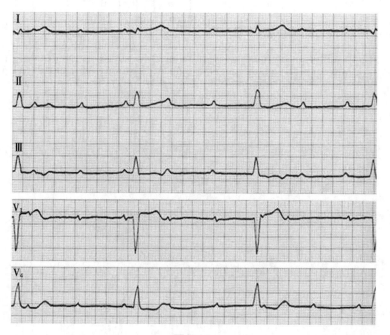

图 7-10

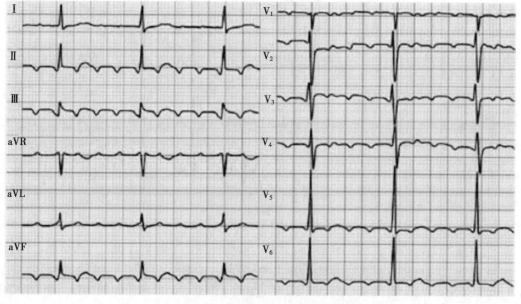

图 7-11

11. 女性，38 岁，因反复心悸、胸闷 3 年，加重 1 个月就诊。心电图如图 7-12，请作出心电图诊断。

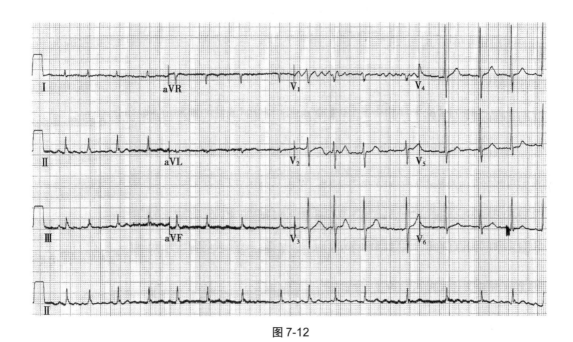

图 7-12

12. 男性，38 岁，健康体检心电图如图 7-13，请作出心电图诊断。

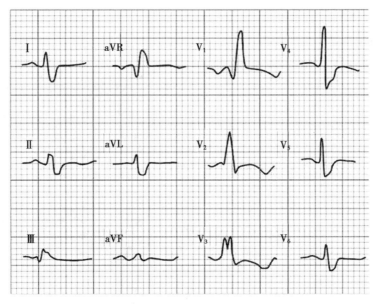

图 7-13

13. 男性，58岁，既往诊断冠心病，心电图如图7-14，请作出心电图诊断。

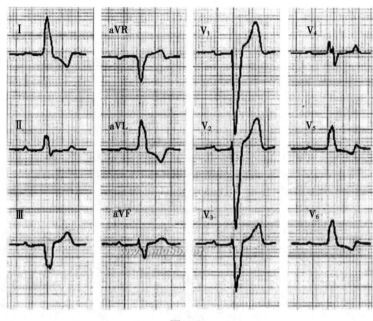

图 7-14

（尹雪艳）

第二节 X线影像诊断

一、正常胸片

【目的要求】

1. 掌握 X线正常表现和基本病变。

2. 熟悉 X线检查技术；能够合理选择影像学检查方法。

3. 了解 胸部疾病的临床与病理。

【知识扩展】

胸部X线是胸部疾病首选的检查方法（图7-15）。

1. 肺野 在X线胸片上两侧肺脏表现为均匀一致较为透明的区域称为肺野。两侧肺野透明度基本相同，深吸气时肺内含气量增多，透亮度增高，呼气时则透亮度减低。为便于标记病变部位，通常人为将两侧肺野依第2、4肋骨前端下缘水平线分为上、中、下野，并纵行平分为内、中、外带。此外，第一肋骨圈外缘以内的部分称为肺尖区，锁骨以下至第2肋骨圈外缘以内的部分称为锁骨下区。

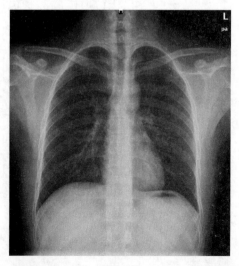

图 7-15

2．肺门　肺门影主要由肺动脉、肺叶动脉、肺段动脉、伴行支气管及肺静脉构成。在正位胸片上，肺门影位于两肺中野内带，左侧肺门略高。两侧肺门可分为上下两部分，右肺门上、下部相交形成一钝角，称肺门角。

3．肺纹理　在正常充气的肺野上，自肺门向外呈放射分布的树枝状影，称为肺纹理。肺纹理主要由肺动脉、肺静脉组成，支气管、淋巴管及少量间质组织也参与形成。在正常胸片上，肺纹理表现为自肺门向肺野中、外带延伸，逐渐变细至肺野周围。

4．肺叶和肺段　肺叶由叶间胸膜分隔而成，右肺分为上、中、下三个肺叶，左肺分为上、下两肺叶。肺叶是解剖单位，与肺野为两种不同的概念，例如右肺中野的病变可能在上叶，也可能在下叶。肺叶由2～5个肺段组成，每个肺段有其单独的肺段支气管，肺段通常呈圆锥形，尖端指向肺门。各肺段之间无明确的分界，但在胸片上仍可根据相应的段支气管确定其大致的位置。左肺分为8段，右肺分为10段。

5．纵隔　纵隔的主要结构有心脏、大血管、气管、主支气管、食管、淋巴组织、神经、脂肪及胸腺等结构和组织。介于胸膜腔之间，呈圆顶状。

6．胸膜　胸膜分为两层，包裹肺和叶间的部分为脏层胸膜，与胸壁、纵隔及横膈相贴的为壁层胸膜，两层胸膜之间为潜在的胸膜腔。由于正常胸膜菲薄，一般不显影。

【模拟试题】

女性，42岁，胸部不适就诊，DR片（X线片）见图7-16，诊断为

　　A．正常胸片

　　B．间质性肺炎

　　C．肺气肿

　　D．支气管肺炎

　　E．中央型肺癌

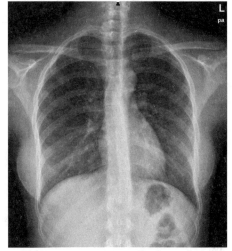

图7-16

二、肺炎

【目的要求】

1．掌握　X线正常表现和基本病变；掌握大叶性肺炎的影像学表现。

2．熟悉　X线检查技术；能够合理选择影像学检查方法；熟悉支气管肺炎的影像学表现。

3．了解　间质性肺炎的影像学表现；了解肺炎的临床与病理。

【知识扩展】

1．大叶性肺炎（图7-17）　大叶性肺炎为细菌引起的急性肺部炎症，主要致病菌为肺炎链球菌。在冬春季节发病较多。分为充血期、红色肝样变

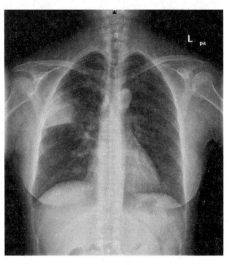

图7-17　大叶性肺炎

期、灰色肝样变期、消散期。本病多见于青壮年，临床上起病急，以突发高热、恶寒、胸痛、咳嗽、咳铁锈色痰为临床症状。

（1）充血期：发病后的 12～24h 内，此时肺部毛细血管充血扩张，肺泡内有浆液性渗出液，肺泡内仍可含气体。X 线胸片常无异常征象，或仅表现为肺纹理增多、增重。

（2）红色肝样变期和灰色肝样变期：X 线胸片显示肺内大片状均匀的致密影，形态和肺叶的轮廓相符合，内可见透亮支气管影，即"空气支气管征"或支气管气像，病变的叶间裂的一侧常可见平直的界限，而在其他部分边缘模糊不清。

（3）消散期：X 线胸片显示肺内实变影密度逐渐减低，病变呈散在的，大小不一和分布不规则的斑片状影，进一步吸收后病变区出现条索状影，其后仅见增粗的肺纹理，逐渐恢复正常。在与病变邻接的叶间裂处可遗留增厚的叶间胸膜影。少数病例可因长期不吸收而演变为机化性肺炎。

2．小叶性肺炎（图 7-18）　又称支气管肺炎，以小叶支气管为中心，多见于婴幼儿、老年人及极度衰弱的患者。病变常位于双肺中下野的内、中带，病灶沿着支气管分布。多表现为散在斑点状或斑片状高密度影，密度不均，边缘模糊，可融合成较大的片状高密度影，也可液化坏死形成空洞。

3．间质性肺炎（图 7-19）　病变范围较广泛，好发于两肺门区附近及肺下野。病变累及终末细支气管以下的肺间质时，病变显示为短条状，相互交织成网状的密度增高影，其内可见间质增厚所构成的大小均匀而分布不均匀的小结节状密度增高影。肺尖及双肺外带常不受累。

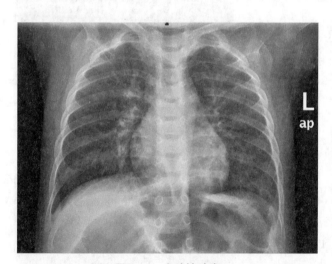
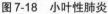

图 7-18　小叶性肺炎

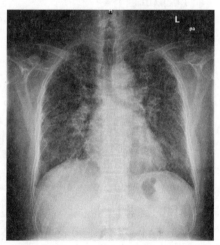

图 7-19　间质性肺炎

【模拟试题】

1．男性，47 岁，受凉后高热，X 线胸片见图 7-20，诊断为
　　A．正常胸片　　　　　　　B．肺不张　　　　　　　　C．右侧胸腔积液
　　D．右肺大叶性肺炎　　　　E．右肺周围型肺癌

2．男性，47 岁，发热 4 天，伴黄痰，X 线胸片见图 7-21，诊断为
　　A．右下肺叶肺不张　　　　B．右肺大叶性肺炎　　　　C．右下肺肺癌
　　D．右下胸膜肥厚　　　　　E．右侧胸腔积液

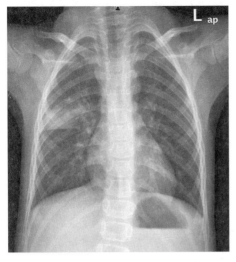

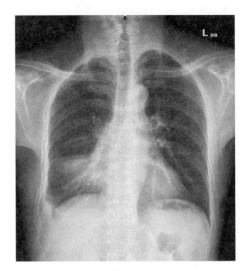

图 7-20　　　　　　　　　　　　　　　　　图 7-21

三、气胸

【目的要求】

1. 掌握　X 线正常表现和基本病变；掌握气胸的影像学表现。

2. 熟悉　X 线检查技术；能够合理选择影像学检查方法。

3. 了解　气胸的临床与病理。

【知识扩展】

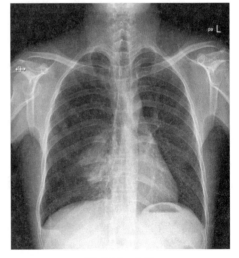

气胸（图 7-22）是指脏层或壁层胸膜破裂，空气进入胸膜腔内。主要临床表现为突发性呼吸困难及胸痛。

1. 胸部 X 线　典型者表现为外凸弧形条带状均匀低密度影无肺纹理，其内测为压缩的肺组织，压缩肺组织密度高于正常肺组织。

2. 少量气胸时，气体多积聚于肺尖，形成圆拱形气胸带。

3. 大量气胸时，肋间隙增宽，纵隔及心影向健侧移位，被压缩的肺组织在肺门区可形成密度均一的软组织影，同时可见横膈下降，纵隔健侧移位。

图 7-22　气胸

【模拟试题】

1. 男性，65 岁。突发胸部剧烈疼痛，伴呼吸困难，X 线胸片见图 7-23，最可能的诊断是

　　A. 正常胸片　　　　　　　B. 胸腔积液　　　　　　　C. 肺结核

　　D. 右侧气胸　　　　　　　E. 间质性肺炎

2. 男，22 岁。剧烈运动后，突发胸部不适 3h，伴轻度呼吸困难，X 线胸片见图 7-24，最可能的诊断是

　　A. 正常胸片　　　　　　　B. 肺气肿　　　　　　　　C. 左侧气胸

　　D. 肺结核　　　　　　　　E. 间质性肺炎

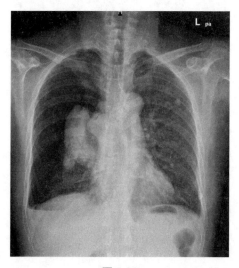

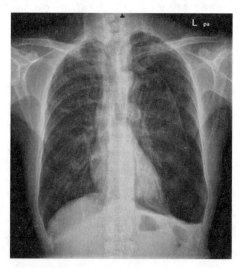

图 7-23   图 7-24

四、胸腔积液

【目的要求】

1. 掌握　X 线正常表现和基本病变；掌握胸腔积液的影像学表现。

2. 熟悉　X 线检查技术；能够合理选择影像学检查方法。

3. 了解　胸腔积液的临床与病理。

【知识扩展】

胸腔积液（图 7-25）是以胸膜腔内病理性液体聚集为特征的一种常见临床症状。主要临床表现为胸闷、呼吸困难及原发病症状。

1. 少量胸腔积液时，X 线胸片可显示患侧肋膈角变钝，膈顶模糊，膈面以上呈均匀的致密影，其上缘在第 4 前肋水平以下，呈外高内低的弧形凹面。

2. 中量胸腔积液时，积液的上缘在第 4 前肋水平以上，第 2 前肋水平以下，中下肺野呈均匀致密影，患侧心缘、膈面、肋膈角消失，纵隔向健侧移位。

3. 大量胸腔积液时，积液的上缘达第 2 前肋水平以上，患侧肺野呈均匀致密高密度影，肋间隙增宽，纵隔向健侧明显位移。

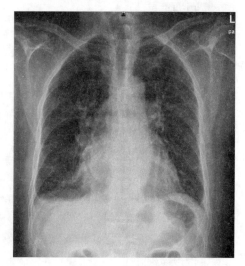

图 7-25　胸腔积液

【模拟试题】

1. 女性，76 岁。胸闷伴呼吸困难 6 天，不能平卧 1 天，X 线胸片见图 7-26，最可能的影像诊断是

  A. 右侧胸腔积液   B. 右下肺不张   C. 右下胸闷肥厚

  D. 大叶性肺炎   E. 右侧周围型肺癌

2. 女性，56 岁。胸闷伴呼吸困难 2 周，X 线胸片见图 7-27，最可能的影像诊断是

A．左侧胸膜增厚　　　B．左侧上叶不张　　　C．左侧少量胸腔积液

D．左侧大叶性肺炎　　E．左侧气胸

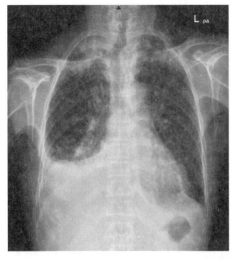　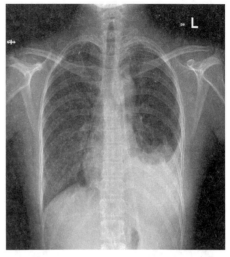

图 7-26　　　　　　　　　　　　　　图 7-27

五、浸润性肺结核

【目的要求】

1．掌握　X 线正常表现和基本病变;掌握浸润性肺结核的影像学表现。

2．熟悉　X 线检查技术;能够合理选择影像学检查方法。

3．了解　浸润性肺结核的临床与病理。

【知识扩展】

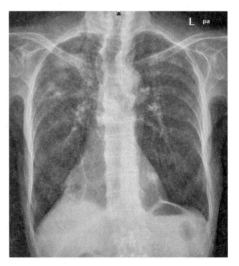

浸润性肺结核(图 7-28)为再度感染结核杆菌或已静止的原发病灶重新活动所致。在此情况下,由于机体对结核杆菌已产生特异性免疫力,病变常局限,多好发于肺上叶尖段,后段及下叶背段。

1．局限性斑片状模糊影　好发于上叶尖后段及下叶背段,以尖后段多见,可单发或多发。

2．干酪性肺炎　为一个肺段或肺叶呈大片致密性实变,其内可见不规则"虫蚀样"空洞,边缘模糊。

3．结核球　为圆形,椭圆形影,大小不等,边缘清晰,轮廓光滑,偶有分叶。结核球周围常见散在纤维增殖病灶,称"卫星灶"。

图 7-28　浸润性肺结核

4．结核性空洞　属于继发性肺结核晚期类型,由于肺内结核灶迁延不愈,并严重破坏肺组织,形成纤维空洞所致。多数空洞壁较薄,周围常有"卫星灶"。

【模拟试题】

1．女性,60 岁,咯血半小时,X 线胸片见图 7-29,诊断为

    A. 右肺上叶肺炎　　　　B. 右肺上叶支气管扩张　　　C. 右肺上叶继发型肺结核

    D. 右肺上叶肺不张　　　E. 间质性肺炎

2. 女性，43 岁，午后低热 2 周，X 线胸片见图 7-30，诊断为

    A. 双上肺叶肺炎　　　　B. 双肺上叶支气管扩张　　　C. 左肺空洞型肺结核

    D. 左肺上叶不张　　　　E. 左侧气胸

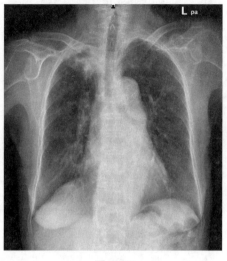

图 7-29

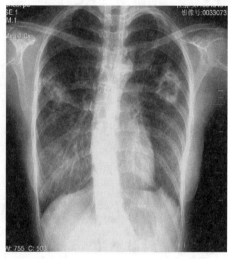

图 7-30

六、肺癌

【目的要求】

1. 掌握　X 线正常表现和基本病变；掌握肺癌的影像学表现。

2. 熟悉　X 线检查技术；能够合理选择影像学检查方法；熟悉继发性肺肿瘤的影像学特征。

3. 了解　肺癌的临床与病理。

【知识扩展】

　　肺癌是指原发于支气管的上皮、腺上皮或肺泡上皮的恶性肿瘤，也是肺内最常见的恶性肿瘤。早期多无症状，多在体检中发现。发展到一定阶段，可出现临床症状，主要为咯血、刺激性咳嗽和胸痛。间断性痰中带有少量鲜血是肺癌的重要临床表现。其临床症状和体征玉肿瘤的部位，大小，周围结构侵犯，转移灶的部位以及有无副肿瘤综合征等密切相关。分为中央型肺癌、周围型肺癌、弥漫型肺癌。

　　1. 中央型肺癌（图 7-31）

　　（1）早期 X 线胸片可无任何异常现象，偶尔可有局限性肺气肿或阻塞性肺炎表现。

　　（2）中晚期主要表现为肺门区肿块，呈分叶状或边缘不规则形，常可伴有阻塞性肺炎或肺不张。

　　2. 周围型肺癌（图 7-32）

　　（1）早期 X 线胸片多表现为肺内结节影，形态可不规则，常见分叶征，毛刺征或胸膜凹陷征。

　　（2）中晚期主要表现为肺内类圆形、不规则肿块影，多呈分叶状结节或肿块影。可见短

细毛刺及胸膜凹陷征,当肿瘤坏死经支气管引流后,可见形成厚壁偏心空洞,肿块内钙化较少见。

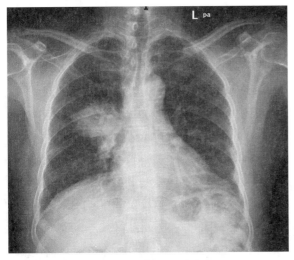

图7-31 中央型肺癌　　　　　　　　　图7-32 周围型肺癌

3. 弥漫型肺癌　表现为两肺广泛分布的小结节,也可表现为大片肺炎样改变;病变呈进展性发展,有融合倾向,融合病灶呈肿块状,甚至发展为整个肺叶的实变,有时可见"空气支气管征"

【模拟试题】

1. 男性,72 岁,咳嗽痰中带血 3 个月,X 线胸片见图 7-33,诊断为

　　A. 左上肺炎　　　　　　　B. 左上肺包裹性积液　　　　　C. 左上肺干酪性肺炎

　　D. 左肺中央型肺癌　　　　E. 左肺结核

2. 男性,67 岁,痰中带血 2 周,X 线胸片见图 7-34,诊断为

　　A. 正常胸片　　　　　　　B. 肺结核　　　　　　　　　　C. 右肺中央型肺癌

　　D. 大叶性肺炎　　　　　　E. 右侧胸腔积液

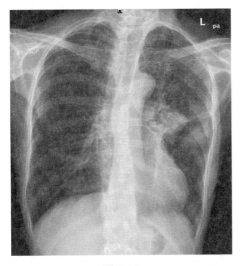

图7-33

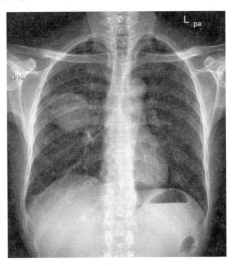

图7-34

七、心脏增大

【目的要求】

1．掌握 X 线心脏大血管的正常影像和基本病变（二尖瓣型、主动脉瓣型、普大型）的影像表现。

2．熟悉 胸部 X 线检查的临床用途及优缺点。

3．了解 正常心脏大血管形态与大小的影响因素。

【知识扩展】

1．二尖瓣型 呈梨形，主动脉结较小，肺动脉段丰满或突出，左心缘下段圆钝，右心缘下段较膨隆，常见于二尖瓣病变、房间隔缺损等。

2．主动脉瓣型 主动脉结增宽，肺动脉段内凹，左心缘下段向左下延长，常见于主动脉瓣病变，高血压性心脏病等。

3．普大型 心脏向两侧均匀增大，较对称，常见于心脏衰竭、大量心包积液等。

【模拟试题】

1．女性，63 岁，反复胸闷、气短 2 年，X 线胸片见图 7-35，诊断为

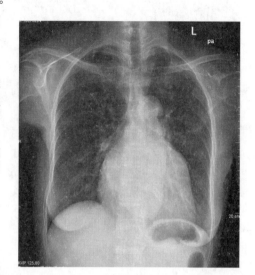

图 7-35

    A．正常胸片　　B．二尖瓣型心　　C．主动脉型心　　D．普大型心　　E．心包积液

2．女性，55 岁，高血压 5 年，双下肢浮肿 2 个月，X 线胸片见图 7-36，诊断为

    A．正常胸片　　B．二尖瓣型心　　C．主动脉型心　　D．普大型心　　E．心包积液

3．女性，48 岁。呼吸困难 1 个月，加重 3 天，X 线胸片见图 7-37，诊断为

    A．正常胸片　　B．二尖瓣型心　　C．主动脉型心　　D．普大型心　　E．肺动脉高压

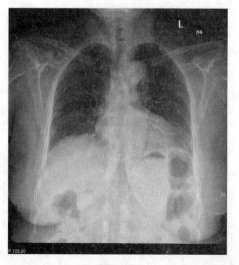

图 7-36

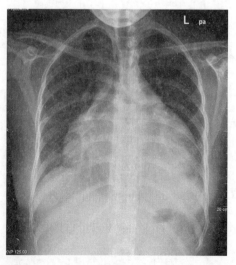

图 7-37

八、正常腹部平片

【目的要求】

1. 掌握　腹部平片的正常表现。

2. 熟悉　腹部平片的 X 线检查方法，能够合理选择影像学检查方法。

【知识扩展】

1. 实质器官　肝、胰、脾和肾等是中等密度，但借助于器官周围或邻近的脂肪组织和相邻充气肠胃的对比，于腹平片上，可显示器官的轮廓、大小、形状及位置。

2. 空腔器官　胃、十二指肠球部及结肠内可含气体，于腹平片上可显示其内腔。

【模拟试题】

1. 男性，12 岁，上腹部不适 1 天，伴呕吐，立位腹部 X 线平片见图 7-38，诊断为

    A. 急性肠梗阻　　　　　　　B. 消化道穿孔　　　　　　　C. 正常腹部平片

    D. 泌尿系阳性结石　　　　　E. 急性胆囊炎

2. 女性，23 岁，持续性上腹部不适 1 个月，立位腹部 X 线平片见图 7-39，诊断为

    A. 正常腹部平片　　　　　　B. 泌尿系阳性结石　　　　　C. 消化道穿孔

    D. 急性肠梗阻　　　　　　　E. 急性胆囊炎

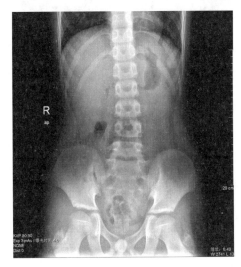

图 7-38

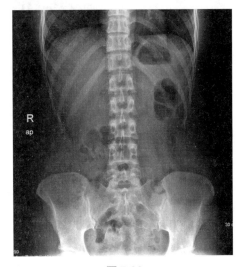

图 7-39

九、肠梗阻

【目的要求】

1. 掌握　肠梗阻的 X 线表现。

2. 熟悉　肠梗阻的分型。

3. 了解　肠梗阻的临床表现。

【知识扩展】

1. 单纯性小肠梗阻　当梗阻发生后 3～6h，立位腹部 X 线平片可显示梗阻近端肠曲胀气扩大，肠内有高低不等的阶梯状气液平面。梗阻远端肠管内仅有少量气体或无气体。

2. 绞窄性小肠梗阻　除单纯性小肠梗阻的 X 线征象外,还可出现肠壁水肿增厚,黏膜皱襞增粗,肠内积液量多和液面较高等改变,还可出现"假肿瘤征""咖啡豆征"。

3. 单纯性结肠梗阻　闭袢段大肠明显扩张、积气积液。乙状结肠扭转时,扩张的乙状结肠形同马蹄状,其圆弧部向上,两肢向下并拢达左下腹梗阻点。

【模拟试题】

1. 女性,55 岁,腹痛、腹胀 5h。立位腹部 X 线平片见图 7-40,诊断为

  A. 消化道穿孔　 B. 急性肠梗阻　 C. 急性胰腺炎

  D. 急性胆囊炎　 E. 急性胃炎

2. 女性,30 岁,间断腹痛 5h,立位腹部 X 线平片见图 7-41,诊断为

  A. 消化道穿孔　 B. 急性胰腺炎　 C. 急性肠梗阻

  D. 泌尿系阳性结石　 E. 肠结核

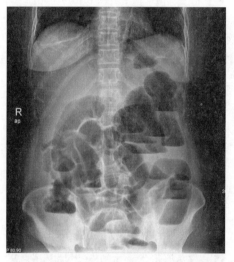

图 7-40

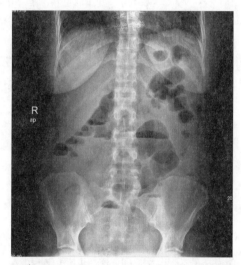

图 7-41

十、消化道穿孔

【目的要求】

1. 掌握　胃肠穿孔的 X 线表现。

2. 熟悉　比较影像学;能够合理选择影像学检查方法。

3. 了解　急腹症的临床诊断。

【知识扩展】

1. 气腹　胃、十二指肠球部及结肠穿孔时,腹腔内游离气体可上浮到横膈与肝、胃之间,形成"新月形"气体影;胃后壁溃疡穿孔,胃内气体可进入小网膜囊,在中腹部可见气腔或气液腔。

2. 腹腔积液、腹脂线异常及肠麻痹　胃肠道穿孔后,胃肠内容物进入腹腔引起的化学性和细菌性腹膜炎表现。

3. 腹腔脓肿　局限性腹膜炎可形成腹腔脓肿。

【模拟试题】

1. 男性，16 岁，上腹痛 2h，立位腹部 X 线平片见图 7-42，诊断为

  A. 泌尿系阳性结石   B. 急性肠梗阻   C. 消化道穿孔

  D. 肠结核   E. 急性胰腺炎

2. 男性，27 岁，突发上腹痛 1h，立位腹部 X 线平片见图 7-43，诊断为

  A. 泌尿系阳性结石   B. 急性肠梗阻   C. 消化道穿孔

  D. 急性胰腺炎   E. 急性胆囊炎

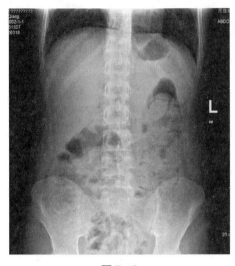

图 7-42

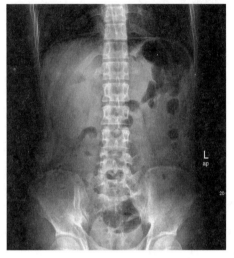

图 7-43

十一、泌尿系统阳性结石

【目的要求】

1. 掌握　泌尿系阳性结石的 X 线表现及鉴别诊断。

2. 熟悉　X 线检查方法；能够合理选择影像学检查方法。

【知识扩展】

1. 肾结石　结石位于肾影内，表现为圆形、卵圆形、桑葚状或鹿角状高密度影，可均匀一致，也可浓淡不均或分层。

2. 输尿管结石　输尿管走形区内类圆形致密影，其间接征象为结石上方肾盂、肾盏和输尿管扩张积水。

3. 膀胱结石　结石位于盆腔内膀胱区域，圆形、卵圆形高密度影。

【模拟试题】

1. 男性，35 岁。腰痛 1 月余。腹部 X 线平片见图 7-44，诊断为

  A. 急性肠梗阻   B. 消化道穿孔   C. 双肾结石

  D. 双侧输尿管结石   E. 肾结核

2. 男性，65 岁。右侧腰痛 10 余天。腹部 X 线平片见图 7-45，诊断为

  A. 急性肠梗阻   B. 消化道穿孔   C. 右肾结石

  D. 右侧输尿管结石   E. 肾结核

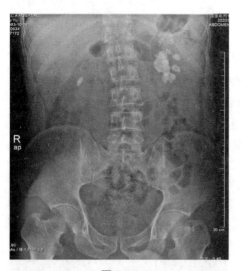

图 7-44

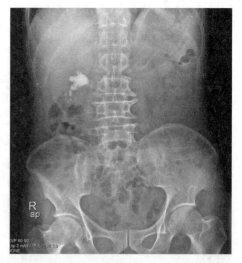

图 7-45

3. 男性，41 岁。间断腰痛 6h。腹部 X 线平片见图 7-46，诊断为

  A. 急性肠梗阻   B. 消化道穿孔   C. 急性胆囊炎

  D. 右侧输尿管结石   E. 肾结核

4. 男性，55 岁。排尿困难 2h。盆腔 X 线平片见图 7-47，诊断为

  A. 急性肠梗阻   B. 前列腺增生   C. 膀胱结石

  D. 肾结石   E. 输尿管结石

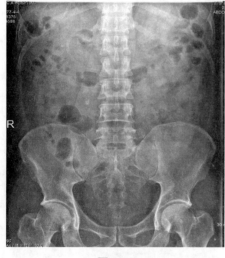

图 7-46

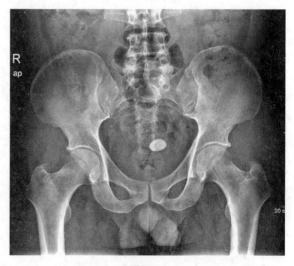

图 7-47

十二、X 线胃肠道造影影像诊断

食管静脉曲张

【目的要求】

1. 掌握 食管静脉曲张的造影表现。

2．熟悉　食管静脉曲张的病因及临床表现。

3．了解　食管静脉曲张的鉴别诊断。

【知识扩展】

1．食管静脉曲张（esophageal varices）是指食管任何部位的静脉血量增加和/或回流障碍所致的疾病，为门静脉高压的重要并发症，常见于肝硬化、脾大、脾功能亢进及腹腔积液等门脉高压疾病。临床症状为胸骨后隐痛、呕血或柏油样大便。

2．吞钡后的食管造影表现

（1）早期：下段食管黏膜皱襞增粗或稍迂曲，管腔边缘略呈锯齿状，管壁软，钡剂通过良好。

（2）中期：呈串珠状或蚯蚓状充盈缺损，管壁边缘不规则。

（3）晚期：可累及食管全长，曲张所形成的充盈缺损更明显，呈"虫蚀状"，管腔明显扩张，蠕动减弱，钡剂排空延迟。

有明确的肝硬化病史及典型的钡剂食管造影表现者较易明确诊断。食管下段癌出现充盈缺损，需与食管静脉曲张区别，前者管壁僵硬，管腔狭窄不能扩张，易与静脉曲张区别。

【模拟试题】

1．男性，70岁，胸骨后隐痛2年，上消化道气钡双对比造影，食道段X线片见图7-48，最可能的诊断为

　　A．食管癌　　　　　　　　B．食管静脉曲张　　　　　　C．食管憩室

　　D．贲门失弛缓征　　　　　E．食管异物

2．女性，55岁，肝炎肝硬化病史10年余，半天来呕血3次。上消化道气钡双对比造影，食道段X线片见图7-49，最可能的诊断为

　　A．食管癌　　　　　　　　B．食管静脉曲张　　　　　　C．食管憩室

　　D．贲门失弛缓征　　　　　E．食管异物

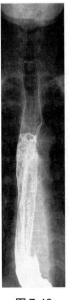

图 7-48

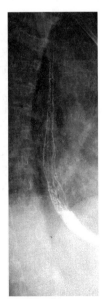

图 7-49

食管癌

【目的要求】

1. 掌握　食管癌的造影表现。

2. 熟悉　食管癌的病因及临床表现。

3. 了解　食管癌的鉴别诊断。

【知识扩展】

1. 食管癌是我国最常见的恶性肿瘤之一，也是食管最常见的疾病。多发生于 40 岁以上，50～70 岁之间占多数。临床症状为间歇性的食物通过滞留感或异物感，肿瘤增大可有持续性和进行性的吞咽困难。胸中段好发部位较多见，下段次之，上段较少。

2. 上消化道钡餐表现

（1）早期食管癌：①平坦型：管壁边缘欠规则，钡剂涂布不连续；黏膜粗糙呈细颗粒状或大颗粒状、网状。②隆起型：呈颗粒状或结节状充盈缺损，可有溃疡形成。③凹陷型：可见单个或数个不规则浅钡斑，其外围见多数小颗粒状隆起或黏膜皱襞集中现象。

（2）中晚期食管癌：典型特征为皱襞黏膜破坏，管腔狭窄，腔内充盈缺损、不规则龛影，结合管壁僵硬较易诊断。

3. 鉴别诊断　①反流性食管炎形成的溃疡较小，黏膜皱襞无破坏中断，虽有管腔变窄但尚能扩张，据此可与溃疡型食管癌大而不规则的龛影及黏膜中断、管壁不规则僵硬区别；②食管下段静脉曲张应与髓质型食管癌鉴别，前者具有肝硬化病史，且蚯蚓状与串珠状之充盈缺损、管壁柔软无梗阻为其特征性表现。

【模拟试题】

1. 男性，50 岁，进行性吞咽不适半年，上消化道气钡双对比造影，食道段 X 线片见图 7-50，最可能的诊断为

  A. 食管癌   B. 食管静脉曲张   C. 食管狭窄

  D. 食管贲门失弛缓征 E. 食管异物

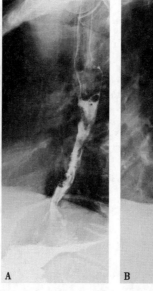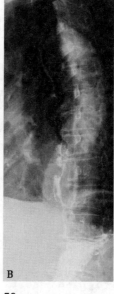

图 7-50

2. 男性,60 岁,进食哽噎伴胸骨后烧灼感 2 月余,上消化道气钡双对比造影,食道段 X 线片见图 7-51,下列可能的诊断为

　　A. 食管静脉曲张　　　　　B. 食管癌　　　　　　　　C. 食管狭窄

　　D. 食管贲门失弛缓征　　　E. 食管裂孔疝

3. 女性,55 岁,进行性吞咽困难数年余,上消化道气钡双对比造影,食道段 X 线片见图 7-52,下列可能的诊断为

　　A. 食管狭窄　　　　　　　B. 食管静脉曲张　　　　　C. 食管癌

　　D. 食管裂孔疝　　　　　　E. 食管囊肿

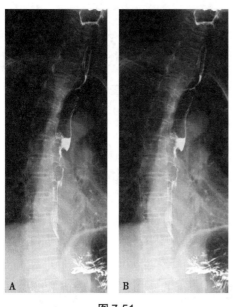

图 7-51

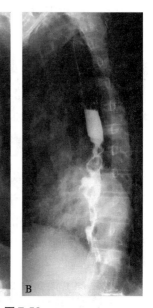

图 7-52

消化性溃疡

【目的要求】

1. 掌握　消化性溃疡的造影表现。

2. 熟悉　消化性溃疡的病因及临床表现。

3. 了解　消化性溃疡的鉴别诊断。

【知识扩展】

　　胃溃疡和十二指肠溃疡是常见疾病,胃溃疡常单发,多在小弯与胃角附近,其次在胃窦部。胃溃疡患者表现为上腹部疼痛,常为进食后疼痛,此外有恶心、呕吐、嗳气与反酸等症状。十二指肠溃疡较胃溃疡更多见,十二指肠溃疡最好发于十二指肠球部后壁或前壁,其次为十二指肠降部,临床症状为两餐之间右上腹疼痛,进食后可缓解,伴有泛酸、嗳气等。

　　胃溃疡:直接征象是龛影,多见于小弯侧,其边缘光滑整齐,密度均匀,底部平整或略不平。慢性溃疡周围的瘢痕收缩而形成的黏膜皱襞均匀性纠集。此外还可以出现黏膜线、项圈征、狭颈征、痉挛性改变、胃液分泌增多、胃液蠕动增强或减弱等。

　　十二指肠溃疡:直接征象亦是龛影,球部因痉挛和瘢痕收缩而变形,是球部溃疡常见而

重要的征象,此外,间接征象还表现激惹征,以及幽门痉挛、开放延迟即胃分泌液增多,球部固定的压痛以及胃黏膜皱襞的增粗迂曲等征象。

　　胃良性溃疡突出于胃轮廓之外,龛影形状规则边缘整齐,黏膜皱襞向龛影集中直达龛影口部;胃恶性溃疡位于胃轮廓之内,龛影呈指压迹样充盈缺损,有不规则环堤,黏膜中断、破坏等表现。十二指肠球部较大溃疡还需与恶性肿瘤鉴别,前者无黏膜中断破坏,亦无向腔外蔓延的软组织肿块形成。

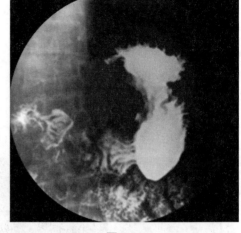

图 7-53

【模拟试题】

　　1. 女性,58 岁,上腹部无规律隐痛 4 年,上消化道气钡双对比造影,胃部 X 线片见图 7-53,最可能的诊断为

　　A. 胃癌　　　　　　　　B. 胃溃疡　　　　　　　　C. 十二指肠溃疡

　　D. 十二指肠癌　　　　　E. 十二指肠憩室

　　2. 女性患者,27 岁,右上腹部饥饿时疼痛,上消化道气钡双对比造影,胃部 X 线片见图 7-54,以下的诊断最有可能为

　　A. 胃癌　　　　　　　　B. 胃溃疡　　　　　　　　C. 十二指肠溃疡

　　D. 十二指肠癌　　　　　E. 十二指肠憩室

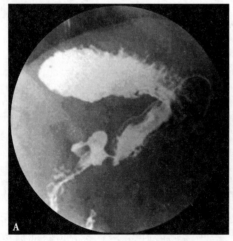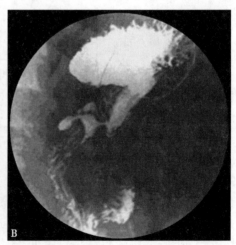

图 7-54

　　3. 男性,51 岁,半年来上腹隐痛,进食后加重,上消化道气钡双对比造影,胃部 X 线片见图 7-55,下列诊断首先考虑的是

　　A. 胃癌　　　　　　　　B. 胃溃疡　　　　　　　　C. 十二指肠溃疡

　　D. 十二指肠癌　　　　　E. 十二指肠憩室

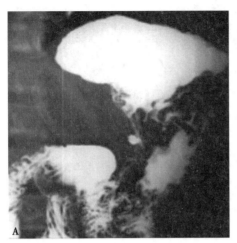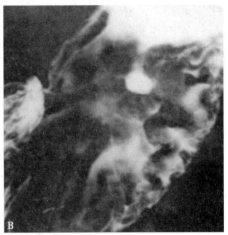

图 7-55

胃癌

【目的要求】

1. 掌握 胃癌的造影表现。

2. 熟悉 胃癌病因及临床表现。

3. 了解 胃癌的鉴别诊断。

【知识扩展】

1. 胃癌（gastric carcinoma）是我国最常见的恶性肿瘤之一，好发年龄为 40～60 岁，可以发生在胃的任何部位，但以胃窦、小弯与贲门区常见。临床症状轻微，多与胃溃疡相似，也可无自觉症状。

2. X 线造影表现

（1）隆起型：局限性充盈缺损，形状不规则，表明欠光滑，与邻近胃壁分界清楚。

（2）溃疡型：不规则龛影，多呈半月形，外缘平直，内缘不整齐有多个尖角；龛影位于胃轮廓之内；龛影外围绕以宽窄不等的透明带即环堤，其中常见结节状或指压状充盈缺损，以上表现称之为"半月综合征"。

（3）局部浸润型：常表现为胃腔环形不规则变窄，胃壁僵硬。

（4）弥漫浸润型：可引起局限或弥漫性胃腔狭窄、变形；典型的皮革胃，弹性消失、僵硬，与周围正常胃壁无明显界限之分。

【模拟试题】

1. 女性，47 岁，上腹部隐痛 8 年余，上消化道气钡双对比造影，胃部 X 线片见图 7-56，最可能的诊断为

　　A. 胃癌　　　　　　　　B. 胃溃疡　　　　　　　　C. 十二指肠溃疡

　　D. 食管癌　　　　　　　E. 十二指肠癌

2. 女性，39 岁，剑突下疼痛伴呕吐 3 年余，上消化道气钡双对比造影，胃、十二指肠区 X 线片检查见图 7-57，最有可能的诊断是

　　A. 幽门梗阻　　　　　　B. 胃溃疡　　　　　　　　C. 十二指肠溃疡

　　D. 胃癌　　　　　　　　E. 十二指肠癌

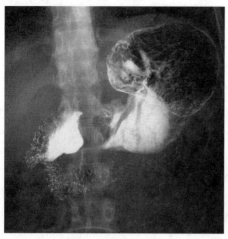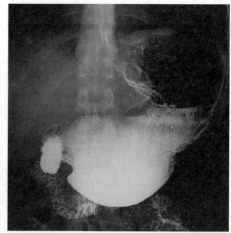

图 7-56

3. 男性患者，58 岁，上腹部隐痛数年余，上消化道气钡双对比造影，胃、十二指肠区 X 线片见图 7-58，最有可能的诊断是

A. 胃癌

B. 胃溃疡

C. 十二指肠溃疡

D. 食管癌

E. 十二指肠癌

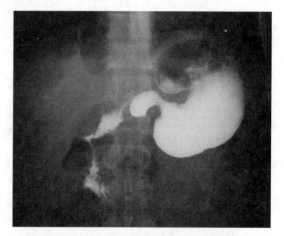

图 7-57

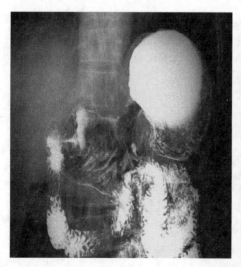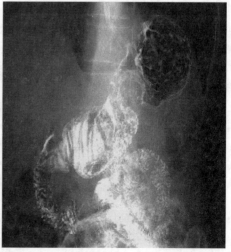

图 7-58

结肠癌

【目的要求】

1. 掌握　结肠癌的造影表现。

2. 熟悉　结肠癌病因及临床表现。

3. 了解　结肠癌的鉴别诊断。

【知识扩展】

1. 结肠癌是常见的胃肠道恶性肿瘤，分布以直肠与乙状结肠多见，占 70% 左右。发病年龄以 40～50 岁最多，男性患者较多。临床常见的症状为腹部肿块、便血与腹泻或有顽固性便秘，亦可有脓血便与黏液样便。

2. X 线造影表现

(1) 增生型：腔内出现不规则的充盈缺损，轮廓不整，肠壁僵硬平直，结肠袋消失，肿瘤较大时可使钡剂通过困难。

(2) 浸润型：病变区肠管狭窄，肠壁僵硬，黏膜破坏消失，本型常可引起肠梗阻。

(3) 溃疡型：肠腔内较大的龛影，形状多不规则，边界不整，周围有宽窄不等的环堤，黏膜皱襞紊乱破坏。

【模拟试题】

1. 男性患者，47 岁，腹部疼痛 5 年余，黑便 1 个月，气钡灌肠双对比造影 X 线片见图 7-59，应诊断为

  A. 溃疡性结肠炎   B. 克罗恩病   C. 肠结核

  D. 结肠癌   E. 胃十二指肠溃疡

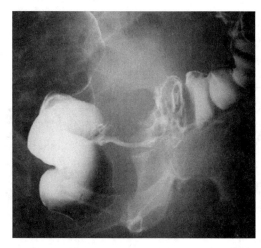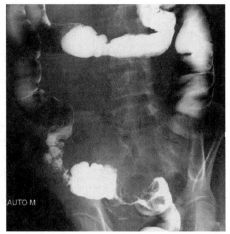

图 7-59

2. 女性，64 岁，大便形状改变伴便后带血 9 个月，气钡灌肠双对比造影 X 线片见图 7-60，应诊断为

  A. 溃疡性结肠炎   B. 克罗恩病   C. 直肠癌

  D. 结肠癌   E. 结肠息肉

3. 男性，55 岁，下腹部隐痛数年余，近几个月出现大便性状改变，气钡灌肠双对比造影

X线片见图 7-61,应诊断为

A. 溃疡性结肠炎　　　B. 乙状结肠息肉　　　C. 肠结核

D. 结肠癌　　　E. 克罗恩病

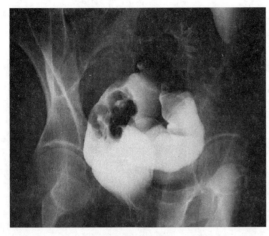

图 7-60

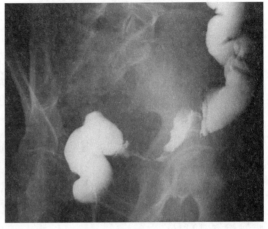

图 7-61

十三、长骨、肋骨骨折

【目的要求】

1. 掌握　长骨、肋骨正常的影像学表现。

2. 掌握　长骨、肋骨常见部位骨折的影像学表现。

3. 熟悉　长骨、肋骨骨折伴发表现。

【知识扩展】

考试阅片时,需要准确区分股骨、胫骨、腓骨、内踝、外踝等骨性标志。股骨位于膝关节上方,一根,容易辨认;胫骨和腓骨为两根,较细者为腓骨,下为外踝;较粗大者为胫骨,下为内踝。

骨折(fracture)是指骨的连续性中断,包括骨小梁和 / 或骨皮质断裂。X 线诊断骨折主要根据骨折线和骨折断端移位或断端成角。

骨折线为锐利而透明的骨裂缝。细微或不完全性骨折、的骨折线可不明显,仅出现骨皮质的褶皱、成角、凹折、裂痕和 / 或骨小梁断裂。

肋骨骨折可以是完全骨折也可以是不完全骨折,X线可直观显示骨折线的存在及形状,并能观察对合情况,同时可发现肋骨骨折的继发征象,如气胸、液气胸、皮下气肿及纵隔气肿。

【模拟试题】

1. 女性,55 岁,跌伤 30min,X 线片见图 7-62,应诊断为

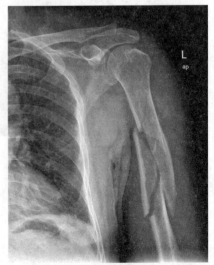

图 7-62

A. 右尺骨骨折　　　　　　B. 右桡骨骨折　　　　　　C. 左肱骨骨折

D. 左桡骨骨折　　　　　　E. 左尺骨骨折

2. 女性,4岁,车祸伤 50min,X 线片见图 7-63,应诊断为

A. 右胫骨骨折　　　　　　B. 左尺骨下端骨折　　　　C. 左尺桡骨双骨折

D. 左桡骨骨折　　　　　　E. 左胫骨骨折

3. 男性,56岁,摔伤 4h,右腿疼痛,X 线片见图 7-64,应诊断为

A. 右胫骨骨折　　　　　　B. 左胫腓骨骨折　　　　　C. 右尺桡骨骨折

D. 左尺桡骨双骨折　　　　E. 右胫腓骨骨折

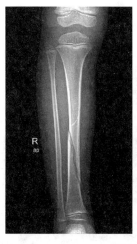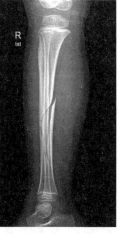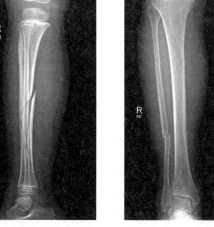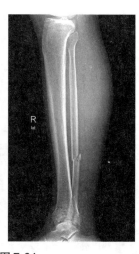

图 7-63　　　　　　　　　　　　　　　图 7-64

（刘　玲　唐艳隆）

第三节　CT 影像诊断

一、肺部

肺炎

【目的要求】

1. 掌握　CT 正常表现和基本病变;掌握大叶性肺炎、间质性肺炎、支气管肺炎、肺脓肿、支原体肺炎、SARS 的影像学表现。并能清楚作出鉴别诊断。

2. 熟悉　掌握 CT 检查技术;能够合理检测影像学检查方法。

3. 了解　各种肺炎的影像学表现;了解肺炎的临床与病理。

【知识拓展】

1. 大叶性肺炎　基本征象主要是实变的肺呈大叶性或肺段性分布的致密阴影,病变中可见"空气支气管征",病变边缘被胸膜所局限且平直,实变的肺叶体积通常与正常时相等。消散期病变呈散在、大小不一的斑片状影,进一步吸收仅见少量条索状阴影或病灶完全消失。

2. 支气管肺炎　双肺中下部病灶呈弥漫散在的斑片影,典型者呈腺泡样形态,边缘较模糊,或呈分散的小片状实变影,或融合成大片状。小片状实变影的周围,常伴阻塞性肺气

肿或肺不张,阻塞性肺不张的邻近肺野可见代偿性肺气肿表现。由于支气管炎及支气管周围炎,肺纹理显示增粗且较模糊。CT易于显示病灶中的小空洞。

3. 支原体肺炎　早期主要改变为肺间质炎症,可见病变区肺纹理增粗而模糊,HRCT显示更为明确。由于支原体肺炎渗出性实变较淡,CT可较清晰的显示其内走行的肺纹理影。

4. 间质性肺炎　可见两侧肺野弥漫分布的网状影,以下肺野明显。HRCT可见小叶间隔及叶间胸膜增厚。有时,两肺可见多发弥漫分布的小片状或结节状影,边缘清楚或模糊。有时可见小叶肺气肿或肺不张征象。在急性间质性肺炎早期阶段,由于肺泡腔内炎症细胞浸润伴少量渗出液,肺泡内尚有一定的气体,可见磨玻璃样密度影。肺门和气管旁淋巴结可肿大。主要表现为肺纹理增多,网状及小结节影,肺气肿,且多呈对称性。

【模拟试题】

1. 患者,女,14岁。高热胸痛,咳痰且痰为铁锈色,现行胸部CT检查,见图7-65,最可能的诊断是

　　A. 大叶性肺炎　　　　　　B. 支气管肺炎　　　　　　C. 间质性肺炎
　　D. 支原体肺炎　　　　　　E. 肺脓肿

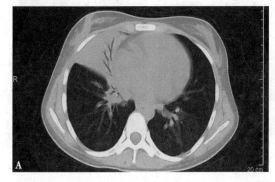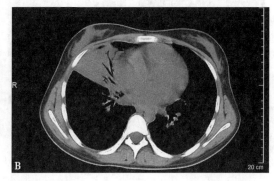

图7-65

2. 患者,男,50岁。高热咳痰,咳泡沫样黏痰,胸痛,现行胸部CT检查,见图7-66,最有可能的病变是

　　A. 支原体肺炎　　　　　　B. 大叶性肺炎　　　　　　C. 支气管肺炎
　　D. 肺脓肿　　　　　　　　E. 继发性肺结核

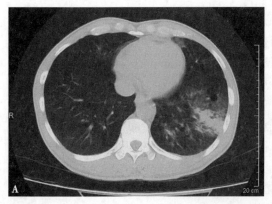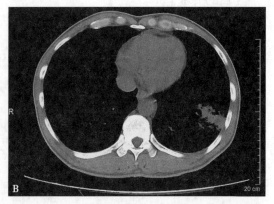

图7-66

3. 患者，男，45 岁。患者胸痛咳痰有少量白色白黏液，患者血冷凝集实验比值升高，现行胸部 CT 检查，见图 7-67，最有可能的病变是

　　A. 支原体肺炎　　　　　　B. 肺脓肿　　　　　　　C. 肺结核

　　D. 大叶性肺炎　　　　　　E. SARS

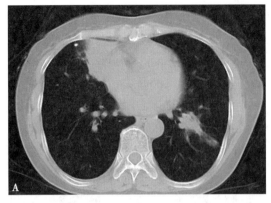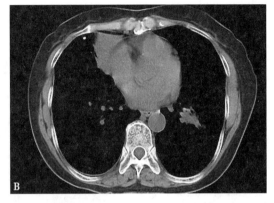

图 7-67

4. 患者，男，65 岁。咳嗽，气急，既往有过荨麻疹，现行胸部 CT 检查，见图 7-68，最有可能的病变是

　　A. 肺气肿　　　　　　　　B. 肺结核　　　　　　　C. 大叶性肺炎

　　D. 间质性肺炎　　　　　　E. 支原体肺炎

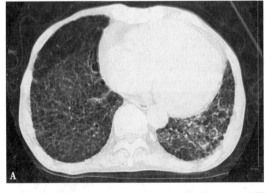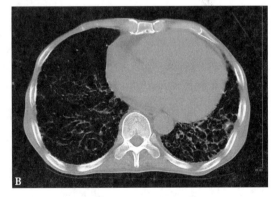

图 7-68

肺结核

【目的要求】

1. 掌握　肺结核的分型；不同分型肺结核的影像表现。

2. 熟悉　X 线检查技术与 CT 检查技术，能够合理选择影像学检查方法。

3. 难点　继发性肺结核的鉴别诊断；血型播散型肺结核与其他疾病的鉴别诊断；结核性胸膜炎的鉴别诊断。

【知识扩展】

1. 原发型肺结核

（1）原发综合征 CT 影像学表现：可清楚显示原发病灶、引流的淋巴管炎及肿大的肺门

淋巴结，也易于显示肿大淋巴结压迫支气管等所引起的肺叶或肺段不张，并能敏感发现原发病灶邻近的胸膜改变。

（2）胸内淋巴结结核 CT 影像学表现：可显示纵隔内和 / 或肺门淋巴结肿大，显示淋巴结的内部结构与周围浸润情况。大部分淋巴结平扫时呈等密度影，与周围组织分界不清，增强后可出现典型环形强化影。

2. 血行播散型肺结核

（1）急性粟粒型肺结核 CT 影像学表现（图 7-69）：易显示粟粒结节，尤其 HRCT，可清晰显示弥漫分布的粟粒性病灶，更加典型地显示粟粒结节：分布均匀、大小均匀和密度均匀的"三均匀"的特点。

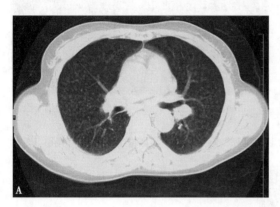
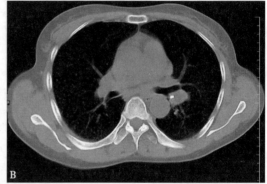

图 7-69　急性粟粒型肺结核

（2）亚急性或慢性血行播散型肺结核 CT 影像学表现（图 7-70）：在显示病灶分布、大小、密度方面较 X 线更加敏感和清楚；显示粟粒结节：分布不均匀、大小不均匀和密度不均匀的"三不均匀"的特点；亦可显示细小的钙化灶及结节的融合情况。

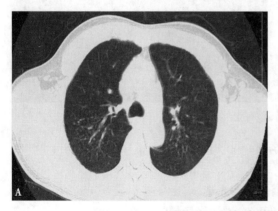
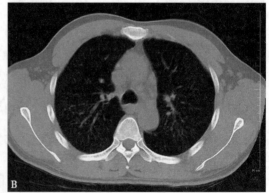

图 7-70　亚急性或慢性血行播散型肺结核

3. 继发型肺结核　CT 影像学表现见图 7-71。继发型肺结核 CT 表现与病变性质有关，病变主要发生在双肺上叶及双肺下叶背段。

（1）渗出浸润为主型：表现为结节状或不规则斑片状影，边缘较模糊，密度不甚均匀，有时病灶内可见小空洞影。增殖性病灶密度较高，边缘清楚，病灶内或周围可见不规则钙化灶。

浸润性病变常与纤维化并存,可伴有邻近的支气管扩张,有时也可见局限性肺气肿表现。

（2）干酪为主型:表现为上肺大叶性实变,其内可见多个小空洞,下肺常可见沿支气管分布的播散病灶。结核球呈圆形或类圆形,多数密度不均,其内常可见钙化,有时可见小空洞影;边缘清楚,部分可呈浅分叶状,少数可见毛刺征或胸膜凹陷征,周围常可见卫星病灶;增强扫描时病灶不强化或仅出现边缘环形强化。

（3）空洞为主型:空洞病灶周围有较多的索条状致密影,常见钙化,肺纹理粗乱扭曲,可见支气管扩张。病变同侧和对侧肺野可见新旧不一的结节状支气管播散病灶,典型者出现"树芽征"。纵隔向患侧移位,常伴明显胸膜增厚及相应部位的胸廓塌陷。

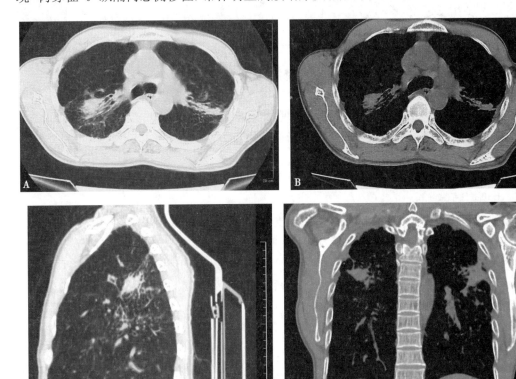

图 7-71　继发型肺结核

4. 结核性胸膜炎　CT 影像学表现见图 7-72。少量游离性积液表现为沿后胸壁的弧线状均匀致密影,当积液量增加时,可呈半月形。较大量的胸腔积液可将肺压迫向内形成不同程度的肺不张。叶间积液及包裹性积液,根据其部位、形态及密度,CT 均能够明确诊断。对于粘连性局限性肺底积液,根据下肺压缩成新月或线形,也能够明确。

【模拟试题】　多选题

下列支持肺结核诊断的影像学表现是

A. 右下叶大片致密影并多发透亮区　　　B. 病变主要位于上叶尖后段及下叶背段

C. 双下叶片絮影　　　D. 右肺胸膜下薄壁空洞

E. 肺部呈多态性病变

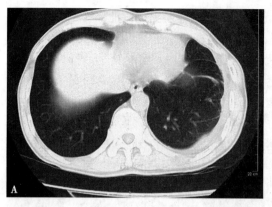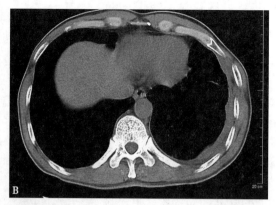

图 7-72　结核性胸膜炎

肺癌

【目的要求】

1．掌握　CT 正常表现和基本病变；掌握各型肺癌的影像学表现。

2．熟悉　CT 检查技术；能够合理选择影像学检查方法。

3．了解　肺癌的临床与病理。

【知识拓展】

1．中央型肺癌

（1）直接征象：肿瘤发生在肺段和段以上支气管炎，当肿瘤局限于支气管内时，薄层 CT 或 HRCT 可见支气管管壁不规则增厚及腔内、外结节，引起支气管狭窄甚至截断，范围较局限，管腔形态不规则，狭窄段常呈楔形。当病变进展时可见肺门肿块，螺旋 CT 多平面重组（MPR）及三维容积重组能够显示肿瘤的部位、范围及狭窄远端的情况。支气管仿真内镜可显示支气管内病变的表面。

（2）间接征象：阻塞性肺气肿表现为肺叶范围的密度减低区；阻塞性肺炎表现为小片状、肺段或肺叶实变影、肺体积常缩小，可合并支气管血管束增粗、模糊；阻塞性肺不张可见肺门区肿块影突出于肺不张的外缘。增强扫描可见肺不张内的肿块轮廓，且可显示肺不张内条状或结节状低密度影，为支气管腔内潴留的不强化黏液，即"黏液支气管征"。阻塞性支气管扩张可表现为柱状或带状略高密度的"指套征"。

（3）转移征象：胸内淋巴结转移引起肺门及纵隔淋巴结肿大，以气管隆嵴下、主动脉弓旁、上腔静脉后、主肺动脉窗、气管旁及两肺门组淋巴结多见，增强扫描显示更为明显，可显示邻近结构的侵犯，如肺静脉、上腔静脉内瘤栓等。

2．周围型肺癌

（1）位置、形态与密度：肿瘤发生在肺段以下支气管，可呈类圆形或不规则性。其密度可为实性结节、部分实性结节和磨玻璃结节（ground glass nodule，GGN）。GGN 多见于以贴壁生长为主的肺腺癌，肿瘤细胞沿肺泡壁生长，内可见血管影；但 GGN 亦可为癌前病变如非典型腺瘤样增生（atypical adenomatous hyperplasia，AAH）等其他良性病变；如 GGN 形态不规则伴"小泡征""空气支气管征"或薄壁囊腔时，多提示为肺腺癌可能；部分实性结节则恶性比例增高；直径 5mm 以下实性结节绝大多数为良性。增强扫描后实性癌灶的 CT 值增加 15～80HU，呈均匀或不均匀强化。

（2）边缘与邻近结构：多数边缘较清楚，多伴有"分叶征"与"毛刺征"，靠近胸膜或叶间裂者可出现胸膜凹陷征，呈线性或三角形影，结节或肿块相应部位可形成明显凹陷；靠近肺门附近者可见肿瘤周围的肺血管向病灶集中，称为血管集束征。

（3）侵袭与转移：肺上沟瘤容易引起肺尖胸膜和邻近肋骨及胸椎侵犯和破坏。肺内血性转移可形成多发结节和肿块影。侵犯淋巴道可形成癌性淋巴管炎，表现为支气管血管束增粗，可见小结节及不规则细线、网状影。淋巴结转移引起肺门及纵隔淋巴结肿大。胸膜转移表现为胸膜结节和胸腔积液。

3．弥漫型肺癌　肿瘤发生在细支气管、肺泡，弥漫分布两肺。显示两肺弥漫分布的粟粒性结节更为敏感和清晰；如出现肺段、肺叶实变影，其内可见"空气支气管征"，特点是不规则狭窄、扭曲及僵硬感，细小分支消失截断；病变内或周边还可见大小不一气腔或蜂窝影。增强扫描在实变影中可出现血管强化影，称"血管造影征"。

【模拟试题】

1．患者，男，56岁。自觉胸痛不适就诊，并有间断性痰中带血，现行胸部CT检查，见图7-73，最可能的诊断是

    A. 中央型肺癌　　B. 周围型肺癌　　C. 错构瘤　　D. 肺结核　　E. 转移性肿瘤

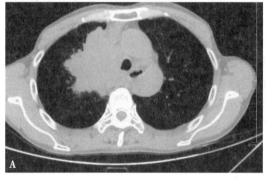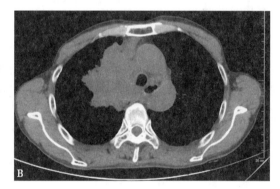

图 7-73

2．患者，女，65岁。自觉胸痛不适就诊，并有刺激性咳嗽，现行胸部CT检查，见图7-74，最可能的诊断是

    A. 中央型肺癌　　B. 周围型肺癌　　C. 错构瘤　　D. 肺结核　　E. 转移性肿瘤

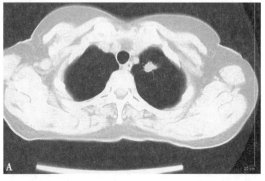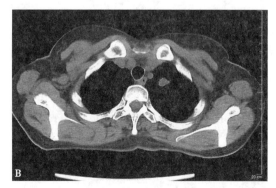

图 7-74

二、肝脏

肝癌

【目的要求】

1. 掌握 肝癌 CT 表现。

2. 熟悉 CT 检查技术；能够合理选择影像学检查方法。

3. 了解 肝癌疾病的临床与病理。

【知识扩展】

1. CT 平扫 肝癌 CT 分型与病理分型相同。巨块型和结节型平扫表现为单发或多发、圆形、类圆形或不规则形肿块，呈膨胀性生长，边缘有假包膜者则肿块边缘清楚，这是肝细胞癌 CT 诊断的重要征象；弥漫型者结节分布广泛，境界不清；小细胞肝癌表现为肝实质内单个直径小于 3cm 或两个直径之和小于 3cm 的类圆形结节。肿块多数为低密度，少数表现为等密度或高密度。巨块型肝癌可发生中央坏死而出现更低密度区，合并出血或发生钙化则肿块内表现为高密度灶；有时肿块周围出现小的结节灶，称为子灶。

2. CT 多期增强扫描 动脉期，主要为门静脉供血的肝实质还未出现明显强化，而主要由肝动脉供血的肝癌，则出现明显的斑片状、结节状早期强化；门静脉期，门静脉和肝实质明显强化，而肿瘤没有门静脉供血则强化程度迅速下降；平衡期，肝实质继续保持较高程度强化，肿瘤强化程度则继续下降而呈相对低密度表现。全部增强过程表现为"快进快出"现象。如在动态 CT 系列图像上分别测定 CT 值并绘制时间 - 密度曲线，可见肝癌强化的时间 - 密度曲线呈速升速降形曲线。肿瘤的假包膜一般呈延迟强化表现。

3. 其他 CT 表现 如门静脉、肝静脉及下腔静脉侵犯或癌栓形成，表现为门静脉、肝静脉或下腔静脉扩张，增强后出现充盈缺损及肝周围杂乱侧支循环；胆道系统受侵犯，引起胆道扩张；肝门部或腹主动脉旁、腔静脉旁淋巴结增大提示淋巴结转移；同时出现肺、肾上腺、骨骼等器官的转移也是肝癌的重要征象，并提示肿瘤已属晚期。

【模拟试题】

男性，60 岁，右上腹不适就诊，腹部 CT 检查，见图 7-75，诊断为

A. 正常肝   B. 肝血管瘤   C. 肝局灶性结节性增生

D. 肝癌   E. 肝腺瘤

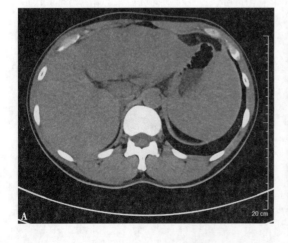
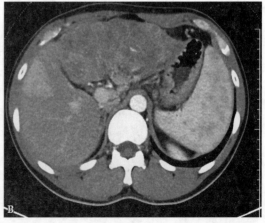

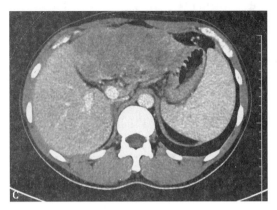
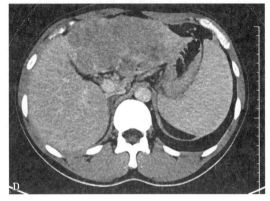

图 7-75

肝血管瘤

【目的要求】

1. 掌握　肝海绵状血管瘤的 CT 影像学表现。

2. 熟悉　CT 检查技术,能够合理选择影像学检查方法。

3. 了解　肝血管瘤的临床与病理及鉴别诊断。

【知识扩展】

1. CT 影像学表现　见图 7-76。

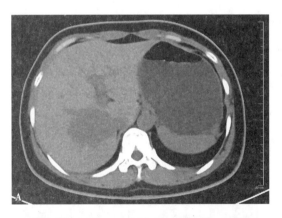
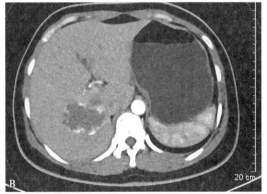
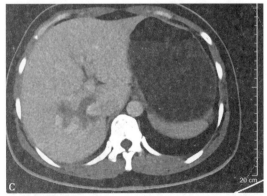
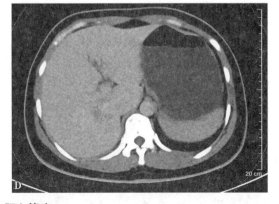

图 7-76　肝血管瘤

2. 平扫　表现为肝实质内境界清楚的圆形或类圆形低密度肿块，CT 值约 30HU 左右。

3. 增强扫描　是 CT 检查血管瘤的关键。在快速注对比剂后 20～30s 内扫描获得的动脉期，可见肿瘤边缘出现散在斑状、结节状明显强化灶，接近同层强化的大血管密度。

4. 注射对比剂后 50～60s 获得的门静脉期　可见散在的强化灶互相融合，同时向肿瘤中心充填扩展。数分钟后延迟扫描，整个肿瘤均匀强化，且强化程度逐渐下降，但高于或等于周围正常肝实质的强化密度。整个对比增强过程表现"早出晚归"的特征。部分海绵状血管瘤，延迟扫描时肿瘤中心可有无强化的不规则低密度区，代表纤维化或血栓化的部分，然而肿瘤周围部强化仍显示"早出晚归"特征。

【模拟试题】

下列哪项不是肝血管瘤的典型 CT 表现

A. 平扫呈圆形或卵圆形的低密度　　　　B. 增强早期病灶边缘强化

C. 增强病灶的密度很快减退至低密度　　D. 强化区域逐渐向中心扩散

E. 延迟扫描病灶的密度呈等密度充填

肝囊肿

【目的要求】

1. 掌握　CT 正常表现和基本病变；掌握肝囊肿的影像学表现。

2. 熟悉　CT 检查技术；能够合理选择影像学检查方法。

3. 了解　肝囊肿的临床与病理。

【知识拓展】

平扫检查显示肝实质内圆形低密度区，边缘锐利，境界清楚，囊内密度均匀，CT 值为 0～20HU。对比增强后囊肿无强化，在周围强化的肝实质的衬托下，囊肿境界更加清楚。囊壁菲薄，一般不能显示。直径小于 1cm 的囊肿，CT 扫描可能产生部分容积效应而容易误认为实质性占位病变，可行 3～5mm 及以下的薄层扫描，并进行对比增强检查，以更好地显示囊肿的 CT 特征。发现弥漫分布的肝囊肿，应注意有无多囊肾同时存在。囊内有出血，囊肿密度增高，CT 值超过 20HU。合并感染则囊壁发生强化。

【模拟试题】

患者，女，35 岁。体检偶然发现巨大占位，现行腹部 CT 检查，见图 7-77，最可能的诊断是

A. 肝囊肿　　　　B. 肝脓肿　　　　C. 肝棘球蚴病　　　　D. 囊性转移瘤　　　　E. 肝腺瘤

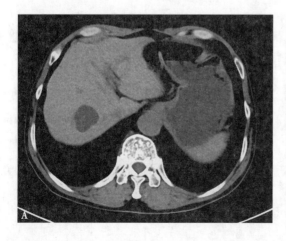
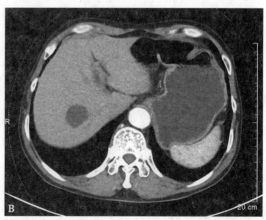

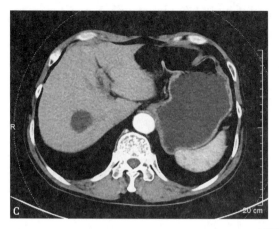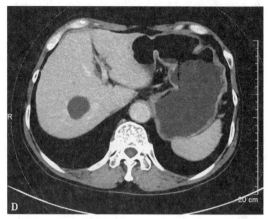

图 7-77

三、急性胰腺炎

【目的要求】

1. 掌握 急性坏死性胰腺炎及急性水肿性 CT 影像学表现。

2. 熟悉 急性胰腺炎常见并发症 CT 影像学表现。

【知识扩展】

急性胰腺炎起病急骤，主要症状为：发热、恶心、呕吐、腹胀等胃肠道症状，上腹部持续性剧烈疼痛，常放射到肩背部，严重者可出现休克症状；上腹部压痛、反跳痛和肌紧张。实验室检查：血、尿淀粉酶升高。

1. 急性水肿性胰腺炎（图 7-78） 急性水肿性胰腺炎 CT 影像学表现：多数病例均有不同程度胰腺体积弥漫性增大。胰腺密度正常或为均匀、不均匀轻度下降，后者为胰腺间质水肿所致。胰腺轮廓清楚或模糊，渗出明显者除胰腺轮廓模糊外，还可有胰周积液。增强 CT 扫描，胰腺均匀强化，无不强化的坏死区。

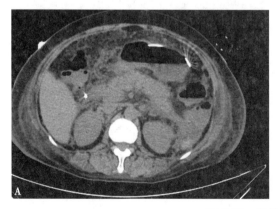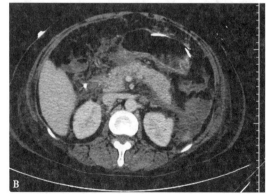

图 7-78 急性水肿性胰腺炎

2. 急性坏死性胰腺炎（图 7-79） 急性坏死性胰腺炎 CT 影像学表现：胰腺体积常有明显增大，且为弥漫性。胰腺体积增大通常与临床严重程度一致。胰腺密度改变与胰腺病理变化密切相关，胰腺水肿则 CT 值降低，坏死区 CT 值更低，而出血区 CT 值明显增高，整个胰腺密度显得很不均匀。增强扫描坏死区无强化而对比更明显。胰腺周围的脂肪间隙消失，胰腺边界由于炎性渗出而变得模糊不清。胰周往往出现明显积液，常首先累及左侧肾旁前间隙，进一步发展可扩散至对侧。肾筋膜可因炎症而增厚，炎症还可穿过肾筋膜进入肾周间隙内。

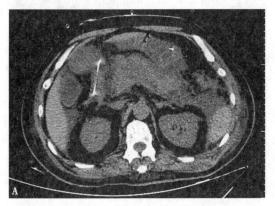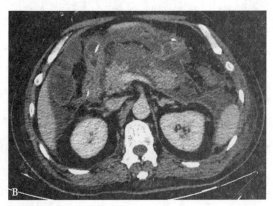

图7-79　急性坏死性胰腺炎

3. 急性胰腺炎并发症胰腺囊肿（图7-80）　胰腺内大小不一的圆形或卵圆形囊性病变，内为液体密度，绝大多数为单房，囊壁均匀、可厚可薄。

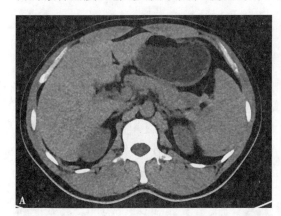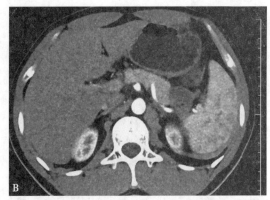

图7-80　急性胰腺炎并发胰腺囊肿

【模拟试题】

急性水肿性胰腺炎最重要的CT影像学表现是

A. 胰腺体积弥漫性增大　　　　B. 胰头增大　　　　　　　C. 胰腺增强不强化

D. 胰腺轮廓不清　　　　　　　E. 囊肿形成

四、腹部损伤（肝损伤、脾损伤、肾损伤）

【目的要求】

1. 掌握　肝损伤、脾损伤、肾损伤的基本CT影像学表现。

2. 熟悉　肝损伤、脾损伤、肾损伤的基本影像学检查方法。

3. 了解　肝损伤、脾损伤、肾损伤的临床与病理及鉴别诊断。

【知识拓展】

1. 肝损伤（图7-81）

（1）肝包膜下血肿：呈新月形或双凸形，为磨玻璃样低密度或等密度，其边缘清楚。当为急性血肿时，CT值可略高或近似肝实质，这时应采用窄窗宽图像观察。血肿CT值随时间推移而减低。增强扫描，血肿不强化。

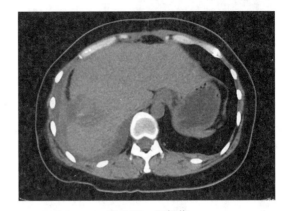

图7-81　肝损伤

（2）肝实质内血肿：呈圆形或椭圆形，偶尔呈星状病灶，为略高或等密度，增强不强化，随时间推移而密度减低并缩小。

（3）肝单一撕裂：可见不规则窄带样低密度，其边缘模糊，同样随时间推移变清楚。

（4）肝多发性撕裂即粉碎性肝破裂：病情严重，肝脏变形，腹腔大量积血，早期出现休克。

2. 脾损伤（图7-82）

（1）局限性包膜下积血：新月形或半月形病变，位于脾缘处；相邻脾实质受压变平或呈内凹状；新鲜血液的CT值略高于或相近于脾的密度，其后逐渐降低而低于脾的CT值；对比增强扫描，脾实质强化而血肿不强化。

（2）脾内血肿：视检查时间，呈圆形后椭圆形略高密度、等密度或低密度影，对比增强扫描，脾实质强化，血肿不强化。如果皮包膜破裂，则形成腹腔积血征象。

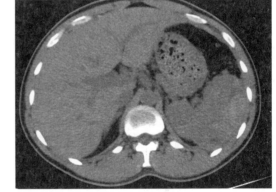

图7-82　脾损伤

（3）单一脾破裂：须对比增强扫描，在脾实质内可见窄带样低密度影，在急性期边缘不清；当破裂后期或治愈时，可形成边缘清晰的裂隙，与正常之脾切迹相似。

（4）多发性脾撕裂：即粉碎性脾破裂，呈多发性不规则低密度影，增强扫描后显示更清楚，一般波及脾包膜并有腹腔积血征象。

（5）脾周血肿：脾周血肿也是脾损伤的常见伴发征象。

3. 肾损伤（图7-83）

（1）肾被膜下血肿：早期表现为与肾脏实质边缘紧密相连的新月形或双凸状高密度区，常导致邻近肾实质受压和变形。增强检查，病变无强化。随诊检查，由于血肿液化和吸收，密度逐渐减低并缩小。

（2）肾周血肿：早期表现为肾脏周围新月状高密度病变，范围较广，但局限于肾筋膜囊内。常合并有肾被膜下血肿。复查CT，血肿密度减低。

（3）肾挫伤：视出血的多少及并存的肾组织水肿及尿液外溢情况而有不同的表现，可为肾实质内高密度、混杂密度或低密度灶。增强检查病灶多无强化，偶见对比剂血管外溢或由于肾集合系统损伤而致含对比剂的尿液进入病灶内。

（4）肾撕裂伤：表现为肾实质连续性中断，其间隔以血液和/或外溢的尿液而呈不规则带状高密度或低密度影。增强检查，撕裂的肾组织可发生强化，但如撕裂的肾组织完全离断则不再有强化。肾撕裂伤常合并有肾周血肿。

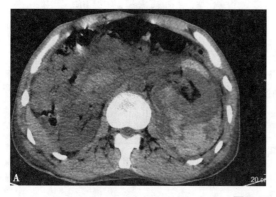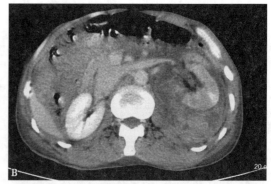

图 7-83　肾损伤

【模拟试题】

男，33 岁，高处坠落伤，腹部 CT 检查见图 7-84，诊断为

A. 右肾囊肿

B. 右肾撕裂伤并血肿形成

C. 右肾肿大

D. 右肾脓肿

E. 右肾癌

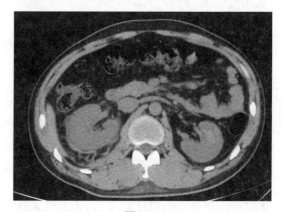

图 7-84

五、颅脑外伤（颅骨骨折、急性硬膜外血肿、急性硬膜下血肿）

颅骨骨折

【目的要求】

1. 掌握　CT 正常表现和基本病变；掌握颅骨骨折的影像学表现。

2. 熟悉　CT 检查技术；能够合理选择影像学检查方法。

3. 了解　颅骨骨折的临床与病理。

【知识扩展】

颅骨骨折指颅骨受暴力作用所致骨结构改变，占颅脑损伤的 15%～20%，可发生于颅骨任何部位，以顶骨最多，额骨次之，颞骨和枕骨又次之。颅骨骨折的重要性不在于颅骨骨折本身，而在于既可损伤脑膜及脑，又可损伤脑血管及脑神经。

CT 是颅骨骨折的主要检查方法，表现为骨质的连续性中断、移位，还可见颅缝增宽分离；并能确定颅内血肿的位置、范围和周围的脑水肿，以及脑室变形和中线移位等情况。颅底骨折常累及颅底孔道，从而损伤通过的神经血管，并可发生鼻窦黏膜增厚、窦腔积血；前中颅底骨折多见，前颅底筛板骨折易造成脑膜撕裂，形成脑脊液鼻漏；中颅底骨折易累及视神经管、眶上裂、圆孔、卵圆孔、棘孔和破裂孔，上述结构均有脑神经、血管通过，损伤后会引起相应的临床症状。CT检查时应根据临床表现，重点观察以免遗漏病变。三维重组则立体显示了骨折与周围结构的关系，有利于手术治疗。

【模拟试题】

男性，47岁，右侧颞部肿胀，头颅CT检查见图7-85，诊断为

A. 正常颅脑CT   B. 右侧颞骨骨折   C. 蛛网膜颗粒压迹

D. 脑膜中动脉压迹   E. 右侧脑肿瘤

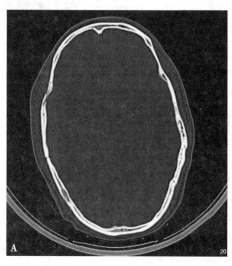 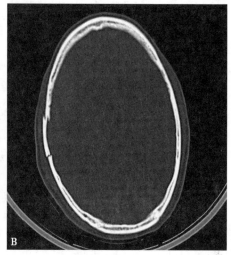

图7-85

急性硬膜外血肿

【目的要求】

1. 掌握 CT正常表现和基本病变；掌握急性硬膜外血肿的影像学表现。

2. 熟悉 CT检查技术；能够合理选择影像学检查方法。

3. 了解 急性硬膜外血肿的临床与病理。

【知识扩展】

颅内出血积聚于颅骨与硬膜之间，称为硬膜外血肿，占颅脑损伤的2%～3%，占全部颅内血肿的25%～30%，仅次于硬膜下血肿，其中急性约占85%，亚急性约占12%，慢性约占3%。

CT平扫血肿表现为颅骨内板下双凸形高密度区，边界锐利，血肿范围一般不超过颅缝。如骨折超越颅缝，血肿亦可超过颅缝。血肿密度多均匀。不均匀的血肿，早期可能与血清溢出、脑脊液或气体进入有关，后期与血块溶解有关。血块完全液化时血肿成为低密度。可见占位效应，中线结构移位，侧脑室受压、变形和移位。可伴有骨折，需用骨窗显示。血肿压迫邻近的脑血管，可出现脑水肿或脑梗死，CT表现为血肿邻近脑实质局限性低密度区。怀疑大脑纵裂血肿，应用冠状面扫描。情况允许时，可以薄层扫描至颅顶，直接或者图像重组观察均有帮助。

【模拟试题】

男性，35岁，头外伤后昏迷，头颅CT检查见图7-86，诊断为

A. 右侧顶部急性硬膜外血肿   B. 右侧颞部硬膜外血肿

C. 右侧颞叶脑挫裂伤   D. 右侧额顶部硬膜下血肿

E. 弥漫性脑挫裂伤

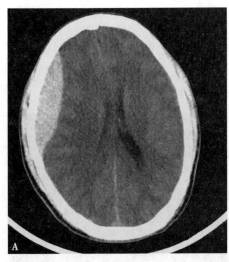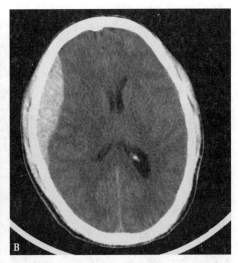

图 7-86

急性硬膜下血肿

【目的要求】

1. 掌握　CT 正常表现和基本病变；掌握急性硬膜下血肿的影像学表现。

2. 熟悉　CT 检查技术；能够合理选择影像学检查方法。

3. 了解　急性硬膜下血肿的临床与病理。

【知识扩展】

颅内出血积聚于硬脑膜与蛛网膜之间称为硬膜下血肿，占颅脑损伤的 5%～6%，占全部颅内血肿的 0%～60%。根据血肿形成时间可分为急性、亚急性和慢性硬膜下血肿三类。

CT 平扫：急性硬膜下血肿表现为颅板下方新月形高密度影，少数为等密度或低密度，可见于贫血患者及大量脑脊液进入血肿内；血肿的密度不均匀与血清渗出和脑脊液相混有关。亚急性和慢性硬膜下血肿，可表现为高、等、低或混杂密度；由于血块沉淀，血肿上方为低密度，下方密度逐渐升高；血肿的形态可由新月形逐步发展为双凸状，与血肿内高渗状态有关。硬膜下血肿范围广泛，不受颅缝限制，由于常合并脑挫裂伤，故占位征象显著。少数慢性硬膜下血肿，其内可形成分隔，可能是由于血肿内机化粘连所致；慢性硬膜下血肿还可以形成"盔甲脑"，即大脑由广泛的钙化壳包绕，这种征象少见。

增强扫描可见到远离颅骨内板的皮层和静脉强化，亦可见到连续或断续的线状强化的血肿包膜（由纤维组织及毛细血管构成），从而可清楚地勾画出包括等密度血肿在内的硬膜下血肿的轮廓。增强扫描仅用于亚急性或慢性硬膜下血肿，特别是对诊断等密度硬膜下血肿有帮助。

【模拟试题】

男性，56 岁，持续昏迷，头颅 CT 检查见图 7-87，诊断为

A. 右侧额颞顶部急性硬膜下血肿   B. 右侧颞部硬膜下血肿

C. 右侧侧颞叶脑挫裂伤   D. 右侧额顶部硬膜外血肿

E. 右侧颞叶蛛网膜下腔出血

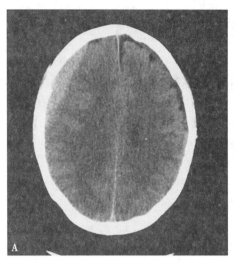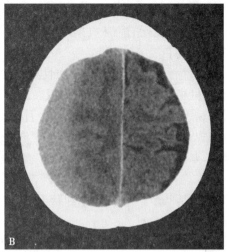

图 7-87

六、脑出血

【目的要求】

1. 掌握　脑部 CT 正常表现和基本病变；掌握脑出血的影像学表现。

2. 熟悉　CT 检查技术，能够合理选择影像学检查方法。

3. 了解　脑出血的临床与病理。

【知识拓展】

1. 急性期（包括超急性期）　脑内圆形、类圆形或不规则形高密度灶，CT 值在 50～80HU，灶周出现水肿，血肿较大者可有占位效应。

2. 亚急性期　血肿密度逐渐降低，灶周水肿由明显到逐步减轻，血肿周边吸收，中央仍呈高密度，出现"融冰征"；增强扫描病灶呈环形强化，呈现"靶征"。

3. 慢性期　病灶呈圆形、类圆形或裂隙状低密度影；病灶大者呈囊状低密度区。

【模拟试题】

男性，68 岁。情绪激动后突然剧烈头痛，随之出现意识障碍。头颅 CT 检查见图 7-88，诊断为

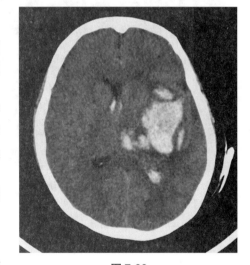

图 7-88

　A. 脑出血　　　　　　　　B. 脑梗死　　　　　　　C. 颅内动脉瘤

　D. 蛛网膜下腔出血　　　　E. 脑膜瘤

七、脑梗死

【目的要求】

1. 掌握　CT 正常表现；掌握脑梗死的影像学表现。

2．熟悉 CT 检查技术；能够合理选择影像学检查方法。

3．了解 脑梗死的临床与病理。

【知识扩展】

1．缺血性梗死（图 7-89） 缺血性梗死 CT 上见低密度灶，其部位和范围与闭塞血管供血区一致，呈扇形，基底贴近颅骨内板。2～3 周时可出现"模糊效应"，病灶变为等密度而消失；增强扫描可见脑回状强化。1～2 个月后形成低密度囊腔。

2．出血性梗死 出血性梗死 CT 上在低密度脑梗死灶内，出现不规则斑点、片状高密度出血灶，占位效应较明显。

3．腔隙性梗死 腔隙性梗死系深部髓质小血管闭塞所致。低密度缺血灶 10～15mm 大小，好发于基底节、丘脑、小脑和脑干，中老年人常见。

【模拟试题】

患者男，61 岁，右侧肢体运动障碍，头颅 CT 检查见图 7-90，诊断为

A．左侧顶叶大脑前动脉梗死　　　　　　B．左侧枕叶大脑后动脉梗死

C．左侧颞叶大脑中动脉梗死　　　　　　D．左侧顶叶大脑后动脉梗死

E．左侧额叶大脑前动脉梗死

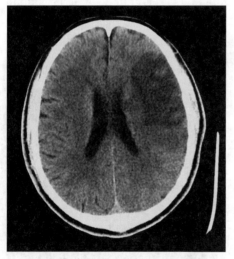

图 7-89　左侧颞叶大脑中动脉梗死
CT 平扫示左侧枕叶低密度区，未见明显占位表现

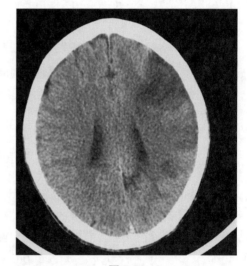

图 7-90

（唐艳隆　刘　玲）

第四节　超声诊断

一、肝硬化

【目的要求】

1．掌握 肝硬化声像图典型表现。

2．熟悉 肝硬化病理特点。

3. 了解　肝硬化临床表现。

【知识扩展】

肝硬化（liver cirrhosis）是一种临床常见的弥漫性肝损害性疾病，呈慢性进行性发展，以肝细胞广泛坏死、肝组织纤维化和肝细胞结节再生为病理表现。病因可以是一种或多种，我国主要病因大多数为病毒性肝炎，即肝炎后肝硬化。临床早期可无症状，后期出现肝功能异常和不同程度的门静脉高压表现。

门静脉高压（portal vein hypertension）是由门静脉压力持续性增高而引起的一组综合征，表现为门-体静脉间交通支开放，大量门静脉血没有进入肝脏到下腔静脉，而是直接经交通支进入体循环，从而出现腹壁和食管静脉扩张、脾脏肿大和脾功能亢进、肝功能失代偿和腹腔积液等。

【声像图判读要点】

1. 二维超声判读要点　早期肝硬化超声表现不明显，典型肝硬化时肝脏体积缩小，肝包膜不光滑呈锯齿状，肝实质回声增粗增强呈砂砾状。伴脾大、腹腔积液及胆囊壁增厚水肿呈双边影。

2. 肝内管系改变及彩色多普勒显像　①门静脉：门静脉扩张（直径≥1.3cm），管腔内血流显色变暗，有时可见反向血流或双向血流。②肝静脉：肝静脉变细，血流显色变暗。③肝动脉：肝动脉可代偿性增宽，血流显色变亮，流速加快、阻力增高。④肝内胆管：无特殊改变。

【注意事项】

判读声像图前先熟悉病史，看图像体表标识进行脏器定位，观察肝实质回声增粗增强呈砂砾状，如果伴有腹腔积液衬托于肝周，肝包膜呈锯齿状，优先考虑肝硬化。

二、急性胆囊炎

【目的要求】

1. 掌握　急性胆囊炎声像图典型表现。

2. 熟悉　急性胆囊炎临床及病理特点。

3. 了解　急性胆囊炎与慢性胆囊炎的鉴别。

【知识扩展】

急性胆囊炎（acute cholecystitis）是胆囊的急性炎症性病变，常见病因有胆囊管梗阻、细菌感染或胰液返流等，胆囊管梗阻多因结石嵌顿引起。可分为三种类型：单纯性胆囊炎、化脓性胆囊炎和坏疽性胆囊炎。临床主要为右上腹持续性疼痛伴发热等炎性表现，体检可触及右上腹压痛，Murphy 征阳性等。

【声像图判读要点】

1. 胆囊肿大　胆囊体积增大，外形饱满，长径和横径都增大，横径增大更有意义，横径常常超过 4cm。

2. 胆囊壁增厚　胆囊壁弥漫性增厚毛糙呈双边影表现，壁厚≥3cm。

3. 胆汁透声差　胆囊腔内胆汁呈细点状回声，无声影，有移动。

4. 超声 Murphy 征阳性　探头深压胆囊区，患者 Murphy 征阳性。

5. 胆囊结石　急性胆囊炎多伴有胆囊结石，胆囊腔内见结石强光团伴声影或胆囊颈部/胆囊管内见嵌顿的结石强光团伴声影。

6. 胆囊穿孔　急性胆囊炎胆囊腔突然变小，胆囊壁缺损，胆囊周围有局限性积液提示胆囊穿孔。

【注意事项】

急性胆囊炎多合并胆囊结石存在,诊断是急性胆囊炎还是胆囊结石较困难,关键在于胆囊壁的变化。慢性胆囊炎往往胆囊体积不大,壁厚而胆囊腔小,张力不大,超声 Murphy 征阴性。

三、胆囊结石

【目的要求】

1. 掌握　典型胆囊结石声像图表现。

2. 熟悉　不典型胆囊结石声像图表现。

3. 了解　胆囊结石临床表现。

【知识扩展】

胆囊结石(cholecystolithiasis)是最常见的胆囊疾病,与多种因素有关。根据结石的化学成分分为胆固醇结石、胆色素结石、混合性结石。单纯胆囊结石大多数患者临床无症状,合并慢性胆囊炎多表现为右上腹不适、隐痛和消化不良等症状,结石嵌顿时可出现右上腹剧烈疼痛。

【声像图判读要点】

1. 典型胆囊结石　具有三大特征:胆囊腔内强回声光团,光团后方伴有声影,强回声光团可随体位改变而移动。

2. 不典型胆囊结石

(1) 充满型胆囊结石:胆囊腔胆汁无回声消失,代之以弧形强回声带伴宽大声影,形成胆囊壁结石声影三联征(WES 征:wall-echo-shadow 征)(图 7-91)。

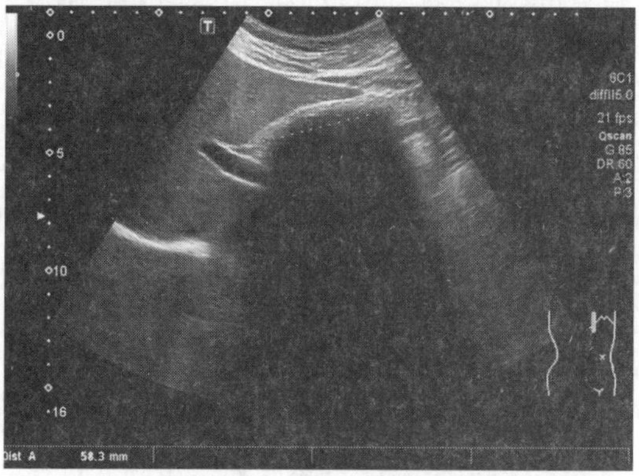

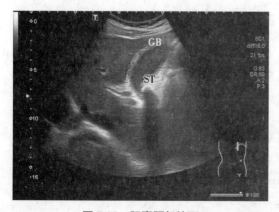

图 7-91　充满型胆囊结石

(2) 胆囊颈部结石:位于胆囊颈部的强回声光团伴后方声影,如果嵌顿可出现胆囊肿大(图 7-92)。

(3) 泥沙样胆囊结石:沿胆囊后壁分布的厚薄不一的堆积状强回声带伴后方声影,强回声带可随体位改变而变形(图 7-93)。

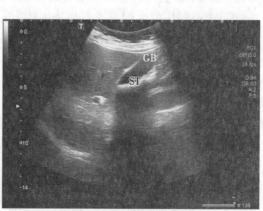

图 7-92　胆囊颈部结石

图 7-93　泥沙样胆囊结石

（4）胆囊壁内结石：胆囊壁常增厚，壁内见点状强回声伴彗星尾征，不随体位改变而移动。

【注意事项】

典型胆囊结石一般诊断不难，对于不典型胆囊结石需仔细鉴别。

四、肾结石

【目的要求】

1. 掌握　肾结石声像图典型表现。

2. 熟悉　肾结石超声鉴别要点。

3. 了解　肾结石临床表现。

【知识扩展】

肾结石（kidney calculi）是泌尿系统的常见病、多发病，为晶体物质（90% 含有钙，主要有草酸钙、磷酸钙、尿酸等）在肾脏的异常聚积所致，男性发病多于女性。临床主要表现为不同程度的腰酸或腰痛、血尿，部分患者可自尿中排出结石。

【声像图判读要点】

典型超声表现为肾盂或肾盏内点状或团状强回声，后方伴声影，部分结构疏松结石可不伴声影或有较淡声影。如果结石梗阻会伴发肾盂或肾盏不同程度积水。

【注意事项】

诊断的关键在于通过图像体表标识正确的辨认出肾脏，肾脏中间肾窦部分见强回声伴声影不难诊断，需与肾皮质内钙化灶及肾窦内管壁回声相鉴别。

【模拟试题】

1. 患者男，46 岁。腹胀伴食欲减退月余，既往有乙型肝炎病史 20 余年，腹部超声检查见图 7-94，最可能的诊断是

  A. 脂肪肝   B. 急性肝炎   C. 肝硬化并腹腔积液

  D. 肝淤血   E. 酒精肝

2. 患者女性，56 岁。发热、恶心、呕吐伴右上腹疼痛 1 天，体检右上腹有压痛，Murphy 征阳性，化验检查外周血白细胞增高，腹部超声检查见图 7-95，最佳诊断可能是

  A. 急性胃炎   B. 胆囊颈部结石并急性胆囊炎

  C. 急性胰腺炎   D. 肾结石   E. 急性肾盂积水

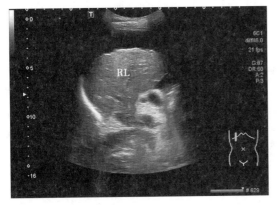

图 7-94

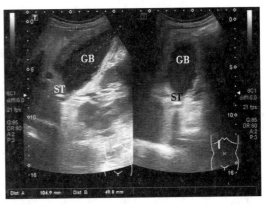

图 7-95

3. 患者女性,34 岁。平素时有消化不良表现,腹部超声检查见图 7-96,最可能的诊断是

    A. 胆囊典型结石   B. 胆囊充满型结石   C. 胆囊泥沙样结石

    D. 胆囊壁内结石   E. 胆囊癌

4. 患者男性,30 岁。腰痛 3 天伴血尿 1 天,超声检查见图 7-97,最佳诊断是

    A. 胆囊结石   B. 胆囊颈部结石   C. 肾皮质钙化

    D. 肾结石   E. 肾错构瘤

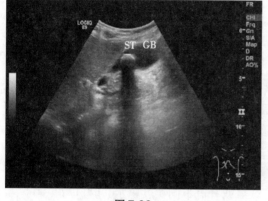 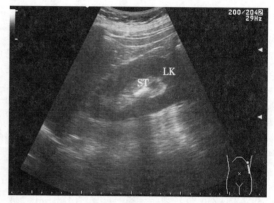

图 7-96   图 7-97

(陈海燕)

第五节　实验室检查

一、血、尿、粪常规

血常规

【目的要求】

掌握　血红蛋白测定、红细胞计数、白细胞计数及其分类、红细胞比积测定参考值及临床意义、网织红细胞计数的参考值及临床意义。

【知识扩展】

1. 红细胞及血红蛋白

[参考值]

成年男性:$(4.0\sim5.5)\times10^{12}$/L,120~160g/L

成年女性:$(3.5\sim5.0)\times10^{12}$/L,110~150g/L

新生儿:$(6.0\sim7.0)\times10^{12}$/L,170~200g/L

[临床意义]

(1)增多

1)相对性增多:血浆容量减少,使红细胞容量相对增加。

2)绝对性增多:①继发性红细胞增多症;②真性红细胞增多症。

(2)减少

1)生理性减少:婴幼儿及 15 岁以下的儿童,部分老年人,妊娠中、晚期。

2）病理性减少：见于各种贫血，可分为红细胞生成减少、红细胞破坏增多、红细胞丢失过多。

2. 白细胞计数及白细胞分类计数（见表 7-1）

表 7-1 正常成人白细胞计数及白细胞分类计数

细胞类型	百分数/(%)	绝对值/(×10⁹/L)
中性粒细胞(N)		
杆状核(st)	0～5	0.04～0.5
分叶核(sg)	50～70	2～7
嗜酸性粒细胞(E)	0.5～5	0.05～0.5
嗜碱性粒细胞(B)	0～1	0～0.1
淋巴细胞(L)	20～40	0.8～4
单核细胞(M)	3～8	0.12～0.8

［参考值］

成人：$(4\sim10)\times10^9/L$；

新生儿：$(15\sim20)\times10^9/L$；

6 个月至 2 岁：$(11\sim12)\times10^9/L$。

［临床意义］

（1）中性粒细胞

1）增多：①生理性增多；②病理性增多。a. 反应性增多：急性感染或炎症、广泛组织坏死或损伤、急性溶血、急性出血、急性中毒、恶性肿瘤、其他。b. 异常增生性增多。

2）减少：某些感染，某些血液病，慢性理、化损伤，自身免疫性疾病，单核-吞噬细胞功能亢进。

（2）嗜酸性粒细胞

1）增多：变态反应性疾病、寄生虫病、某些传染病：猩红热、皮肤病、慢性粒细胞性白血病、某些恶性肿瘤、高嗜酸粒细胞综合征。

2）减少：伤寒等。

（3）嗜碱性粒细胞计数

1）增多：慢性粒细胞白血病、某些恶性肿瘤、骨髓纤维化、溶血。

2）减少：无意义。

（4）单核细胞计数

1）生理性增多。

2）病理性增多：某些感染（疟疾、黑热病、结核、感染性心内膜炎），某些血液病（单核细胞白血病、粒细胞缺乏、恶性组织细胞病、淋巴瘤、骨髓增生异常综合征(myelodysplastic syndromes，MDS)、急性传染病或急性感染恢复期)。

3）减少无意义。

（5）淋巴细胞

1）淋巴细胞增多：①某些病毒或细菌所致感染性疾病；②急性传染病的恢复期；③肾移植术后排异反应；④淋巴细胞性白血病、白血性淋巴肉瘤；⑤再生障碍性贫血、粒细胞缺乏症。

2）淋巴细胞减少：主要见于接触放射线及应用肾上腺皮质激素或促肾上腺皮质激素

时，严重化脓性感染时，由于中性粒细胞显著增加，导致淋巴细胞百分率减低，但计算其绝对值，淋巴细胞数量仍在正常范围。

3. 红细胞比积（hematocrit，Hct）　将EDTAK$_2$抗凝血在一定条件下离心沉淀，由此而测出其红细胞在全血中所占体积的百分比，称为红细胞比积测定。

[参考值]　温氏法：男：0.40～0.50

女：0.37～0.48

（1）血细胞比容增高：各种原因所致的血液浓缩，如真性红细胞增多症。

（2）血细胞比容减低：见于各种贫血（表7-2）。

表7-2　贫血形态学分类（温氏法）

贫血的形态学类	MCV（80～100fl）	MCH（27～34pg）	MCHC（320～360）	病因
正常细胞性贫血	80～100	27～34	320～360	再生障碍性贫血、急性失血性贫血、多数溶血性贫血、骨髓病性贫血如白血病等
大细胞性贫血	>100	>34	320～360	巨幼细胞贫血及恶性贫血
单纯小细胞性贫血	<80	<27	320～360	慢性感染、炎症、肝病、尿毒症、恶性肿瘤、风湿性疾病等所致的贫血
小细胞低色素性贫血	<80	<27	<320	缺铁性贫血、珠蛋白生成障碍性贫血、铁粒幼细胞性贫血

【模拟试题】

1. 成人外周血中出现有核红细胞最常见于

　　A. 失血性贫血　　　　　　B. 溶血性贫血　　　　　　C. 缺铁性贫血

　　D. 再生障碍性贫血　　　　E. 真性红细胞增多症

2. 网织红细胞减少主要见于

　　A. 缺铁性贫血　　　　　　B. 溶血性贫血　　　　　　C. 失血性贫血

　　D. 巨幼细胞性贫血　　　　E. 再生障碍性贫血

3. 以下哪项不是由于缺氧而致红细胞代偿性增高

　　A. 高山居民　　　　　　　B. 长期献血者　　　　　　C. 反复腹泻

　　D. 肺气肿　　　　　　　　E. 新生儿

4. 下列哪种疾病不引起白细胞总数增多

　　A. 流行性出血热　　　　　B. 伤寒　　　　　　　　　C. 阑尾炎

　　D. 百日咳　　　　　　　　E. 急性心肌梗死

5. 血吸虫病患者哪类白细胞升高

　　A. 嗜中性粒细胞　　　　　B. 嗜碱性粒细胞　　　　　C. 嗜酸性粒细胞

　　D. 单核细胞　　　　　　　E. 淋巴细胞

6. 下列哪种疾病淋巴细胞减少

　　A. 放射病　　　　　　　　B. 伤寒　　　　　　　　　C. 淋巴瘤

　　D. 传染性单核细胞增多症　E. 淋巴细胞性白血病

7. 核右移见于

　　A. 骨髓造血功能减退　　　B. 急性、慢性白血病　　　C. 类白血病反应

D. 败血病　　　　　　　　　　　E. 肺炎链球菌性肺炎

8. 长期应用糖皮质激素的患者常有哪种白细胞减少

A. 中性粒细胞　　　　　　B. 嗜酸性粒细胞　　　　　C. 嗜碱性粒细胞

D. 淋巴细胞　　　　　　　E. 单核细胞

9. 男性,30岁,主诉咽部疼痛、吞咽困难,体温39℃。检查见咽部明显充血,扁桃体红肿,颌下淋巴结肿大、压痛。血象检查:白细胞 $28×10^9/L$,中性粒细胞占 0.86(杆状核细胞为 0.08),伴有中毒颗粒、空泡。根据以上资料,下列解释正确的是

A. 感染轻,抵抗力强　　　　　　B. 感染轻,抵抗力差

C. 中度感染,抵抗力差　　　　　D. 感染严重,抵抗力强,预后好

E. 感染严重,抵抗力差,预后差

尿常规

【目的要求】

掌握　尿液分析项目的参考值及临床意义;常见急性肾小球疾病及急慢性肾盂肾炎尿液的特点。

【知识扩展】

1. 晨尿　起床的第一次尿,用于肾脏病患者的尿液常规检查,如妊娠试验。

2. 中段尿　尿细菌培养。标本放于无菌试管中送检。

3. 多尿　每昼夜尿量大于 2 500ml。

4. 少尿　24h 尿量少于 400ml 或每小时少于 17ml。

5. 蛋白尿　当某些因素引起尿蛋白含量大于 100mg/L 或 150mg/24h 尿,蛋白质定性试验呈阳性反应。

6. 一般性状

(1)外观

1)血尿:每升尿内含血量超过 1ml 即可出现淡红色称为肉眼血尿。见:泌尿系统的炎症、结石、肿瘤、结核等。

2)血红蛋白尿:外观呈酱油色或浓茶色,镜检无红细胞,隐血试验阳性。说明有严重溶血,见于蚕豆病、血型不合的输血反应等。正常人尿隐血试验阴性。

3)脓尿和菌尿:尿内含有大量脓细胞或细菌等炎性渗出物时,排除的新鲜尿即可混浊。无论加热或加酸,其混浊均不消失。见:泌尿系统感染,如肾盂肾炎、膀胱炎、尿道炎等。

4)胆红素尿:橘黄色见于阻塞性及肝细胞性黄疸,服药如复合维生素 B 等。特点:尿振荡后泡沫呈黄色。

5)乳糜尿:见于丝虫病,淋巴管阻塞而致乳糜液逆流进入尿液所致。

(2)气味

1)正常尿液气味来自挥发性酸和酯类为芳香味。

2)慢性膀胱炎及慢性尿潴留,新鲜尿液有氨味。

3)糖尿病酮症酸中毒:尿液可呈苹果样气味。

4)苯丙酮尿症患者,尿鼠臭味。

5)有机磷中毒患者尿常带蒜臭味。

（3）比重

1）尿比重增高，晨尿大于 1.020、肾前性少尿、糖尿病、急性肾小球肾炎等。

2）低比重尿（低张尿）：比重小于 1.015 见于急性肾小球坏死，慢性肾衰竭等。比重小于 1.003，见于尿崩症等。

3）等张尿（固定性低比重尿、等渗尿）：比重固定于 1.010±0.003，见于慢性肾功能衰竭。

（4）化学检查

1）蛋白尿

[参考值] 阴性

[临床意义] ①生理性蛋白尿（功能性蛋白尿）（functional proteinuria）系指泌尿系统无器质性病变，尿内暂时出现轻度蛋白质而言。见于大量吃肉、剧烈的体力活动等。特点：尿蛋白量少，定性一般不超过（+），定量小于 0.5g/24h。②病理性蛋白尿：指因肾小球器质性病变使尿内持续地出现蛋白而言。A. 肾小球肾炎：持续性蛋白尿并伴有红细胞、白细胞、管型等为尿液的特征。a. 急性肾小球肾炎，尿蛋白定性 +～++，定量小于 3g/24h，也有多达 10g/24h。b. 慢性肾小球肾炎，尿蛋白为混合性蛋白尿，后期蛋白尿亦减少。c. 隐匿性肾小球疾病：无明显临床症状及体征，尿蛋白定性 ±～+，定量小于 1g/24h。B. 肾病综合征：大量蛋白尿是本组病的尿液特征，临床上有三高一低症状。高度浮肿、大量蛋白尿、高脂血症。尿蛋白定性 +++～++++，定量 5g～10g/24h，也高达 20g/24h。C. 肾盂肾炎：急性期：以脓尿为主，尿蛋白定性 ±～++ 不等，如超过 ++，应考虑是肾炎或肾结核并发感染。慢性期：蛋白间歇阳性，定性 +～++，并有较多的脓细胞及红细胞等。D. Bence Jones 蛋白尿：见于多发性骨髓瘤。

2）糖尿

[参考值] 阴性

[临床意义] ①伴血糖增高性糖尿：多见于内分泌疾病。A. 糖尿病：因胰岛素分泌量相对或绝对不足，使体内各组织对葡萄糖的利用率降低。B. 甲状腺功能亢进。C. 垂体前叶功能亢进。D. 嗜铬细胞瘤。E. Cushing 综合征。②血糖正常性糖尿（肾性糖尿）：由于肾小管对葡萄糖重吸收功能减退，肾阈值降低所致的糖尿。原发性：家族性糖尿。继发性：慢性肾炎或肾病综合征，伴肾小管受损时。③暂时性糖尿：饮食性糖尿、应激性糖尿。④其他糖尿：乳糖、半乳糖、果糖、戊糖等，如肝功能障碍出现果糖尿、半乳糖尿。⑤假性糖尿和技术误差：尿内含尿酸、维生素 C 等使试验出现阳性。

3）酮体：①糖尿病酮症及中毒出现阳性。②妊娠反应严重出现酮体阳性。显微镜检查：镜下脓尿：当尿沉渣镜检白细胞大于 5 个 /HP。镜下血尿：指尿外观无血色，红细胞大于 3 个 /HP。唯一可在正常人尿里见到的管型是透明管型。

【模拟试题】

1. 镜下脓尿是指离心沉淀后镜检每高倍视野白细胞数达

 A. 1 个以上   B. 2 个以上   C. 4 个以上

 D. 5 个以上   E. 3 个以上

2. 尿液细菌培养应收集

 A. 随意尿   B. 无菌的中段尿   C. 空腹尿

 D. 24h 尿   E. 以上均正确

3. 尿液呈烂苹果样气味见于

　　A. 慢性膀胱炎　　　　　　B. 糖尿病酮症酸中毒　　　C. 苯丙酮尿症

　　D. 有机磷中毒　　　　　　E. 以上均可

4. 当尿中尿胆原完全阴性时,应考虑什么疾病

　　A. 肝细胞性黄疸　　　　　B. 阻塞性黄疸　　　　　　C. 溶血性黄疸

　　D. 药物性黄疸　　　　　　E. 肠梗阻

5. 临床考虑泌尿系统疾病应选做以下哪项检查

　　A. 肝功能检查　　　　　　B. 粪便检查　　　　　　　C. 血常规检查

　　D. 尿常规检查　　　　　　E. 骨髓细胞检查

6. 糖尿病患者尿液特点是

　　A. 尿量多,比重低　　　　B. 尿量少,比重高　　　　C. 尿量少,比重低

　　D. 尿量正常,比重正常　　E. 尿量多,比重高

7. 患者,女,42 岁。因尿频、尿急、尿痛 3 天就诊。体检:体温 39℃,左肾区有叩击痛。实验室检查:尿蛋白质定性(++),尿白细胞满布视野,红细胞 10～15 个/HPF。其最可能的诊断是

　　A. 急性膀胱炎　　　　　　B. 急性间质性肾炎　　　　C. 急性尿道炎

　　D. 肾病综合征　　　　　　E. 急性肾盂肾炎

8. 蛋白尿是指尿液中的蛋白质含量大于

　　A. 50mg/24h　　　　　　B. 100mg/24h　　　　　　C. 200mg/24h

　　D. 150mg/24h　　　　　　E. 250mg/24h

9. 尿中出现哪种细胞,提示肾小管病变

　　A. 红细胞　　　　　　　　B. 白细胞　　　　　　　　C. 小圆上皮细胞

　　D. 尾状上皮细胞　　　　　E. 扁平上皮细胞

粪常规

【目的要求】

掌握　粪便一般性状检查、显微镜检查、化学检查、细菌学检查的参考值及临床意义;粪便隐血试验(OBT)的临床意义及试验注意事项。

【知识扩展】

1. 隐血试验(occult blood test,OBT)

2. 隐血定义　肉眼及显微镜均不能证明的微量出血称隐血。正常人粪便隐血试验前应素食三天留便,OBT 试验阴性。

[临床意义]

(1) 消化道癌的粪隐血试验持续阳性,晚期可达 95% 阳性率。

(2) 胃、十二指肠溃疡患者的粪隐血试验呈间断性阳性。

【模拟试题】

1. 黏液脓血便见于

　　A. 肛裂　　　　　　　　　B. 痔疮　　　　　　　　　C. 直肠癌

　　D. 细菌性痢疾　　　　　　E. 结肠癌

2. 米泔样便见于

　　A. 肛裂　　　　　　　　　B. 重症霍乱　　　　　　　C. 痔疮

  D. 上消化道出血   E. 直肠癌

 3. 患者，男，26岁，轻度发热、腹泻、里急后重就诊。实验室粪便检验：脓血便，隐血试验阳性，镜检见大量成堆白（脓）细胞黏液、红细胞及巨噬细胞，红细胞数少于白细胞数且形态完整，则该患者最可能患

  A. 阿米巴痢疾   B. 痔（内、外痔）   C. 细菌性痢疾

  D. 消化道出血   E. 假膜性肠炎

 4. 大便隐血试验持续阳性可见于

  A. 十二指肠溃疡   B. 胃癌   C. 胃溃疡

  D. 肠息肉   E. 结肠炎

 5. 慢性胰腺炎粪便的特点是

  A. 便量多泡沫状   B. 灰白色有光泽   C. 镜检脂肪小滴增多

  D. 恶臭   E. 以上均正确

 6. 上消化道出血粪便可呈

  A. 黄色   B. 绿色   C. 灰白色   D. 白色   E. 柏油色

二、血沉

【目的要求】

掌握 红细胞沉降率测定的参考值及临床意义。

【知识扩展】

红细胞沉降率（erythrocyte sedimentation rate，ESR 或血沉率）是指红细胞在一定条件下沉降的速率。

［参考值］

男性：0～15/1h 末。

女性：0～20/1h 末。

［临床意义］

1. 血沉增快 临床常见于：

（1）生理性增快

（2）病理性增快：①各种炎症性疾病；②组织损伤及坏死；③恶性肿瘤；④各种原因导致血浆球蛋白相对或绝对增高时；⑤其他：部分贫血患者，血沉可轻度增快。

2. 血沉减慢 一般临床意义较小。

【模拟试题】

测定血沉对下列哪种情况无意义

A. 判断结核病、风湿病有无活动   B. 区分组织损伤及坏死程度

C. 鉴定良性和恶性肿瘤   D. 估计血浆球蛋白增高情况

E. 分析细菌和病毒感染

三、骨髓常规检查

【目的要求】

1. 掌握 骨髓检查的临床意义、骨髓穿刺的禁忌证；骨髓涂片细胞学检查的内容；正

常骨髓象的特点。

2. 熟悉 常见血液病血象和髓象特点。

【知识扩展】

骨髓象检验的临床应用

1. 适应证 骨髓细胞学检验是诊断血液系统疾病的最重要手段。

（1）外周血细胞数量、成分及形态异常。

（2）不明原因的发热、肝大、脾肿大、淋巴结肿大。

（3）不明原因的骨痛、骨质破坏、肾功能异常、黄疸、紫癜、血沉明显增加。

（4）恶性血液病化疗后的疗效观察。

（5）其他：骨髓活检、骨髓细胞 CD 检测、造血祖细胞培养、染色体核型分析、微生物及寄生虫学检查（如伤寒、副伤寒、疟疾、黑热病、败血症）等。

2. 禁忌证 凝血因子严重缺陷引起的出血性疾病；穿刺部位有炎症或有畸形；晚期妊娠的妇女作骨髓穿刺时要慎重。

（1）取材失败（即骨髓稀释）：如抽吸骨髓液时混进血液，称为骨髓部分稀释。

（2）骨髓完全稀释：如抽出的骨髓液实际上就是血液。

（3）干抽：是指非技术错误或穿刺位置不当而抽不出骨髓液或只得到少量血液。

3. 大致正常骨髓象 正常成人骨髓象一般具有下列特征：

（1）有核细胞增生情况：骨髓有核细胞增生活跃，粒/红比例为（2~4）：1。

（2）粒细胞系：在骨髓全部有核细胞中占最大比例，约 1/2 左右（50%~60%），其中原粒细胞小于 2%，早幼粒细胞小于 4%，以后阶段依次增多，但分叶核又少于杆状核。嗜酸性粒细胞一般小于 5%，嗜碱性粒细胞小于 1%。各阶段细胞形态上无异常。

（3）红细胞系：幼红细胞在全部有核细胞中占 1/5 左右（20%），其中原红细胞一般小于 1%；早幼红细胞小于 3%；中、晚幼红细胞各约为 10%。幼稚和成熟红细胞无形态异常。

（4）巨核细胞系：通常在一张骨髓片（1.5cm×3.0cm 骨髓涂膜）上，可见巨核细胞 7~35 个，主要是颗粒性和产血小板性巨核细胞。血小板散在或成簇，无异常和巨大血小板。

（5）淋巴细胞系：占 1/5 左右（20%），小儿骨髓偏高，可达 40%。主要是成熟淋巴细胞。

（6）单核细胞及其他细胞：单核细胞一般不超过 5%，浆细胞一般不超过 2%，通常都是成熟阶段。其他细胞如组织细胞；巨噬细胞、组织嗜碱细胞等可少量存在。无其他异常细胞及寄生虫。

【模拟试题】

1. 女性，20 岁，头晕、乏力半年，近 2 年来每次月经期持续 7~8 天，有血块。门诊化验：红细胞数 $3.0×10^{12}/L$，血红蛋白 65g/L，血清铁蛋白 $10μg/L$，血清叶酸 16ng/ml，维生素 B_{12} 600μg/ml。网织红细胞 0.015（1.5%），最可能的诊断是

  A. 营养性巨幼细胞性贫血   B. 溶血性贫血   C. 缺铁性贫血

  D. 再生障碍性贫血   E. 海洋性贫血

2. 男性，50 岁，确诊为缺铁性贫血给予铁剂治疗。Hb 上升达 135g/L。为补充体内应有的铁贮存量，需继续给小剂量铁剂。下列何项实验室检查最能反映体内贮存铁

  A. 血清铁   B. 血清总铁结合力   C. 血清铁蛋白

  D. 骨髓内铁粒幼细胞计数   E. 红细胞内游离原卟啉测

3. 男性，50 岁。5 年前因胃癌行全胃切除术。近 1 年来渐感头晕、乏力，活动后心慌、气急来诊。化验：红细胞数 $1.5×10^{12}$/L，血红蛋白 55g/L，白细胞数 $3.2×10^9$/L，血小板数 $65×10^9$/L，网织红细胞 0.001（0.10%），MCV 129fl，MCH 36pg，MCHC 340g/L。最可能的诊断是

  A. 缺铁性贫血   B. 巨幼细胞性贫血   C. 再生障碍性贫血
  D. 溶血性贫血   E. 骨髓病性贫血

4. 男性，45 岁，1 个月来逐渐感到乏力，面色苍白，1 周前无特殊原因突然寒战、高热，全身皮下及口腔黏膜出血，头晕、乏力、心悸进行性加重，血红蛋白下降至 60g/L，红细胞 $2.10×10^{12}$/L，白细胞 $0.8×10^9$/L，分类中性粒细胞 25%，成熟淋巴细胞 74%，单核细胞 1%，血小板 $15×10^9$/L，网织红细胞 0.3%，骨髓象细胞增生减低，粒系、红系及巨核系均明显减少，成熟淋巴细胞占 68%，组织嗜碱细胞可见，本病最可能诊断为

  A. 急性非白血性白血病   B. 再生障碍性贫血（急性型）   C. 粒细胞缺乏症
  D. 急性型 ITP   E. MDS

四、凝血功能及纤溶活性检查

【目的要求】

1. 掌握   止血与凝血障碍检查常用试验参考值及临床意义；止血与凝血障碍检查常用试验的选用原则。

2. 熟悉   弥散性血管内凝血（disseminated intravascular coagulation，DIC）常用试验的选用原则、参考值及临床意义。

【知识扩展】

（一）凝血酶原时间测定

凝血酶原时间（prothrombin time，PT）是在体外模拟外源性凝血的全部条件，测定血浆凝固所需的时间，用以反映外源凝血因子是否异常，是筛检止凝血功能最基本、最常用的试验之一。

1. 延长   PT 超过正常对照 3s 以上或 PTR 超过参考值范围即为延长。

（1）先天性 FⅡ、FⅤ、FⅦ、FⅩ 减低及纤维蛋白原缺乏，或无纤维蛋白原血症、异常纤维蛋白原血症。

（2）获得性凝血因子缺乏，当 FⅡ、FⅤ、FⅦ、FⅩ 浓度低于正常人水平 40% 时，PT 即延长。

2. 缩短

（1）先天性 FⅤ 增多。

（2）DIC 早期（高凝状态）。

（3）口服避孕药、其他血栓前状态及血栓性疾病。

3. 口服抗凝药的监测   临床上，常将 INR 为 2～4 作为口服抗凝剂治疗时抗凝浓度的适用范围。

（二）活化部分凝血活酶时间（APTT）测定

活化部分凝血活酶时间（APTT）是在体外模拟内源性凝血的全部条件，测定血浆凝固所需的时间，用以反映内源凝血因子是否异常，是筛检止凝血功能最基本、最常用的试验之一。

1. APTT 延长   APTT 结果超过正常对照 10s 以上即为延长。主要用于发现轻型的血

友病。可检出FⅧ活性低于15%血友病甲,中、轻度FⅧ、FⅨ、FⅪ缺乏时,APTT可正常。

2．APTT缩短 见于DIC早期、血栓前状态及血栓性疾病。

3．监测肝素治疗 APTT对血浆肝素的浓度很为敏感,是目前广泛应用的实验室监测指标。

(三)凝血酶时间(TT)测定

TT测定主要反映凝血共同途径纤维蛋白原转变为纤维蛋白的过程中,是否存在异常的抗凝现象(抗凝或纤溶亢进)。

受检TT值延长超过正常对照3s为延长。

TT测定主要用于检测有无纤维蛋白原异常、以及是否发生纤溶、存在抗凝物的情况。

(四)纤维蛋白原(Fg)含量测定

直接测定血浆Fg含量,可反映Fg增高或减低的实际状态。

[参考值]

成人:2.00～4.00g/L。

新生儿:1.25～3.00g/L。

[临床意义]

Fg含量测定主要用于出血性疾病(包括肝脏疾病)或血栓形成性疾病的诊断以及溶栓治疗的监测。

1．增高 Fg是急性时相反应蛋白,也是红细胞沉降率增快最主要的血浆蛋白,在组织坏死和炎症时、妊娠和使用雌激素时。Fg水平超过参考值上限是冠状动脉粥样硬化心脏病和脑血管病发病独立的危险因素之一。Fg增高还见于糖尿病、恶性肿瘤等。

2．减低 见于肝脏功能受损的疾病如肝硬化、DIC、药物、遗传性异常Fg血症或无Fg血症(极少见)。

3．溶栓治疗监测 Fg测定可用于溶栓治疗(如用UK、t-PA)、蛇毒治疗(如用抗栓酶、去纤酶)的监测。

(五)纤维蛋白(原)降解产物测定

F(g)DP测定主要反映是否存在血栓形成或纤溶系统亢进。

[参考值]

反向血凝试验:<10mg/L。

[临床意义]

纤维蛋白(原)降解产物测定主要反映是否存在纤溶亢进的临床现象或疾病。阳性或增高见于:①运动和紧张。②血栓性疾病。③原发性纤溶症和继发性纤溶(DIC),但不能鉴别。④恶性疾病、感染和肝病。⑤溶栓或去纤维蛋白治疗。⑥肝素或纤维蛋白原血症、类风湿因子可使FDP假阳性增高。

(六)D-二聚体测定

D-二聚体是纤溶酶降解交联的纤维蛋白的产物,对继发性纤溶的诊断具有特异性。

[参考值]

阴性或<0.25mg/L

[临床意义]

D-D测定主要用以诊断继发性纤溶亢进症。

阳性：①继发性纤溶亢进症：DIC。②组织纤溶酶原激活物的溶纤疗法。③动脉或静脉血栓性疾病。④其他疾病：如妊娠（尤其产后）、恶性肿瘤、手术等。

【模拟试题】

1. 凝血酶原（PT）时间测定实验是
   A. 内源性凝血系统最常用的筛选实验
   B. 外源性凝血系统最常用的筛选实验
   C. 纤溶内激活途径最常用的筛选实验
   D. 纤溶外激活途径最常用的筛选实验
   E. 纤溶外源激活途径最常用的筛选实验

2. 凝血功能检查从标本采集到完成测定通常不宜超过
   A. 半小时　　　B. 1h　　　　C. 2h　　　　　　D. 3h　　　　　E. 4h

3. 正常情况下血浆中的多种凝血因子处于
   A. 无活性状态　　　　　　　　　B. 活性状态
   C. 动态平衡　　　　　　　　　　D. 部分活化，部分无活性状态
   E. 激化状态

4. 患者单纯 PT 延长，提示下列哪一组凝血因子缺陷
   A. FⅤ、FⅦ、FⅧ　　　　　　B. FⅡ、FⅤ、FⅦ　　　　　　C. FⅩⅢ、FⅫ、FⅪ
   D. FⅧ、FⅨ、FⅪ　　　　　　E. FⅡ、FⅤ、FⅧ

5. DIC 的三项过筛试验是
   A. 血小板计数，纤维蛋白原定量，PT 测定
   B. 血小板计数，APTT 测定，PT 测定
   C. 纤维蛋白原定量，TT 测定，PT 测定
   D. FDP 定量测定，TT 测定，纤维蛋白原定量
   E. FDP 定量测定，纤维蛋白原定量，APTT 测定

五、痰液病原学检验

【目的要求】
掌握痰液标本采集的要求

【知识扩展】
标本采集方法

1. 自然略痰法　在留取痰液标本之前，通常要用清水反复漱口，以减少正常菌群的污染。
2. 支气管刷。
3. 气管穿刺法。

【模拟试题】
请简述口痰标本的正确收集方法。

六、脑脊液常规及生化检查

【目的要求】
掌握　脑脊液检验项目的参考值及临床意义（表7-3）。

表7-3 常见中枢神经系统疾病脑脊液改变

疾病	外观	蛋白质	葡萄糖	氯化物	细胞	细胞分类	细菌
化脓性脑膜炎	浑浊、脓性,有凝块	↑↑	↓↓	↓	↑↑	N为主	可见致病菌
结核性脑膜炎	雾状微浑,薄膜形成	↑	↓	↓↓	↑	早期:N为主 后期:L为主	抗酸染色阳性或结核分枝杆菌培养阳性
病毒性脑炎	清晰或微浑	↑	正常	正常	↑	L为主	无
乙型脑炎	清晰或微浑	↑	正常	正常	↑	早期:N为主 后期:L为主	无
新型隐球菌脑膜炎	清晰或微浑	↑	↓	↓	↑	L为主	新型隐球菌
脑室及蛛网膜下腔出血	红色浑浊	↑	↑	正常	↑	N为主	无
脑肿瘤	清晰	↑	正常	正常	↑	L为主	无
脑脊髓梅毒	清晰	↑	正常	正常	↑	L为主	无

【知识扩展】

腰穿

1. 适应证 ①有脑膜刺激症状时,如脑膜感染性疾病。②疑有颅内出血,如蛛网膜下腔出血。③中枢神经系统肿瘤。④不明原因的剧烈头痛、昏迷、抽搐或瘫痪。⑤中枢神经系统疾病需椎管内给药治疗及手来前麻醉、造影等。

2. 禁忌证 ①对疑有颅内压升高者。②休克、衰竭或濒危状态的患者。③穿刺位置局部皮肤有炎症的患者。④颅后窝有占位性病变或伴有脑干症状的患者。

【模拟试题】

1. 脑脊液呈毛玻璃样浑浊见于
　　A. 化脓性脑膜炎　　　　　B. 结核性脑膜炎　　　　　C. 病毒性脑膜炎
　　D. 神经梅毒　　　　　　　E. 蛛网膜下腔出血

2. 检查脑脊液结核杆菌,常用
　　A. 革兰氏染色　　　　　　B. 瑞氏染色　　　　　　　C. 墨汁染色
　　D. 抗酸染色　　　　　　　E. 吉姆萨染色

3. 结核性脑脊液凝固的形式为以下哪种
　　A. 不凝固　　　　　　　　B. 1~2h 形成凝块　　　　C. 1~2h 形成薄膜
　　D. 12~24h 形成薄膜　　　 E. 立刻形成陈状

4. 脑脊液中氯化物下降在哪一种疾病时最为显著
　　A. 结核性脑膜炎　　　　　B. 蛛网膜下腔出血　　　　C. 病毒性脑膜炎
　　D. 化脓性脑膜炎　　　　　E. 脑膜白血病

5. 检查脑脊液新型隐球菌,常用染色方法是
　　A. 革兰氏染色　　　　　　B. 瑞氏染色　　　　　　　C. 墨汁染色
　　D. 抗酸染色　　　　　　　E. 吉姆萨染色

6. 化脓性脑膜炎患者脑脊液透明度是
   A. 常呈毛玻璃样微浑　　　　B. 清澈透明　　　　　　　　C. 黄色微浑
   D. 微浑　　　　　　　　　　E. 灰白样浑浊

7. 正常成人脑脊液中白细胞数少于
   A. $1×10^9/L$　　　　　　　　B. $20×10^9/L$　　　　　　　C. $0.008×10^9/L$
   D. $30×10^9/L$　　　　　　　E. $5×10^9/L$

8. 下列哪一种情况不是脑脊液检查的适应证
   A. 脑膜刺激征　　　　　　　B. 颅内高压　　　　　　　　C. 中枢神经系统肿瘤
   D. 颅内出血　　　　　　　　E. 不明原因昏迷

9. 患者脑脊液检验结果：淡黄色，微混，细胞计数 $480×10^6/L$，以白细胞占绝大多数，红细胞较少，分类淋巴细胞 0.80，中性粒细胞 0.15，单核细胞 0.05，蛋白定性试验（+），葡萄糖 2.0mmol/L，氯化物 74mmol/L，最可能诊断是
   A. 化脓性脑膜炎　　　　　　B. 病毒性脑膜炎　　　　　　C. 结核性脑膜炎
   D. 流行性乙型脑炎　　　　　E. 蛛网膜下腔出血

七、胸腔积液及腹腔积液常规及生化检查

【目的要求】
掌握　渗出液与渗出液鉴别诊断要点（表7-4）。
【知识扩展】

表7-4　漏出液与渗出液的鉴别

项目	漏出液	渗出液
病因	非炎症性	炎症性、外伤、肿瘤或理化刺激
颜色	淡黄色	黄色、红色、乳白色
透明度	清晰透明或琥珀色样	浑浊或乳白色
比重	<1.015	>1.018
pH	>7.3	<7.3
凝固性	不易凝固	易凝固
Rivalta 试验	阴性	阳性
蛋白质含量 /(g/L)	<25	>30
积液蛋白 / 血清蛋白	<0.5	>0.5
葡萄糖 /(mmol/L)	接近血糖水平	<3.33
LD/(U/L)	<200	>200
积液 LD/ 血清 LD	<0.6	>0.6
细胞总数 /(×10^6/L)	<100	>500
有核细胞分类	淋巴细胞为主,可见间皮细胞	急性炎症以中性粒细胞为主,慢性炎症或恶性积液以淋巴细胞为主
肿瘤细胞	无	可有
细菌	无	可有

【模拟试题】

1. 漏出液常发生于

    A. 胸外伤感染　　　　　B. 充血性心衰　　　　　C. 胆汁漏出

    D. 胰液漏出　　　　　　E. 血胸

2. 漏出液常见的细胞类型是

    A. 淋巴细胞　　　　　　B. 单核细胞　　　　　　C. 中性粒细胞

    D. 嗜碱性粒细胞　　　　E. 嗜酸性粒细胞

3. 渗出液的特点以下哪项是正确的

    A. 凝固性不自凝　　　　　　　　B. 比重<1.015

    C. 蛋白总量<30g/L　　　　　　　D. 有核细胞计数>0.5×10^9/L

    E. 找不到细菌

4. 一男性成年患者大量腹腔积液,腹腔穿刺液检查结果:浑浊,淡黄色,比重>1.018,Rivalta 试验(+),葡萄糖 1.5mmol/L,,细胞计数 1 000×10^6/L,分类以中性粒细胞为主,其腹腔积液属于

    A. 漏出液　　　　　　　B. 渗出液　　　　　　　C. 黏液

    D. 浆液　　　　　　　　E. 以上均不是

5. 简述渗出液和漏出液的鉴别诊断。

八、肝功能

【目的要求】

1. 掌握　肝脏病常用实验室检查项目的参考值及临床意义;溶血性黄疸、肝细胞性黄疸、阻塞性黄疸的鉴别要点及临床意义。

2. 熟悉　肝脏病检验项目的选择原则。

【知识扩展】

(一)三种黄疸的鉴别(表 7-5)

表 7-5　三种黄疸的鉴别

	血清胆红素			尿内胆色素		粪胆素	粪便颜色
	CB	UCB	CB/TB	尿胆红素	尿胆原		
正常人	0~6.8μmol/L	1.7~10.2μmol/L	0.2~0.4μmol/L	阴性	0.84~4.2μmol/L	正常	黄褐色
梗阻性黄疸	明显增加	轻度增加	>0.5μmol/L	强阳性	减少或缺少	减少或缺少	白陶土
溶血性黄疸	轻度增加	明显增加	<0.2μmol/L	阴性	明显增加	增加	加深
肝细胞性黄疸	中度增加	中度增加	>0.2μmol/L,<0.5μmol/L	阳性	正常或轻度减低	减少	变浅

(二)丙氨酸氨基转移酶

ALT 主要分布在肝脏,其次是骨骼肌、肾脏、心肌等组织中。

(三)天门冬氨酸氨基转移酶

AST 主要分布在心肌,其次是肝脏、骨骼肌和肾脏等组织中。

[临床意义]

1. 急性病毒性肝炎 转氨酶阳性率80%~100%。①在出现症状之前,ALT与AST即有升高,最高值>500U,随病情好转逐渐下降至正常。ALT/AST>1,若<1,示重型肝炎。②病情恶化,转氨酶反下降,是肝细胞广泛坏死的表现,而胆红素持续上升,呈胆酶分离现象。③在急性肝炎的恢复期,如转氨酶在100U左右波动或再上升,提示急性转为慢性。

2. 慢性肝炎和脂肪肝 轻度上升(100~200U)或正常,若AST/ALT>1,提示转为慢性活动性肝炎,示病变较严重。

3. 肝硬化、肝癌 轻度上升(100~200U)或正常。

4. 肝外因素 ①急性心肌梗死后、药物性肝炎、脂肪肝、肝癌等非病毒性肝病。②酒精性肝病(酗酒)、外伤、手术均可使ALT活性升高。

【模拟试题】

1. 当尿中尿胆原完全阴性时,应考虑什么疾病
   A. 肝细胞性黄疸　　　　　B. 阻塞性黄疸　　　　　C. 溶血性黄疸
   D. 药物性黄疸　　　　　　E. 肠梗阻

2. 血清丙氨酸氨基转移酶显著升高见于
   A. 急性肝炎　　　　　　　B. 肝硬化　　　　　　　C. 肝癌
   D. 胆道疾病　　　　　　　E. 心肌炎

3. 阻塞性黄疸患者血清中肯定不增高的酶是
   A. 胆碱酯酶　　　　　　　B. ALP　　　　　　　　C. ALT
   D. G-GT　　　　　　　　E. AST

4. 常作为判断肝细胞损伤的灵敏指标的血清酶是
   A. ALT　　　B. AST　　　C. GG　　　D. LD　　　E. CK

5. 下列哪组酶常用于诊断肝脏疾病
   A. CK GGT ALP ACP　　　　　　　B. ALT AST GGT ALP
   C. AMY LD α-HBDH LPL　　　　　　D. ACP AST Lipase LD
   E. AST CK CK-MB LD

6. 急性肝炎时,人体内转氨酶变化为
   A. ALT升高,AST升高,AST/ALT>1.5
   B. ALT升高,AST升高,AST/ALT<1.0
   C. ALT正常,AST正常,AST/ALT=1.15
   D. ALT降低,AST升高,AST/ALT>11.15
   E. ALT升高,AST降低,AST/ALT<1.15

7. 下列哪种酶活性不受急性肝炎的影响
   A. CK　　　B. ALT　　　C. AST　　　D. LDH　　　E. ALP

8. 反映胆道梗阻敏感性和特异性最好的酶是
   A. ALP　　　B. ALT　　　C. AST　　　D. LDH　　　E. CHE

9. 肝细胞性黄疸可出现的实验结果是
   A. 血中结合胆红素和非结合胆红素均增多
   B. 尿三胆实验均为阳性

C. 粪便颜色加深

D. 血清总胆红素升高，1min胆红素减少

E. 血中结合胆红素显著增加，而非结合胆红素微增

九、肾功能

【目的要求】

1. 掌握　常用肾小球功能试验参考值及临床意义。

2. 熟悉　肾功能试验的选用原则。

【知识扩展】

（一）尿素

［参考值］

成人：3.2～7.1mmol/L。

［临床意义］

血清尿素增高见于：

1. 生理性因素　高蛋白饮食引起血清尿素浓度显著增高。

2. 病理性因素

（1）肾前性因素：失水、血液浓缩、肾血流量减少；肾小球滤过率下降，见于剧烈呕吐、水肿等。

（2）肾性因素：见于急性肾小球肾炎、肾病晚期、肾结核、慢性肾盂肾炎等都可出现血液中尿素量增多。

（3）肾后性因素：前列腺肿大、尿路结石等均可致血中尿素增高。

（4）肾外因素。

（二）肌酐

［参考值］

血清或血浆肌酐：男性53～106μmol/L，女性44～97μmol/L。

［临床意义］

1. 血肌酐测定判定肾衰竭的程度和分期。

2. 肾源性如肾衰竭患者肌酐升高，常超过200μmol/L，非肾源性因素，如心衰所致肾血流量减少，尿量减少，肌酐升高不超过200μmol/L。

3. 血清肌酐和血清尿素同时测定意义　Cr升高，血清尿素升高，提示肾功能已严重损害。Cr正常，血清尿素升高，提示可能肾前性因素（如脱水等）或肾后性因素（如尿路梗阻等）。

（三）尿酸

［参考值］

男性268～488μmol/L，女性178～387μmol/L。

［临床意义］

血中尿酸增高见于：

1. 血清尿酸测定对痛风诊断最有帮助，痛风患者血清中尿酸升高，但有时亦会出现正常尿酸值。

2. 肾功能减退时常伴尿酸升高。

3. 在核酸代谢增加疾病如白血病、多发性骨髓瘤等血清尿酸升高。

4. 在铅中毒、妊娠反应及食用富含核酸的食物等尿酸升高。

【模拟试题】

1. 检测尿中 β_2- 微球蛋白是监测

  A. 肾小球蛋白   B. 肾小管功能   C. 恶性肿瘤

  D. 良性肿瘤   E. 泌尿系统感染

2. 下列哪项疾病不会引起血尿酸增高

  A. 痛风   B. 肾功能损害   C. 白血病

  D. 恶性肿瘤   E. 肝硬化

3. 肾脏浓缩功能检查的指标是

  A. 蛋白质定性和定量   B. pH   C. 尿渗透量

  D. 尿体积   E. 尿无机盐

4. 肾病综合征时，常伴有血浆蛋白的减低，原因是

  A. 异常丢失   B. 合成障碍   C. 营养不良

  D. 分解代谢增加   E. 遗传性缺陷

十、血清电解质

【目的要求】

熟悉　电解质检验的参考值及临床意义。

【知识扩展】

（一）血钾

［参考值］

3.5～5.1mmol/L。

低于 3.5mmol/L 为低血钾症，高于 5.5mmol/L 为高血钾症。

（二）血钠

［参考值］

135～147mmol/L。

低于 135mmol/L 为低血钠症，高于 147mmol/L 为高血钠症。

（三）血钙

［参考值］

2.25～2.58mmol/L

低于 2.25mmol/L 为低血钙症，高于 2.58mmol/L 为高血钙症。

（四）血氯

［参考值］

95～105mmol/L。

低于 95mmol/L 为低血氯症，高于 105mmol/L 为高血氯症。

【模拟试题】

1. 高钾血症是指血清钾高于

  A. 5.0mmol/L   B. 4.0mmol/L   C. 4.5mmol/L

D. 5.5mmol/L　　　　　　E. 6.0mmol/L

2. 可升高血钙浓度的激素是

　　A. 胰岛素　　　　　　　B. 抗利尿激素　　　　　　C. 甲状旁腺素

　　D. 肾素　　　　　　　　E. 降钙素

十一、血糖及糖化血红蛋白

【目的要求】

掌握　血糖及其代谢产物检测项目的参考值及临床意义。

【知识扩展】

（一）空腹葡萄糖

[参考值]

3.9～6.1mmol/L

[临床意义]

1. 增高　轻度增高为 7.0～8.4mmol/L，中度增高为 8.4～10.1mmol/L，重度增高为超过 10.1mmol/L；血糖超过肾糖阈值（9mmol/L）即出现尿糖。

2. 减低　轻度减低为 3.4～3.9mmol/L，中度减低为 2.2～2.8mmol/L，重度减低为 1.7mmol/L 以下。见于：①胰岛素过多：如胰岛素用量过多、口服降糖药过量和胰岛 B 细胞瘤、胰腺腺瘤等；②缺乏抗胰岛素激素：如肾上腺皮质激素、生长激素等；③肝糖原贮存缺乏性疾病：如重型肝炎、肝硬化、癌等；④其他：如长期营养不良、饥饿和急性酒精中毒等。

（二）糖化血红蛋白

能反映采血前 2 个月之内的平均血糖水平。

糖化血红蛋白与血糖的控制情况：4%～6%：血糖控制正常。6%～7%：血糖控制比较理想。7%～8%：血糖控制一般。8%～9%：控制不理想，需加强血糖控制，多注意饮食结构及运动，并在医生指导下调整治疗方案。>9%：血糖控制很差，是慢性并发症发生发展的危险因素，可能引发糖尿病性肾病、动脉硬化、白内障等并发症，并有可能出现酮症酸中毒等急性合并症。

【模拟试题】

1. 下列不能作为糖尿病诊断依据的是

　　A. 糖尿病症状加随意静脉血浆葡萄糖≥11.1mmol/L

　　B. 尿糖

　　C. 空腹静脉血浆葡萄糖≥7.0mmol/L

　　D. OGTT 时，2h 静脉血浆葡萄糖≥11.1mmol/L

　　E. 空腹静脉血浆葡萄糖≥6.99mmol/L

2. 低血糖的判断标准是

　　A. 血糖<2.8mmol/L　　　　　　　　B. 血糖<3.0mmol/L

　　C. 血糖<3.2mmol/L　　　　　　　　D. 血糖<3.4mmol/L

　　E. 血糖<3.8mmol/L

3. 原发性糖尿（真性）主要病因是

　　A. 胰岛素分泌量相对或绝对不足　　　B. 甲状腺功能亢进

　　C. 肾上腺皮质功能亢进　　　　　　　　D. 肾小管对糖的再吸收能力减低

　　E. 垂体前叶功能亢进

4. 糖化血红蛋白是血红蛋白与糖类非酶促结合而成，一般可反映多长时间内血糖水平

　　A. 4h　　　　　　　　　　B. 1天　　　　　　　　　　C. 7天

　　D. 1～2个月　　　　　　E. 半年

十二、血脂

【目的要求】

　　掌握　血清总胆固醇、血清甘油三酯测定、高密度脂蛋白、低密度脂蛋白、载脂蛋白A、载脂蛋白B参考值及临床意义。

【知识扩展】

（一）血清胆固醇

[参考值]

2.9～6.0mmol/L

[临床意义]

容易引起动脉粥样硬化性心、脑血管疾病如冠心病、心肌梗死、脑卒中（中风）等。

（二）甘油三酯

[参考值]

<1.7mmol/L

[临床意义]

是冠心病发病的一个危险因素。

（三）高密度脂蛋白胆固醇测定

[参考值]

0.94～2.0mmol/L。>1.04mmol/L为合适水平，<0.91mmol/L为减低。

[临床意义]

HDL-C对诊断冠心病有重要价值，已知HDL-C与TG呈负相关，也与冠心病发病呈负相关。

（四）低密度脂蛋白胆固醇测定

[参考值]

2.07～3.12mmol/L；≤3.12mmol/L为合适水平，3.15～3.61mmol/L为边缘升高，≥3.64mmol/L为升高。

[临床意义]

LDL-C水平升高与冠心病发病呈正相关。

（五）载脂蛋白A测定

[参考值]

男：1.42±0.17g/L；女：1.45±0.14g/L。

[临床意义]

血清Apo-A是诊断冠心病的一种较敏感的指标，其血清水平与冠心病发病率呈负相关。

（六）载脂蛋白 B 测定

[参考值]

男：1.01±0.21g/L，女：1.07±0.23g/L

[临床意义]

血清 Apo-B 水平升高与动脉粥样硬化、冠心病发病成正相关。

【模拟试题】

1．低密度脂蛋白中含量最多的载脂蛋白是

    A．ApoA I   B．ApoA II   C．ApoB

    D．ApoC II   E．ApoE

2．下列哪项组合化验能提示动脉粥样硬化危险性增加

    A．ApoA I 升高，ApoB 降低   B．ApoA I 降低，ApoB 升高

    C．ApoA I，ApoB 都降低   D．ApoA I，ApoB 都升高

    E．ApoA I 升高，ApoB 不变

3．被称为"好胆固醇"的是

    A．HDL-C   B．VLDL-C   C．CM-CDL

    D．L-C   E．IDL-C

4．下列哪项化验结果是冠心病的危险因素

    A．血清总胆固醇下降   B．血清甘油三酯下降

    C．血清高密度脂蛋白胆固醇增高   D．血清低密度脂蛋白胆固醇增高

    E．血清肌酸激酶降低

十三、心肌损伤标志物

【目的要求】

掌握 心肌损伤标志物测定项目的参考值及临床意义。

【知识扩展】

1．心肌酶检测包括天门东氨酸转移酶、肌酸激酶、肌酸激酶同工酶、乳酸脱氢酶和 α-羟丁酸脱氢酶。

[临床意义]

急性心肌梗死、心肌炎等

2．心肌蛋白

[参考值]

ELISA 法：cTnI<0.2ug/L，诊断临界值为>1.5μg/L。

[临床意义]

（1）急性心肌梗死：cTnI 的变化。发病后 3～6h，cTnI 常超过参考值上限，达峰值时间为 14～20h，恢复至正常时间为 5～7d，其灵敏度为 6%～44%，特异性为 93%～99%，故较 LDl/LD2 比值更敏感。

（2）不稳定型心绞痛：cTnI 也可升高，提示有小范围的梗死可能

【模拟试题】

1．目前用于诊断急性冠脉综合征最特异的生化标志物是

A. CK-MB   B. CK-BB   C. 肌红蛋白（Mb）

D. cTn   E. α-HBDH

2. 急性冠脉综合征时最早升高的血清标志物是

A. CK-MB   B. CK-BB   C. 肌红蛋白（Mb）

D. LDH   E. α-HBDH

3. 某患者胸痛 6h 后入院，临床检验 ECG 未见典型急性心梗改变，为进一步明确诊断应选择

A. 肌红蛋白   B. CK、LDH   C. LDH、α-HBDH

D. CK-MB、cTnT   E. CK、CK-MB-AST、α-HBDH、LDH

4. 反映心功能的实验指标是

A. 转氨酶   B. 酸性磷酸酶   C. 乳酸脱氢酶

D. 胱氨酸   E. 脑钠素

十四、血、尿淀粉酶

【目的要求】

掌握 血、尿淀粉酶测定项目的参考值及临床意义。

【知识扩展】

[参考值]

血清淀粉酶 28～100u/L；尿液淀粉酶 0～500u/L。

[临床意义]

血清与尿中淀粉酶升高：流行性腮腺炎，特别是急性胰腺炎时，血清淀粉酶在发病后 1～2h 即开始增高，8～12h 标本最有价值，至 24h 达最高峰，并持续 24～72h，2～5d 逐渐降至正常，而尿淀粉酶在发病后 12～24h 开始增高，48h 达高峰，维持 5～7d，下降缓慢。故胰腺炎后期测尿淀粉酶更有价值。

【模拟试题】

临床上检测血清淀粉酶，主要用于诊断

A. 急性胰腺炎   B. 急性心肌梗死   C. 肝硬化

D. 急性肝炎   E. 有机磷中毒

十五、血清铁、铁蛋白、总铁结合力

【目的要求】

掌握 血清铁、铁蛋白、总铁结合力测定项目的参考值及临床意义。

【知识扩展】

（一）血清铁

[参考值]

成年男性 11.6～31.3μmol/L，女性 9.0～30.4μmol/L。

[临床意义]

1. 减低常见于生理性铁需要量增加（如婴幼儿和妊娠妇女）、缺铁性贫血、感染、恶性疾病、肾病综合征和慢性失血等。

2．增高常见于肝脏疾病、铁粒幼细胞贫血、再生障碍性贫血、慢性溶血、巨幼细胞贫血和反复输血等。

（二）血清铁蛋白

[参考值]

成年男性15～200μg/L 成年女性12～150μg/L。

[临床意义]

1．降低常见于　①缺铁性贫血，一般于早期即可出现血清铁蛋白减低，是早期诊断缺铁性贫血的重要指标。②失血、营养缺乏和慢性病贫血等，可作为孕妇、儿童铁营养状况调查的流行病学指标。是判断体内铁贮存和铁营养状况最可靠敏感的指标。

2．增高常见于　①体内贮存铁增加，如血色病、频繁输血。②铁蛋白合成增加，如感染、恶性肿瘤等。③组织内铁蛋白释放增加。

（三）血清总铁结合力（TIBC）

[参考值]

男性50～77μmol/L，女性54～77μmol/L。

[临床意义]

1．TIBC 增高　①缺铁性贫血和红细胞增多症等。②肝细胞坏死等。③口服避孕药。

2．TIBC 降低　①肝病、血色病。②肾病综合征、尿毒症。③遗传性转铁蛋白缺乏症。④恶性肿瘤、慢性感染、溶血性贫血等。

【模拟试题】

1．人体内运输铁的蛋白质是

　　A. 铁蛋白　　　　　　　B. 转铁蛋白　　　　　　C. 血红蛋白

　　D. 肌红蛋白　　　　　　E. 细胞色素类

2．不符合缺铁性贫血的实验检查结果是

　　A. 总铁结合力增加　　　　　　　B. 骨髓外铁消失

　　C. 转铁蛋白饱和度下降　　　　　D. 骨髓以原红和早幼红细胞增生为主

　　E. 形态学呈小细胞低色素性贫血

十六、甲状腺功能

【目的要求】

掌握　甲状腺功能测定项目的参考值及临床意义。

【知识扩展】

甲状腺素（T_4）和游离甲状腺素（FT_4）

1．总 T_4（TT_4）增高　甲亢、先天性甲状腺素结合球蛋白增多症、原发性胆汁性胆管炎、甲状腺激素不敏感综合征、妊娠、口服避孕药或雌激素等。

2．TT_4 降低　甲减、缺碘性甲状腺肿、慢性淋巴细胞性甲状腺炎、低甲状腺素结合球蛋白血症等。

3．FT_4 增高　诊断甲亢的灵敏度优于 TT_4。还可见于甲亢危象、甲状腺激素不敏感综合征、多结节性甲状腺肿等。

4．FT_4 降低　甲减,应用抗甲状腺药物、糖皮质激素、苯妥英钠、多巴胺等。

5. 总 $T_3(TT_3)$ 增高　①诊断甲亢最灵敏的指标,还具有判断甲亢有无复发的价值 ②诊断 T_3 型甲亢的特异性指标。

6. 游离三碘甲状腺原氨酸 (FT_3) 增高　诊断甲亢非常灵敏,可以判断甲状腺结节患者的甲状腺功能。

7. FT_3 降低　低 T_3 综合征、慢性淋巴细胞性甲状腺炎晚期、应用糖皮质激素等。

【模拟试题】

1. 原发性甲状腺功能低下时

    A. TSH 升高、T3 升高、T4 升高　　　　B. TSH 降低、T3 降低、T4 降低

    C. TSH 降低、T3 升高、T4 升高　　　　D. TSH 无改变、T3 降低、T4 降低

    E. TSH 升高、T3 降低、T4 降低

2. 甲状腺激素中含有

    A. 铁　　　　B. 硒　　　　C. 钴　　　　D. 碘　　　　E. 镍

十七、乙肝病毒免疫标志物

【目的要求】

掌握　病毒性肝炎血清学标志物检查的临床意义。

【知识扩展】

乙型肝炎病毒两对半检测

1. HBsAg　阳性见于急性乙肝的潜伏期,发病时达高峰;如果发病后 3 个月不转阴,则易发展成慢性乙型肝炎或肝硬化。携带者 HBsAg 也呈阳性。

2. 抗 -HBs　是保护性抗体,可阻止 HBV 穿过细胞膜进入新的肝细胞。抗 -HBs 一般在发病后 3~6 个月才出现,可持续多年。

3. HBeAg　阳性表明乙型肝炎处于活动期,并有较强的传染性。

4. 抗 -HBe　阳性可见于慢性乙型肝炎、肝硬化、肝癌。

5. 抗 -HBc　抗 -HBc 总抗体主要反映的是抗 -HBc IgG。抗 -HBc 比 HBsAg 更敏感,可作为 HBsAg 阴性的 HBV 感染的敏感指标。在 HBsAg 携带者中多为阳性。

6. HBcAg　阳性,提示患者血清中有感染性的 HBV 存在,含量较多表示复制活跃,传染性强,预后较差。

【模拟试题】

1. 乙型肝炎病毒标志物检查,以下哪项结果阳性表明人体得到保护

    A. HBsAg　　　　　　　　B. 抗 -HBs　　　　　　　　C. HBeAg

    D. 抗 -HBe　　　　　　　　E. 抗 -HBc

2. 患者 HBsAg+、HBeAg+、抗 -Hbe-、抗 -HBcIgM+、抗 -HBs-,正确的判断是

    A. 患急性乙型肝炎　　　B. 患慢性乙型肝炎　　　C. 患慢性迁延性肝炎

    D. 乙肝恢复期　　　　　E. 患慢性活动性肝炎

十八、自身抗体

【目的要求】

掌握　常见自身抗体项目测定的参考值及临床意义。

【知识扩展】

1. 类风湿因子　见于约 70% 的 RA 患者。

2. 抗核抗体　是以真核细胞的核成分为靶抗原的自身抗体总称。

3. 可提取性核抗原抗体谱　包括抗 Sm 抗体、抗 SS-A 抗体、抗 SS-B 抗体、抗 Scl-70 抗体、抗 JO-1 抗体等。

4. 抗 DNA 抗体　对诊断 SLE 的特异性 90%～95%，活动期 SLE 阳性率为 70%～90%。

5. 抗胞质抗体　抗线粒体抗体测定、抗肌动蛋白抗体检测、抗 Jo-1 抗体检测。

【模拟试题】

1. 下列疾病中，何者不具有抗核抗体和类风湿因子

    A. 类风湿性关节炎　　　　　　　　B. 干燥综合征

    C. 全身性红斑狼疮　　　　　　　　D. 原发性血小板减少紫癜症

    E. 硬皮病

2. 下列何种疾病中具有抗核抗体之阳性率最高

    A. 硬皮症　　　　　　B. 皮肤肌肉炎　　　　　　C. 类风湿性关节炎

    D. 全身性红斑狼疮　　E. 强直性脊柱炎

十九、血气分析

【目的要求】

掌握　血气分析的参考值及临床意义。

【知识扩展】

1. 动脉血氧分压

[参考值]

12.6～13.3kPa（95～100mmHg）

[临床意义]

判断有否缺氧及其程度。

2. 动脉血氧饱和度　是指动脉血氧与 Hb 结合的程度，HbO_2 占全部 Hb 的百分比值。

[参考值]

95%～98%

[临床意义]

当 PO_2 降低时 SaO_2 也随之降低；当 PO_2 增加时，SaO_2 也相应增加。

3. 动脉血二氧化碳分压

[参考值]

4.7～6.0kPa（35～45mmHg）

[临床意义]

判断呼吸衰竭的类型、判断是否存在呼吸性酸碱平衡失调、判断代谢性酸碱失衡的代偿反应、判断肺泡通气状态。

4. 碳酸氢

[参考值]

22～27mmol/L

［临床意义］

反映酸碱失衡、AB 与 SB 均正常，为酸碱内稳态、AB=SB<正常值，为代谢性酸中毒（未代偿）、AB=SB>正常值，为代谢性碱中毒（未代偿）、AB>SB 为呼吸性酸中毒、AB<SB 为呼吸性碱中毒

5．pH

［参考值］

pH 7.35～7.45

［临床意义］

pH 异常可以肯定有酸碱失衡，pH 正常不能排除无酸碱失衡。单凭 pH 不能区别是代谢性还是呼吸性酸碱失衡。

【模拟试题】

1．实际碳酸氢盐（AB）>标准碳酸氢盐（SB）提示为

    A．代谢性酸中毒   B．呼吸性酸中毒   C．代谢性碱中毒

    D．呼吸性碱中毒   E．无酸碱平衡紊乱

2．血气分析中表示代谢性酸碱平衡的指标是

    A．pH   B．PO_2 C．PCO_2

    D．TCO_2 E．HCO_3

二十、肿瘤标志物

【目的要求】

掌握 肿瘤标记物检测的参考值及临床意义。

【知识扩展】

（一）甲胎蛋白（α-fetoprotein，αFP 或 AFP）

1．原发性肝癌患者血清中 AFP 的含量明显升高，常>300μg/L。

2．病毒性肝炎与肝硬化患者血清中 AFP 有不同程度的升高，但常<300μg/L。

3．生殖腺胚胎肿瘤患者血清中 AFP 可升高。

4．妊娠 3～4 个月，孕妇 AFP 开始升高，7～8 个月达高峰，但多低于 400μg/L，分娩后 3 周恢复正常。

（二）癌胚抗原

1．升高主要见于胰腺癌，结肠癌，直肠癌等。

2．用于动态观察。

3．结肠炎、胰腺炎、肝脏疾病等良性疾病也常见 CEA 轻度升高。

4．吸烟人群可见轻度升高。

（三）组织多肽抗原

是存在于胎盘和大部分肿瘤组织细胞膜和细胞质中的一种单链多肽，在恶性肿瘤患者血清中的检出率高达 70% 以上，但它的增高与肿瘤发生部位和组织类型无相关性。

（四）前列腺特异抗原

1．前列腺癌时 60%～90% 患者血清 t-PSA 水平明显升高。

2．部分良性前列腺疾病可见 t-PSA 轻度升高。

3. 当 t-PSA 处于 4.0～10.0μg/L 时，f-PSA/t-PSA 比值对诊断更有价值。

4. 某些检查及前列腺手术会引起前列腺组织释放 PSA 而引起血清浓度升高。

（五）糖链抗原 199（CA199）

胰腺癌、肝胆和胃肠道疾病时血中 CA199 的水平可明显升高。CA199 是胰腺癌的首选肿瘤标志物。

（六）癌抗原 125（CA125）

CA125 存在于卵巢癌组织细胞和浆液性腺癌组织中，不存在于黏液型卵巢癌中。

（七）癌抗原 153（CA153）

乳腺癌时，30%～50% 的患者可见 CA153 明显升高，但在早期乳腺癌时，它的阳性率仅为 20%～30% 左右，因此主要用于乳腺癌患者的治疗监测和预后判断。

【模拟试题】

1. 诊断原发性肝细胞癌最有意义的指标是

    A. ALT   B. AST   C. AFP

    D. ALP   E. MAO

2. 乳腺癌的主要肿瘤标志物是

    A. AFP   B. CEA   C. CA153

    D. CA125   E. CA199

二十一、血、尿 hCG 检测

【目的要求】

掌握 血尿 hCG 检测的参考值及临床意义。

【知识扩展】

（一）血 hCG

[参考值]

男性及未绝经女性为 0～5U/L，绝经期后妇女 <10IU/L。

1. 诊断早孕 hCG 在受精卵着床前即由滋养层细胞开始分泌，早期增长迅速，约 1.7 天增长 1 倍，至 8～10 周血液达最高峰。因此，用 RIA（放射免疫测验）法或 ELISA（酶联免疫吸附试验）法测定血及尿中的 β-hCG 水平，是较准确的早孕诊断方法。

2. 不完全流产可引起 hCG 浓度升高。

3. 葡萄胎、绒毛膜上皮癌、畸胎瘤患者血中 hCG 浓度明显升高。

4. 精原细胞睾丸癌，血中 hCG 浓度中度升高。

5. hCG 对非小细胞肺癌有较高的辅助诊断价值。在非精原细胞睾丸癌、胃肠道癌及肝硬化等疾病中，hCG 浓度可轻度升高。

6. 先兆流产患者检测 hCG，不仅有助于了解胎盘滋养层细胞的分泌功能，尚可为确定临床治疗方案提供依据。自然流产、过期流产、胎儿畸形和胎儿宫内发育受限等，血中 hCG 浓度降低。

7. 宫外孕的早期诊断：异位妊娠时，hCG 含量比正常妊娠时明显降低，对疑有异位妊娠者，检测血清 hCG 有助于明确诊断。

（二）尿hCG

[参考值]

正常人尿hCG为阴性，<312U/L。

1. 妊娠：尿中hCG在受孕后10天即能检出阳性，受孕后35～40天hCG可达2 500U/L以上，60～70天出现高峰，达10万～20万U/L。

2. 宫外孕　尿妊娠试验有60%的阳性率。

3. 不完全流产　子宫内尚有胎盘组织残存，hCG定性为阳性。

4. 某些肿瘤如葡萄胎、绒癌、男性睾丸畸胎瘤等。

【模拟试题】

1. 临床上操作简便、灵敏度高、检测快速的HCG常用检测方法是

    A. 单克隆胶体金法　　　　B. 胶乳凝集抑制试验　　　　C. 血凝抑制试验

    D. 放射免疫试验　　　　　E. 比浊法

2. 妊娠实验测定的激素是

    A. 雌激素　　　　　　　　B. 胎盘催乳素　　　　　　　C. 胎盘专一性蛋白

    D. 绒毛膜促性腺激素　　　E. 雄激素

（孔　山）

部分模拟试题参考答案

第二章　第十二节

1. 答案及思路

要求1：根据小儿烧伤公式，加上烧伤深度的判定，应为面部及躯干Ⅱ度烧伤，10%+27%=37%，余为Ⅲ度烧伤，17%；诊断为：全身多处烧伤54%Ⅱ、Ⅲ度混合；特重度烧伤；吸入性损伤。

要求2：6岁小儿体重约为20kg，根据补液公式，为20kg×54%×1.8=1 944ml，加上患儿的生理需要量为20kg×80=1 600ml。第一天补液量为3 544ml。

要求3：患儿存在吸入性损伤可能，应立即行气管切开建立人工气道；应立即补液抗休克治疗，并密切监测生命体征，并监测24h出入量及每小时尿量；必要时上肢立即切开减张。

模型要求：小儿模型，烧伤部位皮肤根据题干表现出烧伤后特征（可用不同颜色染料表示）。

用物准备：无菌手套、导尿包、气管插管包、换药包、治疗盘（生理盐水、0.5%碘伏溶液、棉签、胶布、局部麻醉药）、血压计、2%利多卡因、注射器、输液器、小儿面罩、氧气瓶。

考核点：小儿烧伤面积计算、烧伤补液公式、早期急救处理原则。

2. 答案及思路

（1）诊断：左足开水烫伤3%浅Ⅱ度，轻度烧伤。

（2）一般处理措施：可予镇静、止痛、输液。

（3）创面处理措施：急救处理，自来水冲洗30min，再进行清创及包扎，步骤如下：

1）患者入清创室或手术室，平卧位。

2）剃除创面及附近的毛发，剪短趾甲，用生理盐水或稀释络合碘溶液将创面周围皮肤洗干净。

3）用生理盐水冲洗创面，尽可能去除创面污垢、泥沙、异物。

4）用稀释络合碘（0.5%～1.0%碘伏）冲洗创面。

5）铺消毒的防水布及无菌巾单。

6）去除创面上已脱落外翻或污染的表皮，抽出创面水疱液，较大水疱做低位引流。

7）再次用稀释络合碘溶液冲洗创面并再次铺无菌巾单。

8）用无菌纱布轻轻吸干创面，用厚层敷料覆盖（浅Ⅱ度烧伤创面休克期渗出多，宜用厚层敷料覆盖，一般3～5cm厚，并超出创缘3～5cm，紧贴创面的内层敷料可以用油性敷料如凡士林纱布或用生物敷料如脱细胞异种真皮基质等）。

9）由远及近跨踝关节包扎（"8"字包扎）、分趾包扎、趾尖露出以便观察血运。

10）送患者回病房，注意抬高患肢。

模型要求：单个完整左下肢，左足部为烫伤创面，创面有多个水疱，部分水疱已破溃。

考核点：烧伤面积估算、病情分析、一般处理措施、烧伤创面早期处理、肢体包扎方法。

第四章　第二节

3. E

第四章　第四节

2. 要求1：晚发性维生素K缺乏症。要求2：血性脑脊液的鉴别诊断。

3. D

第四章　第五节

2. 要求2：缺铁性贫血。

第七章　第一节

1. 答案及思路

心电图7-1：窦性心律，急性下壁、广泛前壁心肌梗死。

通过心电图与患者血压判断需要加做右心室导联（V_{3R}、V_{4R}、V_{5R}）及后壁导联（V_7、V_8、V_9），并正确操作。在记录好的图纸上标明加做导联。

心电图7-2：窦性心律，急性右心室、后壁心肌梗死。

2. 阵发性室性心动过速　此类型的试题主要考核学生正确阅读心电图的能力，不涉及操作，可以通过电脑机考进行培训和考试。要求呈现的图形清楚，阅读时间要快（原则上1min以内），回答正确。一般只要求考生回答心电图的诊断结论，不必进行心电图的描述。

3. 窦性心动过速

4. 频发室性期前收缩

5. 频发房早

6. 阵发性室上性心动过速

7. 一度AVB

8. 二度Ⅱ型AVB（房室传导比例3∶2）

9. 三度AVB

10. 房扑4∶1

11. 房颤

12. 完全性右束支传导阻滞

13. 完全性左束支传导阻滞

第七章　第二节

一、A

二、1. D　2. B

三、1. D 2. C

四、1. A 2. C

五、1. C 2. C

六、1. D 2. C

七、1. B 2. C 3. D

八、1. C 2. A

九、1. B 2. C

十、1. C 2. C

十一、1. C 2. C 3. D 4. C

十二、食管静脉曲张 1. D 2. B

食管癌 1. A 2. B 3. C

消化性溃疡 1. B 2. C 3. B

胃癌 1. A 2. D 3. A

结肠癌 1. D 2. D 3. D

十三、1. C 2. A 3. E

第七章 第三节

一、肺炎 1. A 2. C 3. A 4. D

肺结核 BDE

肺癌 1. A 2. B

二、肝癌 D

肝血管瘤 C

肝囊肿 A

三、A

四、B

五、颅骨骨折 B

急性硬膜外血肿 B

急性硬膜下血肿 A

六、A

七、C

第七章 第四节

四、肾结石

1. C 解题思路：右下角体表标识为右上腹切面，脏器定位肝脏、胆囊，肝脏实质回声增粗呈沙砾状，包膜不光滑呈锯齿状，肝脏周围有液性暗区。

2. B 解题思路：右下角体表标识为右上腹切面，脏器定位肝脏、胆囊，肝脏实质回声均匀，胆囊壁厚毛糙，胆囊内胆汁透声差，呈细点状回声（正常胆囊胆汁为无回声暗区），胆囊颈部强光点伴声影。

3. A 解题思路：右下角体表标识为右上腹切面，脏器定位肝脏、胆囊，肝脏实质回声

323

均匀,胆囊大小正常,胆囊内胆汁无回声区内见结石强光团伴声影。

4.D 解题思路:右下角体表标识为左侧冠状位切面,脏器定位左肾,肾脏形态呈蚕豆形,中间不均匀高回声的肾窦部分见强回声光团伴声影。

第七章 第五节

一、血、尿、粪常规

血常规

1.B 2.E 3.C 4.B 5.B 6.A 7.A 8.D 9.D

尿常规

1.D 2.B 3.B 4.B 5.D 6.E 7.E 8.D 9.C

粪常规

1.E 2.B 3.C 4.B 5.E 6.E

二、血沉

E

三、骨髓常规检查

1.C 2.C 3.B 4.B

四、凝血功能及纤溶活性检查

1.B 2.C 3.A 4.B 5.B

五、痰液病原学检验

自然咯痰法:一般留取晨痰,在留取痰液标本之前,通常要用清水反复漱口,以减少正常菌群的污染,用力咳出口痰。

六、脑脊液常规及生化检查

1.B 2.D 3.D 4.A 5.C 6.E 7.C 8.B 9.C

七、胸腔积液及腹腔积液常规及生化检查

1.B 2.A 3.D 4.B

八、肝功能

1.B 2.A 3.A 4.A 5.B 6.B 7.E 8.A 9.A

九、肾功能

1.B 2.E 3.C 4.A

十、血清电解质

1.D 2.C

十一、血糖及糖化血红蛋白

1.B 2.A 3.A 4.D

十二、血脂

1.C 2.B 3.A 4.D

十三、心肌损伤标志物

1.D 2.C 3.D 4.E

十四、血、尿淀粉酶

A

十五、血清铁、铁蛋白、总铁结合力

1. B　2. D

十六、甲状腺功能

1. E　2. D

十七、乙肝病毒免疫标志物

1. B　2. A

十八、自身抗体

1. D　2. D

十九、血气分析

1. B　2. E

二十、肿瘤标志物

1. C　2. C

二十一、血、尿 hCG 检测

1. A　2. D

参考文献

[1] 葛均波,徐永健.内科学.8版,北京:人民卫生出版社,2013.

[2] 孙庆伟,周光纪,李光华,等.医学生理学.2版.北京:人民卫生出版社,2013.

[3] 陈翔,吴静.湘雅临床技能培训教程.北京:高等教育出版社,2016.

[4] 赵海平,刘艳阳,赵拴枝.临床医学实践技能操作规范.北京:北京大学医学出版社,2016.

[5] 郭晓蕙.临床执业医师实践技能考试站站通.北京:北京大学医学出版社,2016.

[6] 陈红.中国医学生临床技能操作指南.2版.北京:人民卫生出版社,2014.

[7] 张福奎.外科基本操作处置技术.北京:人民卫生出版社,2007.

[8] 徐怀瑾.实用小手术学.北京:人民卫生出版社,2006.

[9] 丁文龙,刘学政,系统解剖学,9版.北京:人民卫生出版社,2018.

[10] 裴福兴,陈安民.骨科学.北京:人民卫生出版社,2016.

[11] 陈孝平,汪建平,赵继宗.外科学.9版.北京:人民卫生出版社,2018.

[12] 吴孟超,吴在德.黄家驷外科学.7版.北京:人民卫生出版社,2008.

[13] 中华医学会.临床技术操作规范:胸外科学分册.北京:人民军医出版社,2011.

[14] 王卫平,孙锟,常立文.儿科学.9版.北京:人民卫生出版社,2018.

[15] 吴希如,李万镇,儿科实习医生手册.2版,北京:人民卫生出版社,2006.

[16] 沈守荣.临床技能学.北京:人民卫生出版社,2011.

[17] 中国营养学会.中国居民膳食营养素参考摄入量(2013版).北京:中国标准出版社,2014.

[18] 李小寒,尚少梅.基础护理学.6版,北京:人民卫生出版社,2017.